„Ertragt mich, dass ich rede“

Ursula Frede

„Ertragt mich, dass ich rede“

Möglichkeiten der Psychodrama-Therapie bei der Begleitung Schwerstkranker

2., überarbeitete Auflage

Springer VS

Ursula Frede
Öhningen, Deutschland

ISBN 978-3-531-18644-3 ISBN 978-3-531-19164-5 (eBook)
DOI 10.1007/978-3-531-19164-5

Die Deutsche Nationalbibliothek verzeichnet diese Publikation in der Deutschen Nationalbibliografie; detaillierte bibliografische Daten sind im Internet über http://dnb.d-nb.de abrufbar.

Springer VS

Satz: text plus form, Dresden
Einbandentwurf: KünkelLopka GmbH, Heidelberg

Gedruckt auf säurefreiem und chlorfrei gebleichtem Papier

Springer VS ist eine Marke von Springer DE. Springer DE ist Teil der Fachverlagsgruppe Springer Science+Business Media
www.springer-vs.de

Für meinen Mann

Inhalt

1 Einführung

Es geht nicht mehr nur um den Tod als die letzte Grenze, sondern schon jetzt um den Weg der Krankheit.
(Peter Noll 1984, S. 178)

Das Verhältnis unserer Gesellschaft zu Krankheit, Sterben und Tod ist zwiespältig. Zum einen wächst das Bewusstsein für die Probleme, die eine älter werdende Gesellschaft mit sich bringt. Auch steigt das Interesse an den Bemühungen der Palliativmedizin und Hospizbewegung. Zurzeit gibt es in Deutschland 179 stationäre Hospize, 231 Palliativstationen und über 1500 ambulante Hospizdienste. Von einer ausreichenden Versorgung schwerstkranker und sterbender Menschen sind wir jedoch noch weit entfernt. Eine solche Versorgung ist nicht nur eine Frage der Kosten, sondern vor allem eine Frage der gesellschaftlichen Einstellung zu Krankheit, Sterben und Tod. Nach wie vor unterliegen diese Themen einem Tabu. Insbesondere deshalb, weil Kranksein und Sterben den in unserer westlichen Kultur herrschenden Machbarkeitswahn gefährden: den Glauben, dass Glück lernbar, Krankheit beherrschbar, Schmerz kontrollierbar und Altern vermeidbar sei. In einer Gesellschaft, die das Streben nach Glück zum vorrangigen Lebensinhalt erklärt, bleibt wenig Raum für eine Auseinandersetzung mit den dunklen Seiten des Lebens. Zumal sie uns daran erinnern könnten, dass unser Schicksal mitunter mächtiger als wir und unser Leben endlich ist.

Der Begriff *Sterbebegleitung* ist eine Kurzbezeichnung für die Unterstützung schwerstkranker Menschen in ihrer letzten Lebensphase. Sie hilft bei der Bewältigung von Aufgaben physischer, psychosozialer und spiritueller Natur, dient einer Verbesserung der Lebensqualität Betroffener und ihrer Bezugspersonen. Sterbebegleitung ist kein eigenständiges Verfahren, umfasst vielmehr eine Vielzahl unterschiedlichster Interventionen aus Medizin, Pflege, Psychotherapie, Seelsorge und Sozialarbeit, auch Verhaltensweisen, die sich wissenschaftlicher Untersuchung weitgehend entziehen, oftmals weder systematisch noch geplant eingesetzt werden wie einfaches Dabeisitzen, gemeinsames Schweigen, Anhören einer Musik, Anschauen von Fotos, Gespräche über alltägliche Begebenheiten usw. Es gibt keine ‚professionellen' Sterbebegleiter, wohl aber Menschen mit unterschiedlichen Berufen (meist in Bereichen der Seelsorge oder des Gesundheitswesens), die im Rahmen ihrer Arbeit Sterbebegleitung ‚leisten'.[1] Darüber hinaus kümmern sich Menschen ehrenamtlich um Kranke und Sterbende – neben ihrer Berufstätigkeit oder nach ihrer Berentung. Eine eigene Ausbildung zum Sterbebegleiter gibt es noch nicht, lediglich Fort- und Weiterbildungen, organisiert von kirchlichen Organisationen, Hospizvereinen und den deutschen Palliativ-Akademien. Auch werden inzwischen in fast allen Bundesländern Kurse angeboten, in denen sich Vertreter verschiedener Berufsgruppen als Palliativmediziner oder Palliative-Care-Pflegekraft qualifizieren können (Borasio 2011).

Wann fängt Sterbebegleitung an? Sterben ist gewöhnlich kein punktuelles Ereignis, sondern ein länger währender Prozess, in dem der Tod das Ende einer Reihe unzähliger Verluste und Einbußen ist. Dieser Prozess beginnt, wenn ein Mensch „in irgendeiner Weise glaubt oder weiß, dass er sich in einer unerbittlich lebensbedrohlichen Situation befindet, dass die Überlebenschancen äußerst unwahrscheinlich sind und dass es keine ‚unbegrenzte', zeitlich ausgedehnte Lebensspanne mehr gibt" (Shneidman 1984, S. 239). Von diesen Menschen soll im Folgenden die Rede sein: von Menschen, die das ‚Reich der Gesunden' für immer verlassen haben. Nicht um die letzten Stunden und Tage geht es, sondern um den langen Weg durch die Krankheit – im Wissen darum, dass Gesundheit kein Ziel mehr, sondern unwiederbringlich verloren ist.

Während meiner langjährigen Tätigkeit in einer neurologischen Rehabilitationsklinik sowie in eigener psychotherapeutischer Praxis habe ich viele Menschen auf diesem Weg begleitet – bis zu meiner eigenen Erkrankung. Nach drei Operationen an der Wirbelsäule bin ich chronisch schmerzkrank und in meiner körperlichen Beweglichkeit eingeschränkt. Auch wenn meine Krankheit nicht unmittelbar zum Tod führt, hat sich mein Verständnis für manche Erfahrungen im Falle schwerer Krankheit vertieft und erweitert.

Im vorliegenden Buch wird beschrieben, welche Möglichkeiten die *Psychodrama-Therapie* bietet, um schwerkranke Menschen besser verstehen und ihnen bei der Auseinandersetzung mit ihrer Situation helfen zu können. Das hier vorgestellte Konzept ist aus der Sicht der Therapeutin geschrieben, jedoch entscheidend geprägt von der Sicht einer persönlich Betroffenen.

Das Psychodrama wurde von dem Wiener Psychiater Jakob Moreno Levy (1889–1974) zu Beginn des letzten Jahrhunderts entwickelt. In Anlehnung an das griechische Wort *Psyche* (Seele) und das griechische Wort *Drama* (Handlung,

1 Aus Gründen leichterer Lesbarkeit verwende ich im Folgenden die *männliche* Form als die *verallgemeinernde* Redewendung. Mit Begriffen wie *Sterbebegleiter, Patient, Arzt, Therapeut* sind sowohl männliche als auch weibliche Personen gemeint.

Verwirklichung) bedeutet Psychodrama so viel wie ‚die Verwirklichung des Wesens des Menschen durch Handlung'. Mit *Verwirklichung* ist gemeint, eigene Gedanken und Gefühle in Worten, Mimik oder Gestik auszudrücken, gegenwärtige, vergangene oder zukünftige Erfahrungen, wirkliche oder imaginäre Erlebnisse szenisch (handelnd) darzustellen. Der Therapeut unterstützt den Patienten, die Realität, so wie er sie erlebt, zu erforschen, seine inneren und äußeren Kraftquellen wahrzunehmen und zu nutzen. Psychodramatische Techniken finden inzwischen zunehmend Beachtung, werden in Pädagogik, Organisationsberatung, Bildungs- und Theaterarbeit, Psychiatrie und Psychosomatik eingesetzt, gelegentlich auch von anderen Therapieverfahren angewandt. Meist jedoch geschieht diese Anwendung ohne Einbettung in das anthropologische Konzept Morenos. Entscheidend für die Wirkweise einer Methode sind jedoch nicht die Techniken an sich, sondern das dahinter stehende *Welt- und Menschenbild*. Auf eben diesem Welt- und Menschenbild beruht die Bedeutung des Psychodramas für die Begleitung Schwerkranker und Sterbender.

Im ersten Teil des Buches werden die *Anthropologie* Morenos und seine *therapeutische Philosophie* beschrieben, sein *Gesundheitsverständnis* sowie daraus ableitbare *Therapieziele*. Wesentliche Übereinstimmungen mit ethischen Grundpositionen und therapeutischen Einstellungen der Sterbebegleitung werden diskutiert.

Im zweiten Teil geht es um die *Hauptmerkmale* der Psychodrama-Therapie und ihre Bedeutung im Rahmen der Sterbebegleitung. Wie diese Aspekte in konkrete Praxis umgesetzt werden können, wird an einem Beispiel veranschaulicht.

Der dritte Teil des Buches befasst sich mit den *Haupttechniken des Psychodramas*: Doppeln, Rollenwechsel und Rollentausch. Ausführliche Fallbeispiele illustrieren ihre Anwendung, Indikation und Wirkweise bei schwerkranken Menschen.

Im vierten Teil wird erläutert, welche Möglichkeiten die *Rollentheorie* Morenos zur Begründung therapeutischer Interventionen bietet. Anhand zahlreicher Beispiele wird verdeutlicht, wie Betroffenen auf dem Boden dieser Theorie zur Ausübung ihnen noch möglicher Rollen verholfen werden kann.

Abschließend wird die *Rolle des Therapeuten* reflektiert. Mögliche Belastungen vor, während und nach einer Therapie werden aufgezeigt – vor allem im Hinblick darauf, wie ihnen mit den Mitteln des Psychodramas begegnet werden kann.

Durch die Veranschaulichung therapeutischen Handelns anhand transkribierter Gesprächsausschnitte und die Rückführung der beschriebenen Interventionen auf das theoretische Rahmenwerk Morenos soll die Begleitung Schwerstkranker und Sterbender (zumindest innerhalb gewisser Grenzen) lehr- und lernbar gemacht werden.

Die Fallbeispiele beziehen sich in erster Linie auf Menschen, die an Krebs erkrankt sind, überwiegend auf Hirntumorpatienten. Fast alle Patienten haben zum Zeitpunkt meiner Gespräche mit ihnen ein Bewusstsein von der Lebensbedrohlichkeit ihrer Krankheit. Die meisten Patienten sind in ihrer körperlichen und geistigen Leistungsfähigkeit mehr oder minder deutlich beeinträchtigt (motorische Ausfälle, Merk- und Konzentrationsstörungen, erschwerte Denkflexibilität und Umstellfähigkeit, Einschränkungen der Rechen-, Schreib- und Lesefähigkeit sowie des Sprachvermögens – je nach Lokalisation des Tumors). Die Fähigkeiten zur Reflexion und Introspektion sind unterschiedlich ausgeprägt, in jedem Fall jedoch sind Kontaktfähigkeit und Wahrnehmung des Beziehungsangebotes erhalten. Alle Beispiele stammen aus Einzelgesprächen mit Patienten zwischen 18 und 62 Jahren.

Das Buch wendet sich vorrangig an Psychologen und Psychotherapeuten, aber auch an Ärzte, Pflegende, Physio-, Sprach- und Ergotherapeuten, Seelsorger und Sozialarbeiter, die in der Sterbebegleitung tätig sind. Im Text verwende ich die verallgemeinernde Bezeichnung *Therapeut*, ohne mich auf eine bestimmte Berufsgruppe festzulegen. Nicht zuletzt soll mein Buch Angehörigen und Freunden helfen, den Erkrankten in seiner letzten Lebensphase zu begleiten.

2 Die Anthropologie Morenos im Vergleich zu Grundpositionen der Sterbebegleitung

Die einzig tragende Verbindung ist: Gott und Sinn. Das Leben wird nicht sinnlos ohne Gott, wohl aber der Tod.
(Peter Noll 1984, S. 238)

Eine schwere Krankheit konfrontiert uns mehr als jede andere Erfahrung mit den unausweichlichen Gegebenheiten unserer Existenz und damit verbundenen Fragen, insbesondere mit der Frage nach Gott, dem Sinn, dem Tod und der Freiheit.[2] Angesichts dieser Fragen ist der Therapeut ein ebenso Suchender wie der Patient. An Wissen hat er hier wenig zu bieten, letztlich nur seine eigene Person, seine ganz persönlichen Überzeugungen und Zweifel.

Moreno selbst hat sich Zeit seines Lebens mit religiösen, mystischen und philosophischen Konzepten befasst (vgl. Schacht 1989). Für ihn steht fest, dass Ängste und Fragen von Patienten im Zusammenhang mit den letzten Belangen des Lebens weder ausgeklammert noch in den Zuständigkeitsbereich anderer Berufsgruppen (etwa der Theologie oder Philosophie) verwiesen werden sollten. Vielmehr trage er, der *Therapeut*, „die Verantwortung, mit solch dringenden Nöten, die im Verlauf von therapeutischen Sitzungen auftauchen mögen, fertig zu werden" (Moreno 2008, S. 4). Auch wenn ein Therapeut mit diesen Nöten durchaus nicht immer ‚fertig wird', sollte er sich doch darauf *einlassen* und den Patienten bei der Suche nach einer Antwort begleiten, die für *ihn*, den Betroffenen, tragfähig und tröstend ist. Voraussetzung für eine solche Begleitung ist die Fähigkeit, Ungewissheit zu ertragen (es gibt keine fertigen Antworten!), verbunden mit der Bereitschaft, sich wiederholt auch mit der eigenen Einstellung zu den Grundtatsachen des Daseins auseinanderzusetzen (vgl. 9.1.2).

---

2 Irvin D. Yalom (2008, S. 193) zufolge „sind es vier letzte Dinge, die für die Praxis der Therapie besonders relevant sind: Tod, Isolation, Lebenssinn und Freiheit." Den Aspekt der *Einsamkeit* beschreibe ich im Zusammenhang mit der *Situation* schwerkranker Menschen. Die Frage nach *Gott* füge ich hinzu, weil sich viele meiner Patienten damit beschäftigt haben.

2.1 Die Frage nach Gott

> *… diese Sache mit Gott ist echt noch offen. Würde mich sehr interessieren, warum Gott solche Radikalmaßnahmen von den Menschen fordert. Es passiert so viel Leid, dass ich mit Gott wirklich meine allergrößten Probleme habe und ihn oder Jesus bitten muss, mir das mal zu erklären.*
>
> (Christoph Schlingensief 2009, S. 210)

Die Konfrontation mit schwerer Erkrankung vertieft nicht selten die Bedeutung, die der Glaube für das eigene Leben hat – unabhängig von konfessioneller Gebundenheit. Für viele Menschen wird der Glaube an Gott zum entscheidenden Halt angesichts krankheitsbedingter Belastungen. Die Erfahrung Gottes vermittelt das Gefühl, ‚aufgehoben' und geborgen zu sein in einer Situation, die durch ein hohes Maß an Ungewissheit und Angst gekennzeichnet ist. Hier zwei Äußerungen von Hirntumorpatienten:

- „Wenn man da so liegt – kurz vor der Operation – man weiß nicht, ob man lebend wieder herauskommt aus dem OP …, das ist eine Einsamkeit, ein Verlassensein, das kann man nicht beschreiben. Dann hab ich an Gott gedacht, dass Er jetzt bei mir ist, und ich habe mein Leben in seine Hände gelegt – einfach abgegeben. Da war dann eine ganz große Ruhe in mir."
- „Wenn Sie das Gefühl haben, Sie verlieren den Boden unter den Füßen – Menschen können einem da nicht mehr helfen –, dann kann man sich nur noch auf Gott verlassen."

Bei der therapeutischen Begleitung Schwerstkranker und Sterbender kann die religiöse Thematik allein schon deshalb nicht ausgeklammert werden, weil „Religion nicht nur ein soziologisches oder historisches Phänomen ist, sondern für eine große Anzahl von Menschen auch eine wichtige persönliche Angelegenheit bedeutet" (Jung 1982, S. 11). Religion wird meist mit Kirche assoziiert, doch ist die Kirche nur die Institution, die Organisationsform der Religion. Als solche hat sie sich der Religion gegenüber in vielem verselbständigt, was mit dazu beiträgt, dass immer mehr Menschen der Kirche und ihren Vertretern gegenüber eine höchst ambivalente, wenn nicht sogar ablehnende Haltung zeigen. Und doch bewegt viele von ihnen der Gedanke an Gott. Um die Verbindung zu kirchengebundenen Vorstellungen zu vermeiden, spricht man in der Palliativmedizin überwiegend von den *spirituellen* Bedürfnissen des Menschen.[3] Eine Untersuchung des Palliativmediziners Gian Domenico Borasio (2011, S. 92) zur Bedeutung spiritueller Themen am Lebensende kommt zu folgendem Ergebnis:

> „Wenn in der Klinik ein Patient gefragt wird: ‚Möchten Sie mit dem Seelsorger sprechen?', ist die häufigste Antwort: ‚Ist es denn schon so weit mit mir?' Wenn wir aber als Ärzte den Patienten fragen ‚Würden Sie sich im weitesten Sinne des Wortes als gläubigen Menschen bezeichnen?', so ist die Antwort in 87 Prozent der Fälle ‚Ja'. 87 Prozent, das heißt fast neun von zehn Patienten, und das in unserer angeblich weitgehend säkularisierten Gesellschaft."

Viele Menschen, die ihre Gesundheit in jungen oder mittleren Jahren verlieren, aber auch Ältere stellen hin und wieder die Frage: „Warum tut Gott mir das an? Warum muss gerade ich so leiden?" Viele Gesunde fürchten Äußerungen dieser Art, weil dadurch in *ihnen* Fragen ausgelöst werden wie: „Tatsächlich, warum eigentlich *er*? Warum nicht *ich*?" Einige fühlen sich schuldig: „Mir geht es gut, während dieser so leiden muss." Manche empfinden Angst: „Auch mich könnte es treffen." Schuldgefühl und Angst aber führen zu einer inneren, oft auch äußeren Distanzierung vom Kranken, weil er, wenn auch nicht die eigentliche Ursache dieser Gefühle, so doch ihr Übermittler ist. Umso wichtiger ist es, dass der Patient zumindest im Therapiegespräch die Möglichkeit hat, offen und wiederholt nach dem *Warum* zu fragen. Wobei diese Frage eigentlich keine *Frage* ist, eher ein *Aufschrei*, ähnlich dem Aufschrei Jesu am Kreuz: „Mein Gott, warum hast du mich verlassen?" Mit diesem Schrei zweifelt Jesus nicht an der *Existenz* Gottes. Man wendet sich nur an jemanden, von dessen Existenz man überzeugt ist. Doch zweifelt er in diesem Moment an der Güte und Barmherzigkeit Gottes. Wie manch schwerkranker Mensch. Ein Patient, der fragt „Warum tut Gott mir das an?", verlangt nicht, dass der Therapeut ihm Gott und sein Handeln erklärt. Was er braucht, ist ein Mensch, der seiner Frage nicht ausweicht, sie vielmehr aushalten, sich auf seine damit verbundenen Gefühle einlassen und sich mit ihm bei der Suche nach einer Antwort solidarisieren kann. Eine allgemeingültige Gottesvorstellung gibt es nicht, nur viele *individuelle* Vorstellungen. Welche Haltung auch

---

3 Spiritualität wird definiert als „die innere Einstellung, der innere Geist wie auch das persönliche Suchen nach Sinngebung eines Menschen ..., mit dem er Erfahrungen des Lebens und insbesondere auch existentiellen Bedrohungen zu begegnen versucht" (Deutsche Gesellschaft für Palliativmedizin, in: Borasio 2011, S. 89).

immer der Therapeut im Hinblick auf Glaubensfragen einnimmt, er sollte sie sich bewusst machen, allein schon deshalb, um sie nicht unreflektiert auf den Patienten zu übertragen.

Die Auseinandersetzung mit der Gottesfrage ist zentral für den gesamten therapeutischen Ansatz Morenos. Noch im Alter sagt er von sich: „My work is of a religious nature from early youth on" (Moreno 1972, S. 212). Ohne an eine konventionelle Religion gebunden zu sein, glaubt er an eine *schöpferische Kraft*, die in jedem Teil des Universums wirksam ist, die dem Universum ebenso wie einem jeden Leben Sinn und Bedeutung verleiht. Er nennt diese Kraft: kosmische Kreativität, schöpferischer Weltprozess, Welten-Schöpfer, Welten-Vater, höchster Wert, Gott:

> „Ich forderte daher, dass eine *Theorie Gottes* an erster Stelle stehen sollte. Diese muss zuerst ausgearbeitet werden und ist unentbehrlich, um dem Leben jedes Teilchens des Universums Bedeutung zu geben, ob es sich um einen Menschen oder ein Protozoon handelt. Wenn Wissenschaft und experimentelle Methode ihrem Anspruch gerecht werden wollen, müssen sie auf die Theorie Gottes oder auf eine Theorie des höchsten Wertes, welchen Namen wir ihm auch geben, anwendbar sein" (Moreno 1981, S. 262).

Morenos Gottesbild ist von seiner jüdischen Herkunft geprägt, insbesondere vom Chassidismus und der Kabbala: „Von der Kabbala stammt das Bild des handelnden Gottes, eines Gottes in Aktion, der sich im Menschen zeigt. ... Auch die Lehre der Kabbala, dass jegliches Lebewesen eine Emanation der Gottheit ist, berührte Moreno zutiefst" (Bender & Schacht 2012, S. 11).[4] So, wie die Macht Gottes in jedem Teil des Universums wirksam ist, so verwirklicht sie sich auch in jedem einzelnen Menschen. Das Verhältnis zwischen Gott und Mensch kann mit dem Bild eines Baumes und seiner Äste umschrieben werden: Der Baum lebt nicht von einem Ast, „wohl aber der Ast vom Baume ... und zwar in seiner charakteristischen, den Baum mit ausmachenden Weise" (Leutz 1974, S. 72). Vor dem Hintergrund eines solchen Gottes- und Menschenbildes will Moreno dem Menschen dabei helfen, Gott nicht mehr als unerreichbares, fernes Gegenüber anzusprechen, ihn vielmehr in sich selbst (wie auch in jedem seiner Mitmenschen) wahrzunehmen. Wenn er dem Menschen die Erfahrung Gottes wieder zugänglich machen will, so nicht über den abstrakten Weg von Diskussion und Rationalisierung, son-

4 Zu den sephardisch-chassidischen Wurzeln Morenos vgl. auch Schacht (1989) und Tomaschek-Habrina (2004).

dern über den konkreten Weg der *Verkörperung*. Wie eine solche Verkörperung aussehen kann, wird im Kapitel *Gott* (7.2.5) an einem Beispiel verdeutlicht.

2.2 Die Frage nach dem Sinn

> *Für unlösbare Konflikte erfand die griechische Tragödie einen Gott, der bei Bedarf mit einem mechanischen Kran auf die Bühne gehebelt wurde. In der Medizin ist von diesem Deus ex machina nur noch die Technik geblieben. Sie gibt dem Leben neue Dimensionen, die Sinnfragen aber müssen andere klären.*
>
> (Petra Thorbrietz 2007, S. 39)

Die Frage nach Gott ist für Moreno untrennbar verbunden mit der Frage nach dem Sinn, eine Verbindung, die auch viele Schwerkranke herstellen. Vor allem dann, wenn die Krankheit von einer akuten Phase voller Missbehagen und Einschränkungen in den Dauerzustand anhaltenden Leidens übergegangen ist, stellt sich die Sinnfrage – damals wie heute, in unserer wie in jeder anderen Kultur. Sie wird nicht immer explizit formuliert, verbirgt sich mitunter hinter Äußerungen wie „Wozu das denn noch alles? Ja, wenn ich wenigstens einen Sinn sehen könnte in dem Ganzen!" Die Auseinandersetzung mit Fragen dieser Art wird von individuellen Faktoren beeinflusst, aber auch von Sinngebungsversuchen des kulturellen Umfeldes. Im Folgenden werden einige Erklärungsansätze skizziert, mit denen fast jeder Patient im Laufe seiner Erkrankung irgendwann einmal konfrontiert wird.

Das Krankheitsbewusstsein in den westlichen Industrieländern unserer Zeit ist von einem Gedanken geprägt, der auch viele andere Lebensbereiche bestimmt – vom Gedanken *prinzipieller Kontrollierbarkeit*: „Dem liegt nichts anderes zugrunde als ein akzentuierter Machbarkeitsglaube, ein Glaube, der am Ende auf der Annahme eines mechanistischen Menschenbildes beruht" (Maio 2011, S. 135). Krankheit ist nicht einfach nur ‚Krankheit', sie ist ein Ärgernis, das eigentlich nicht sein dürfte, ein Feind, der bekämpft und besiegt werden muss. Als Dreh- und Angelpunkt für einen solchen Sieg gilt eine positive Einstellung. Das Prinzip des *Positiven Denkens* wurde von Norman Vincent Peale (1898–1993) entwickelt und zunächst durch esoterische Ratgeber verbreitet. Heute ist es zur allgemein anerkannten Lebensregel geworden, auch zum Inhalt wissenschaftlicher Untersuchungen, durchgeführt beispielsweise von der durch Seligman (2003) und Kollegen gegründeten Fachrichtung *Positive Psychologie*. Diesem Ansatz zufolge sollen positives Denken und eine optimistische Einstellung nicht nur das Wohlgefühl verbessern, sondern auch zu einem gesünderen und längeren Leben führen.

Die Idee, den Verlauf einer Krankheit durch positives (funktionales, adaptives) Denken kontrollieren zu können, ist vordergründig beruhigend, hat jedoch auch Schattenseiten. Zum einen: Im Rahmen eines Konzepts, bei dem eine optimistische Haltung gleichsam zur Pflicht erhoben wird, stoßen Trauer, Angst und Verzweiflung kaum auf ein offenes Ohr, geschweige denn auf Verständnis. Der Patient bleibt mit seinen Gefühlen allein. Angst und Verzweiflung aber, die im Verborgenen wirken, entfalten nicht selten eine ungute Kraft. Zum anderen: Der Alles-ist-machbar-Mythos kann Hoffnungen wecken, im Falle schwerer Erkrankung aber auch überhöhte Erwartungen, die Patienten und Therapeuten gleichermaßen unter Druck setzen. Denn das *Prinzip der Kontrollierbarkeit* hängt unmittelbar zusammen mit dem *Postulat der Verantwortlichkeit*: Für jede Unkontrollierbarkeit muss es einen Verantwortlichen geben, ein falsches Verhalten. Die Vorstellung einer Krankheit, für die niemand verantwortlich gemacht werden kann, fällt schwer in einer Gesellschaft, in der man daran glaubt, dass positiv-optimistisches Verhalten mit Gesundheit, Reichtum und Erfolg belohnt, negativ-pessimistisches Verhalten mit Krankheit, Armut und Misserfolg bestraft wird. Die Überzeugung, sich durch optimistisch-positives Denken wieder gesund machen zu können, schürt die Illusion von Alternativen: Als ob der Betroffene zwischen Krankheit und Gesundheit wählen, einfach beschließen könnte, wieder gesund zu werden. Als ob er nur das Richtige denken und fühlen müsste, um an seiner Krankheit nicht zu sterben. Natürlich beeinflussen unsere Gedanken und Gefühle auch unser körperliches Befinden! Doch wird dieser Einfluss überschätzt. Unterschätzt dagegen werden äußere Faktoren, die Eigengesetzlichkeit des Körpers sowie die Tatsache, dass einem jedem Leben auch etwas Zufälliges anhaftet und immer nur in Grenzen kontrollierbar ist.

Genau besehen sind die Versuche unserer Zeit, den Sinn menschlicher Leiden zu finden, nicht grundsätzlich anders als Erklärungsansätze früherer Jahrhunderte, in denen Krankheit als Bewährungsprobe oder Strafe, als erzieherisches Prinzip oder Chance zur Persönlichkeitsreifung verstanden wurde. Auch heute noch gibt es *subjektive Krankheitstheorien*, in denen die Existenz einer Krankheit mit ihrem *positiven Ziel* begründet wird. Thorwald Dethlefsen & Rüdiger Dahlke (1988, S. 26) zum Beispiel bezeichnen Krankheit als „Weg, auf dem der Mensch dem Heil entgegenwandert". Die Krankheit, so die Autoren, enthalte eine *Botschaft*, die auf bestimmte Fehlhaltungen aufmerksam machen wolle. Habe der Betroffene diese Botschaft verstanden und seine Lebensführung entsprechend geändert, löse sich die Krankheit wieder auf. Krankheit wird funktionalisiert, d. h. in ein übergeordnetes Konzept eingeordnet, wonach physische Phänomene einem höheren Ziel verpflichtet sind: dem seelischen *Heil* des Menschen. Dieser Optimismus subjektiver Krankheitstheorien gleicht dem Optimismus der Aufklärung, beispielsweise der Leibniz'schen Sicht, wonach ein Übel als Mittel zum Guten gedeutet wird. Wer heutzutage erklärt, Gott lasse das Übel zu, um damit Gutes zu bewirken, wird auf das Spekulative seiner Deutung verwiesen und nicht weiter ernst genommen. Wer Krankheit als Ermöglichungsgrund für das Gute interpretiert, argumentiert ebenso spekulativ, seine Bücher aber verkaufen sich bestens.

In anderen Krankheitstheorien wird eine Krankheit weniger über Finalitäten als über *Kausalitäten* erklärt. Das heißt, sie wird mit der *psychologischen Situation* des Betroffenen verknüpft und „als Ausdruck dysfunktionaler psychischer Regulation und Instrument innerpsychischer Regelung" betrachtet (Raudszus-Nothdurfter 2005, S. 96). Siegel (1996, S. 111) zum Beispiel verkündet: „Glückliche Menschen werden im Allgemeinen nicht krank, das ist die ganze Wahrheit." Der mit Argumentationen dieser Art verbundene ‚moralisierende' Zeigefinger ist unübersehbar. Die Gesundheit eines Menschen wird zum Maßstab positiver Lebensführung, zum Prüfstein seiner Moral, Krankheit dagegen zum „Indiz für persönliches Versagen" (Ehrenreich 2010, S. 106). Ob final oder kausal orientiert, in allen subjektiven Erklärungsansätzen werden Begriffe wie *funktional* und *positiv* gleichbedeutend verwendet mit *richtig* und *gut*. Offen bleibt, wem das Recht zusteht, Einstellungs- und Verhaltensweisen kranker Menschen als positiv (= gut) oder negativ (= schlecht) zu beurteilen! Nach welchen Kriterien? Von der Wirkung auf die Ursache zu schließen, ist allein schon deshalb unzulässig, weil unterschiedliche Ursachen zu gleichen Resultaten führen können.

Subjektive Krankheitstheorien entsprechen dem menschlichen Bedürfnis, eine *Ursache* für menschliches Leid zu finden. Nicht selten aber wird die Suche nach einer Ursache zur Suche nach dem Schuldigen, wird aus der Betonung von Eigenverantwortung ein Instrument der Verurteilung. Sibylle Herbert (2005, S. 84), an Brustkrebs erkrankt, schreibt: „Ich kann mich des Eindrucks nicht erwehren, dass diese Schuldzuweisungen einen Selbstzweck erfüllen. Nur wenn ICH falsch gelebt habe, brauchen sich die Gesunden keine Sorgen zu machen, dass Krebs auch sie treffen könnte. Denn sie leben ja anscheinend richtig und haben nicht falsch gelebt wie ich." Sinngebungsversuche über den Weg finaler oder kausaler Krankheitstheorien machen das Leben mit schwerer Erkrankung nicht leichter. Im Gegenteil. Sie können Verzweiflung auslösen, Gefühle der Angst, Hilf- und Hoffnungslosigkeit. Patienten, die mit den Moralisierungen subjektiver Krankheitstheorien konfrontiert werden, haben nun zweierlei zu tragen: Zum einen die Krankheit, zum anderen die Vorstellung, falsch gelebt zu haben. Einige Patienten übernehmen die Schuldzuweisungen – mit entsprechend negativen Folgen für ihr Selbstwerterleben. Andere (wenige) Patienten setzen sich zur Wehr. Wie auch immer: die Beziehung zum Therapeuten kann keine vertrauensvolle mehr sein.

Was Not tut, ist eine *andere Sicht* von Krankheit, eine Sicht, wonach wir nicht krank werden, weil wir etwas falsch gemacht haben, sondern weil Krankheit, Schmerzen und Tod zu den Bedingungen gehören, unter denen wir dieses Leben angetreten sind. Wenn Krankheit weder als Chance zur Persönlichkeitsentwicklung noch als Folge persönlicher Fehlhaltungen interpretiert, vielmehr als Bestandteil des Lebens anerkannt wird, könnten Patienten und Therapeuten gelassener werden. Denn dann ginge es nicht länger um die Frage, wie die Krankheit kontrolliert werden, sondern darum, wie der Betroffene bestmöglich mit ihr leben könnte. Wird die dunkle Seite des Lebens ausgeklammert, besteht die Gefahr, dass auch der Patient ausgeklammert wird, weil er den Machbarkeitsmythos mit seiner Krankheit gefährdet, weil er die (noch) Gesunden an etwas erinnert, woran sie nicht erinnert werden möchten: dass auch sie krank werden können und sterben werden. Ein Welt- und Menschenbild dagegen, in dem Krankheit und Zerbrechlichkeit als selbstverständlich zum Leben dazugehörig verstanden werden, schließt auch den Kranken mit ein – egal, ob er wieder gesund oder immer kränker wird.

In eben dieser Anerkennung auch dunkler Lebensbereiche liegt die Bedeutung der *Anthropologie Morenos* für die Begleitung Schwerstkranker und Sterbender. Entgegen der in unserer Gesellschaft überwiegend negativen Sicht von Krankheit, Schmerzen und Tod betrachtet Moreno sie als Phänomene des Daseins, die aus sich selbst heraus gerechtfertigt sind – jenseits aller Bewertung (vgl. 4). Im Verzicht auf Verheißungen prinzipieller Kontrollierbarkeit solidarisiert er sich mit den Menschen bei ihrer Auseinandersetzung mit einer Welt, die nicht nur Gesundheit und Glück, sondern immer auch Krankheit und Unglück enthält. Diese Solidarisierung erfolgt im Vertrauen auf die Grundeigenschaften des Menschen, die er aus seinen Überlegungen über das Universum ableitet:

> „Ein Modell des Universums geistert ständig in unserem Kopf, wenn nicht bewusst, so unbewusst, sei es ein magisches, ein theologisches oder ein wissenschaftliches Modell. Diese Vorstellungen über das Universum beeinflussen unser Menschenbild“ (Moreno 1956, in: Leutz 1974, S. 55).

Entstehung und Entwicklung des Universums beruhen Moreno zufolge auf drei *kosmischen Urphänomenen*: Spontaneität, Kreativität und Aktion. Da der Mensch als Teil und Abbild des Universums gesehen wird, entsprechen seine Grundeigenschaften denen des Kosmos, d. h. jeder Mensch besitzt von seiner Anlage her die Fähigkeit zur Spontaneität, Kreativität und Aktion:

- *Spontaneität* „propels the individual towards an adequate response to a new situation or a new response to an old situation" (Moreno 1974, S. 76). Adäquat ist eine Reaktion dann, wenn sie sowohl den Bedürfnissen des Individuums als auch den Erfordernissen des Umfeldes gerecht wird. Sie ist keine diffuse Kraft, sondern stets auf die gegebene Situation bezogen. Der Begriff *spontan* leitet sich ab aus dem lateinischen ‚sua sponte' = aus dem eigenen Inneren heraus, aus freiem Willen, ohne Zwang oder äußere Anleitung.[5]
- *Kreativität* bezeichnet die Fähigkeit des Menschen, schöpferisch zu handeln, sich dabei vor allem an *inneren Prozessen* zu orientieren statt an gesellschaftlichen Normen und Erwartungen anderer. Spontaneität und Kreativität gehören zusammen. Kreativität bedarf der Spontaneität als Energie und Antriebskraft. Spontaneität benötigt Kreativität, um sich nicht destruktiv auszuwirken.
- *Aktion* (= Handlung) ist kennzeichnend für alles Lebendige. Die gesamte Lebensgestaltung des Menschen beruht auf Handlung, wobei physische, psychische und mentale Funktionen zusammenwirken im Sinne der *Zielgerichtetheit*. Das allgemeine Ziel einer Handlung besteht in der Meisterung der jeweiligen Situation (Moreno 1967).

Entwicklung ist nicht auf Kindheit und Jugend beschränkt, ist vielmehr ein *lebenslanger Prozess*, nicht nur als *Entfaltung* von Fähigkeiten zu verstehen, sondern auch als *kontinuierliche Anpassung* persönlicher Einstellungs- und Verhaltensweisen an die Herausforderungen des Augenblicks. Einem Menschen bei diesem Anpassungsprozess zu helfen, gilt unabhängig davon, ob ihm noch einige Jahre, ein paar Monate oder nur noch wenige Stunden zur Verfügung stehen. Im Falle einer schweren Krankheit sind die Fähigkeiten des Menschen zur Spontaneität, Kreativität und Aktion besonders gefordert:

---

5 Im alltäglichen Sprachgebrauch wird Spontaneität eher mit Emotion und Aktion assoziiert als mit Denken und Ruhe. Doch „spontaneity can be present in a person when he is thinking as well when he is feeling, when he is at rest just as well as when he is in action" (Moreno 1974, S. 168).

- Wenn ein Mensch schwer erkrankt, verändert sich seine gesamte Situation, sodass er auf viele neue Bedingungen reagieren muss. Weder Literaturstudium noch der Versuch gedanklicher Vorwegnahme reichen aus, um sich auf eine solche Situation so vorzubereiten, dass man im Falle eigener Erkrankung auf erprobte Verhaltensmuster zurückgreifen könnte. Die Antwort auf eine solche Situation ist nicht allgemein vorgebbar, muss vielmehr von jedem Betroffenen *spontan* neu gefunden werden in einer Weise, die seine eigenen Bedürfnisse ebenso berücksichtigt wie die äußeren Gegebenheiten (Besonderheiten des Krankheitsbildes, soziales Umfeld, institutionelle Bedingungen).
- Rest (1981, S. 41) betont, dass es keinen Zeitpunkt im menschlichen Leben und Sterben gibt, „an dem keine Ziele mehr vorhanden wären; mindestens hat der Sterbende noch das Ziel seiner persönlichen Todesprägung". Diese Aussage entspricht der Prämisse Morenos, dass die gesamte Lebensgestaltung des Menschen auf *zielgerichtetem Handeln* beruht.
- Der Einsatz individueller Eigenschaften und Möglichkeiten für „das Ziel seiner persönlichen Todesprägung" wird erleichtert, wenn sich der Betroffene vor allem an *eigenen* Werten und Erfahrungen orientiert statt an vermuteten oder tatsächlichen Erwartungen von Ärzten, Angehörigen und Freunden. In der persönlichen Gestaltung seines Leidens realisiert sich sein *kreatives Potential.*

In seinem Gottesverständnis geht Moreno (1972) davon aus, dass die Schöpfung mit dem siebten Tag nicht zu Ende ist. Der Kosmos wird als Prozess verstanden, als ein Wachsen und Werden. Indem der Mensch seine Anlagen nutzt und entfaltet, ist er an diesem Prozess beteiligt, gewinnt und behält sein Leben Sinn und Bedeutung. Davon überzeugt, dass der Mensch nicht nur ein soziales oder individuelles, sondern auch „ein kosmisches Wesen" ist, geht es Moreno (1978, S. 108) insbesondere darum, das Bewusstsein des Patienten dafür zu stärken, dass er – wenngleich einmalig und individuell geprägt – so doch zugleich Teil eines übergeordneten Ganzen ist, dass er seinen Platz hat im Universum, den es zu finden und auszufüllen gilt. Wenn Entwicklung als lebenslanger Prozess verstanden wird, hört das Leben niemals auf, sinnvoll zu sein, auch wenn Sinnerfüllung über die Bewältigung von Aufgaben der Leistungsgesellschaft nicht mehr möglich ist. Eine Patientin formuliert das so: „Den Sinn meines Lebens habe ich immer darin gesehen, aus jedem Augenblick das Beste zu machen, also das, was mir möglich ist. An diesem Sinn hat sich durch meine Krankheit nichts geändert. Nur die Bedingungen haben sich verändert."

Auch in der Literatur zur Sterbebegleitung wird die Fähigkeit des Menschen zu innerem Wachstum betont – selbst in seiner letzten Lebensphase (LeShan 1982,

Schützenberger 1989). Beispiele finden sich in Selbsterfahrungsberichten von Patienten, wonach die Konfrontation mit der Endlichkeit ihres Daseins ihnen hilft, bewusster zu leben als bisher, neue Schwerpunkte zu setzen, mutiger, zugleich gelassener zu sein … (vgl. 2.3).

2.3 Die Frage nach dem Tod

Niemand möchte gerne sterben, aber wenn man erst mal verstanden und verinnerlicht hat, dass der Tod unzertrennlich zum Leben dazugehört, erleichtert es das Leben.
(Sandra Schadek 2009, S. 271)

Auch wenn die Literatur zur Todesproblematik auf ein gesteigertes Interesse deutet, fühlen sich die meisten Menschen diesem Thema gegenüber hilflos und verunsichert: „Wir leben in einer Gesellschaft, in der das Thema Tod tabu ist. Es hat keinen Platz in dieser Welt, wo Jugend, Erfolg, Gesundheit ständig beschworen werden. Selbst Menschen, die durch ihren Beruf mit dem Sterben und dem Tod zu tun haben, z. B. Ärzte und Pflegepersonal, sind darauf oft nicht gut vorbereitet und empfinden einen sterbenden Bewohner/in oder Patienten als Niederlage ihres Berufs" (Jakubowski 2003). In früheren Zeiten war der Tod ein öffentliches Ereignis – anders als heute, wo er in anonyme Sterbezimmer im Krankenhaus oder private Schlafzimmer verbannt wird. Er war ein beliebtes Thema von Märchen, Sagen und Erzählungen, die von einem Tod erzählten, „der unter den Menschen lebt" (Richter 1982, S. 141). Der Tod erschien den Menschen in vielerlei Gestalt – als Bettler, Fuhrmann, Ritter, Gevatter –, immer aber in einer Gestalt aus der alltäglichen Lebenswelt, mit der man diskutieren, streiten oder verhandeln konnte. Heute dagegen schließen wir den Tod aus, machen ihn zu etwas Fremdem (und damit zu etwas Feindlichem) oder zu einer abstrakten Vorstellung. Das Wissen darum, dass der Tod zu einem *jeden* Leben dazugehört, wird meist verdrängt – im Gegensatz zu damals, als man noch wusste „(oder vielleicht man ahnte es), dass man den Tod *in* sich hatte wie die Frucht den Kern" (Rilke 1982, S. 14). Der Tod eines Menschen gefährdet die Illusion, dass unser Leben kontrollierbar sei, konfrontiert uns mit der Begrenztheit medizinischer, psychologischer und persönlicher Einflussmöglichkeiten, erschüttert den Glauben an die Heilswirkungen positiven Denkens.

Auch Therapeuten tun sich mitunter schwer, einen Patienten nach seinen Gedanken und Gefühlen zum Tod zu fragen. Dieser spürt die ablehnende Haltung seines Gegenübers – und vermeidet das Thema ebenfalls. Woraus in fataler Umkehrung von Ursache und Wirkung geschlossen wird: „Er will ja gar nicht darüber reden." Eine Mauer des Schweigens entsteht. Und hinter der Mauer bleibt der Patient – allein. Allein mit seinen Fragen nach dem Tod, allein mit all den anderen Fragen, die damit zusammenhängen. Meist sind es Fragen, die das *Leben* betreffen. Beispielsweise die ganz praktische Frage nach der Regelung letzter Angelegenheiten: „Soll ich ein Testament schreiben?"; „Ich wünschte, ich könnte mich mit meinem Bruder versöhnen, bevor ich sterbe. Aber wie fange ich das nur an?"; „Ich würde gern meine Beerdigung planen. Weil ich nicht möchte, dass meine Frau sich damit herumplagen muss. Außerdem gäbe es mir das gute Gefühl, mein Leben bis zum Schluss selbst geregelt zu haben. Aber mit wem soll ich das besprechen? Und wer hilft mir, meine Vorstellungen umzusetzen?" Nicht nur mit konkreten Fragen persönlicher Lebens- und Sterbensbewältigung, auch mit seinen Gefühlen bleibt der Patient allein. Eine schwere Krankheit löst bei fast jedem Menschen Unsicherheit und Hilflosigkeit aus, Trauer und Angst. Unterschiedlich sind nur die Intensität dieser Gefühle und das Ausmaß, in dem sie zugelassen werden. Wo die Frage nach dem Tod nicht gestellt werden kann, ist meist auch der Ausdruck von Trauer und Angst unerwünscht. Ein Unterdrücken dieser Gefühle aber kann verbittern, den Menschen schließlich verstummen lassen.

Viele Patienten setzen sich mit dem Tod im Zusammenhang mit der Frage nach dem Sinn ihres Lebens und Sterbens auseinander. Christen und Nichtchristen, Schriftsteller, Dichter und Philosophen aller Zeiten und Kulturen waren und sind der Meinung, dass das Leben sogar „mehr Sinn habe, wenn man an den Tod denkt, als wenn man den Gedanken an ihn beiseite schiebt, verdrängt" (Noll 1984, S. 115). „Lehre uns bedenken, dass wir sterben müssen, damit wir weise werden", heißt es im Alten Testament (Psalm 90, 12). *Was* genau diese Weisheit im Einzelnen ausmacht, ist von der Persönlichkeit des Betroffenen abhängig, von seiner biografischen und gegenwärtigen Situation. Als ‚gemeinsamer Nenner' dessen, was unter *Weisheit* verstanden wird, lassen sich folgende Aspekte zusammenfassen: sich auf das Wesentliche konzentrieren, sich vom Druck gesellschaftlicher Erwartungen befreien, persönliche Grenzen anerkennen, überhöhte Vorstellungen von der Kontrollierbarkeit des Lebens aufgeben, die Endlichkeit der eigenen Existenz bejahen, usw. Selbstzeugnisse schwerkranker Menschen bestätigen, dass eine Auseinandersetzung mit dem Thema Tod zwar nicht unbedingt die Angst vor dem Sterben lindern, aber die *Lebensqualität* steigern kann. Die an Amyotropher Lateralsklerose (ALS) erkrankte Sandra Schadek (2009, S. 272 f.) schreibt: „Je bewusster ich mir meinen eigenen Tod, meine Sterblichkeit, meine Endlichkeit vor Augen führe, desto mehr kann ich mein Leben genießen, es schätzen und auskosten. Vielleicht geht es tatsächlich um gelebte Tage und nicht um die Zahl der Tage, die man lebt".

Während meiner Tätigkeit in einer neurologischen Rehabilitationsklinik habe ich 36 Patienten mit einem malignen Hirntumor im Rahmen eines halbstandardisierten Interviews u. a. gefragt, welche Bedeutung der Gedanke an den Tod für sie habe.[6] Von 34 der 36 Patienten wurde Angst vor dem Tod ausdrücklich verneint. Fast alle Befragten betonten, dass sich die unmittelbare Erfahrung der Todesnähe positiv auf ihr alltägliches Leben auswirke. Mehrfach erwähnt wurden folgende Veränderungen:

- Der Gedanke an den Tod macht mich mutiger, das zu sagen, was ich wirklich denke.
- Die Zeit wird wertvoller. Es fällt mir leichter, Prioritäten zu setzen.
- Ich verbringe mehr Zeit mit Menschen und Beschäftigungen, die mir viel bedeuten. Von Menschen und Tätigkeiten, die mir nicht gut tun, ziehe ich mich eher zurück.
- Der Gedanke an den Tod macht geduldig, gleichzeitig entschlossener. Man wird offener für eigene Bedürfnisse, aber auch für die Wünsche der Menschen, die man liebt.
- Ich bemühe mich, unerledigte Dinge zu klären und bestehende Konflikte zu lösen.
- Die Fähigkeit wächst, sich auch an Kleinigkeiten zu freuen, an dem, was man früher als selbstverständlich hingenommen und kaum geschätzt hat – die Natur zum Beispiel, das Lächeln eines anderen Menschen …

Offensichtlich ist es sinnvoll, zwischen *Todesangst* und *Sterbensfurcht* zu unterscheiden, da es sich hier um zwei eigenständige Aspekte im Erleben der Betroffenen handelt. Viele Patienten äußern Furcht vor dem *Sterben*, genauer – „vor dem Siechtum": „Ich will nicht nur vegetieren, dann will ich lieber tot sein!" Der *Tod* wird meist nicht als bedrohlich erlebt, sondern als erwünschte Alternative zum Leben gesehen, wenn das Leiden an der Krankheit zu schwer wird. Auch der Gedanke des *selbst herbeigeführten* Todes ist in diesem Zusammenhang von Bedeutung: „Aber das Wissen, dass es diese Alternative, diesen Ausweg gibt, hilft einem, bei Verstand zu bleiben und sich jeden Tag erneut für das Leben zu entscheiden", schreibt die an Krebs erkrankte Marilyn French (1999, S. 214). Die Vor-

6 Die Patienten waren zwischen 25 und 49 Jahre alt und kamen aus unterschiedlichsten sozialen Schichten.

stellung, dass man nicht alles aushalten muss, das eigene Leben vielmehr beenden kann, hilft, etwas zu tragen, das unaushaltbar wäre, wüsste man nicht, dass es *vergänglich* ist.

Je bewusster sich Patienten mit ihrer persönlichen Todesvorstellung auseinandersetzen, umso eher kann es ihnen gelingen, die Gegenüberstellung von Leben und Tod zu überwinden. Die Aufhebung dieser Gegenüberstellung ist im Welt- und Menschenbild Morenos ebenso verankert wie die Überwindung der Gegenüberstellung von Mensch und Gott (vgl. 2.1). Leben und Tod werden nicht als Gegensätze gesehen, vielmehr als zwei Hälften der einen Kugel des Seins. Der Tod wird weder verleugnet noch rationalisiert, sondern „als kosmisches Phänomen" zur Kenntnis genommen (Leutz 1974, S. 62), als etwas, das uns mit unserer Existenz mitgegeben ist, als unabwendbares *Ziel*, in dem sich unser Leben vollendet. Diese nüchterne Einstellung zur Begrenztheit des Lebens ist für die therapeutische Praxis von unmittelbarer Bedeutung. Ein Therapeut, der den Tod nicht als Gefahr betrachtet, die es um jeden Preis abzuwenden, sondern als „eine Funktion des Lebens" (Moreno 1981, S. 96), die es zu akzeptieren gilt, wird sich Fragen nach dem Tod ebenso gelassen zuwenden können wie anderen Fragen auch. Seine Aufgabe ist keine theologische oder philosophische, vielmehr eine ganz praktische: dem Patienten dabei zu helfen, seine *persönliche Antwort* zu finden. Konkrete Möglichkeiten einer solch gemeinsamen Suche werden im Kapitel *Der Tod* (7.2.6) beschrieben.

2.4 Die Frage nach der Freiheit

> *Natürlich wäre ich lieber gesund, aber wie hat Robert L. Stevenson es so schön formuliert? „Im Leben geht es nicht darum, gute Karten zu haben, sondern auch mit einem schlechten Blatt gut zu spielen."*
>
> (Sandra Schadeck 2009, S. 259)

Im Konzept der Spontaneität, Kreativität und Aktion kommt die Grundüberzeugung Morenos von der persönlichen Freiheit des Menschen zum Ausdruck, von seiner Fähigkeit, trotz genetischer und umweltbedingter Determiniertheit immer wieder neu zu entscheiden, wie er auf vorgegebene Bedingungen reagiert. Auch in der Sterbebegleitung geht man von der Vorstellung innerer Freiheit aus. Der Mensch ist nicht frei von seiner Krankheit, nicht frei von gesellschaftlichen Normen und Einstellungen, die den Umgang mit Krankheit und Tod beeinflussen, er ist nicht frei von institutionellen und ökonomischen Zwängen. Doch ist er frei darin, zu diesen Gegebenheiten Stellung zu nehmen, so oder so mit vorgegebenen Möglichkeiten und Grenzen umzugehen. Er kann die Krankheit verfluchen, er kann sie passiv erdulden oder als eine Herausforderung annehmen.

Folgende Äußerung einer Hirntumorpatientin steht beispielhaft für das Empfinden vieler Patienten: „Meine innere Freiheit, die kann mir keiner nehmen, auch diese blöde Krankheit nicht! So die Freiheit zum Beispiel, dass ich mich freue über die Vögel da draußen und die Blumen an meinem Bett!" Eine andere Patientin sagt: „Das sehe ich gar nicht ein, dass ich deswegen (sie meint ihre Krankheit) weinen sollte. Meine Kraft brauche ich lieber dazu, dass ich die Gegenwart genieße!"

Meist gehen der Bereich äußerer Abhängigkeit und der persönliche Freiraum ineinander über, ohne dass die Grenzen genau bestimmt werden könnten. Wie stark der determinierende Einfluss auch immer ist, der Mensch kann „in jeder Lage seine Situation im Sinne eines circulus vitiosus verschlimmern, umgekehrt die Situation aber auch als Herausforderung zu einer kreativen Umgestaltung … annehmen" (Leutz 1985, S. 203).

Von der Antike an wird das Problem der Freiheit kontrovers diskutiert. Kennzeichnend für esoterische Bewegungen ist die Überzeugung von der Macht der Gedanken und der Freiheit des Willens. Auch kognitionswissenschaftliche Konzepte betonen die Bedeutung gedanklicher Bewertungsprozesse, gehen von der Eigenverantwortlichkeit des Menschen und seinen persönlichen Einflussmöglichkeiten aus. Im Gegensatz dazu vertreten insbesondere Hirnforscher die deterministische Position. Der Bremer Hirnforscher Gerhard Roth (in: Gesang 2005, S. 10) zum Beispiel bezeichnet Willensfreiheit als „eine Täuschung." Philosophen bemühen sich um eine Auflösung des Widerspruchs, indem sie zu zeigen versuchen, dass Freiheit und Determiniertheit keine Gegensätze, sondern „kompatibel" sind (ebd. S. 10). Der Münsteraner Philosoph Marcus Willaschek (ebd.) beispielsweise bezieht den Determinismus auf das Geschehen in der Natur, während er die Willensfreiheit für Recht und Moral postuliert.

Sowohl die Position absoluter Willensfreiheit als auch die Auffassung, Freiheit sei eine bloße Erfindung des Menschen, sind jeweils für bestimmte Aspekte der Wirklichkeit gültig, haben in ihrer Ausschließlichkeit jedoch eher negative Folgen. Die Überbetonung menschlicher Willensfreiheit führt zu omnipotenten Machtvorstellungen, die Überschätzung der Determiniertheit zu passivem Fatalismus. Im Umgang mit schwerer Erkrankung ist weder die eine noch die andere Einseitigkeit hilfreich.

> Wie Freiheit und Determiniertheit angesichts schwerer Erkrankung zueinander stehen, beschreibt die an Krebs erkrankte Anne-Marie Tausch sieben Wochen vor ihrem Tod: „Es ist mir in den letzten Monaten so klar geworden, dass die wirklichen Entscheidungen nicht in meiner Hand sind. Ich habe einen gewissen Spielraum, und den kann ich ausnutzen. Ich kann mit mir gesundmachende Erfahrungen machen oder ich kann mich noch zusätzlich krank machen durch Ängste. Also, ich habe diesen Spielraum, wie ich etwas erlebe. Aber was mit mir geschieht, das habe ich nicht in der Hand" (Tausch & Tausch 1985, S. 36).

Eine solch *differenzierte* Sichtweise ist dem Festhalten an Extrempositionen vorzuziehen. Die Vorstellung der Kontrollierbarkeit des Lebens betont die Freiheit des Menschen, macht den Menschen jedoch ebenso unfrei wie die deterministische Position, da sie die Einsicht in existenzielle Abhängigkeiten behindert und damit das Annehmen von Gegebenheiten erschwert, die sich menschlicher Kontrolle weitgehend entziehen. Krankheit und Schmerz gehören zum Leben dazu, sind eine Realität, die der Einzelne tragen muss, auch wenn er sie nicht selbst herbeigeführt hat. Letztlich ist die Frage nach der Freiheit oder Determiniertheit nicht mit Entweder-Oder zu beantworten, sondern mit *Sowohl-als-Auch*: Wir sind abhängig von genetisch/biologischen Faktoren, Einflüssen des sozialen Umfeldes und Zufälligkeiten, d. h. von inneren und äußeren Bedingungen, auf die wir keinen oder nur begrenzten Zugriff haben. *Und* wir sind frei darin, in dieser oder jener Weise auf diese Bedingungen zu reagieren. Von der inneren Freiheit eines Patienten auszugehen, bedeutet nicht, ihn für seine Krankheit verantwortlich zu machen, bedeutet vielmehr, ihm dabei zu helfen, mit seiner Situation auf eine Weise umzugehen, die *seiner Person* gemäß ist. Psychodrama-Therapie unterstützt den Menschen im Prozess der Annahme dessen, was unabänderlich ist, hilft ihm zugleich bei der Entfaltung seiner Möglichkeiten, sodass er den verbliebenen Freiraum (wieder) wahrnehmen und nutzen kann – unabhängig von der Zeit, die ihm dafür noch zur Verfügung stehen mag.

3 Der interaktionelle Ansatz Morenos bezogen auf die Situation Schwerkranker und Sterbender

Der menschliche Geist beginnt heutzutage allenthalben in lächerlicher Weise zu verkennen, dass die wahre Sicherheit des Einzelnen nicht durch seine isolierten Bemühungen herbeigeführt wird, sondern nur durch die Solidarität der gesamten Menschheit gewährleistet werden kann.

(Fjodor Dostojewskij 1983, S. 408)

In seinem Kinderbuch „Das war der Hirbel" erzählt Peter Härtling (1996, S. 7) von einem kleinen Jungen, der bei der Zangengeburt irreparable Schäden davongetragen hat: „Von da an hatte er Kopfschmerzen und die Großen behaupteten, er sei nicht bei Vernunft." Seine Mutter will ihn nicht haben. Die Pflegeeltern bringen ihn in ein Krankenhaus, da ihn seine Kopfschmerzen oft wütend werden lassen. Nachdem er dort eine Weile mit Spritzen und Tabletten behandelt worden ist, wird er bei anderen Pflegeeltern untergebracht, die ihn jedoch nicht mögen und schließlich in einem Kinderheim abgeben. Auch dort hat er keine Chance. Am Ende der Geschichte wird er in eine psychiatrische Klinik eingeliefert. Die Frage nach der Krankheit des Hirbel beantwortet Härtling (ebd. S. 67) so:

> „Wahrscheinlich hatte er zweierlei Krankheiten: Eine, die der Arzt feststellen kann – das Kopfweh, die Krämpfe, die Bauchschmerzen. So sieht eine richtige Krankheit aus. Sie wird auch einen schwierigen Namen haben. Die andere Krankheit können Ärzte nicht heilen: Der Hirbel war krank, weil sich niemand um ihn kümmerte, weil er fast nur in Heimen und Krankenhäusern lebte, weil niemand mit ihm spielte und ihm auch niemand vertraute. Das ist, finde ich, die schlimmere Krankheit. Sie ist unheilbar, wenn nicht jeder hilft, wenn es nicht Menschen gibt, die Kinder wie den Hirbel gern haben."

Die Geschichte vom Hirbel zeigt, was viele chronisch Kranke erleben: dass die Art und Weise, wie die Umgebung auf Krankheit und Behinderung reagiert, zu einem Leiden führen kann, das mitunter schlimmer ist als die Krankheit selbst. Dieser

Realität trägt Moreno (1967) in seinem interaktionellen Ansatz Rechnung, wonach jeder von uns andere Menschen braucht, um als Mensch existieren zu können. Die Bedeutung dieser systemischen Sichtweise für die Begleitung Schwerstkranker und Sterbender wird im Folgenden beschrieben.

3.1 Grundannahmen

> *In Wirklichkeit existiert ja kein Mensch für sich allein. Jeder Mensch ist eingebunden in eine Welt, die er braucht, um zu überleben.*
>
> (Gerald Hüther 2011, S. 140)

Dem interaktionellen Ansatz Morenos liegt die Annahme zugrunde, dass der Mensch zwar die Anlage zu kreativer Selbstverwirklichung hat, er zur Entfaltung seiner Möglichkeiten jedoch auf die Umwelt angewiesen ist. Das heißt, der Mensch entwickelt sich nicht in einem Vakuum, sondern immer nur in der Interaktion mit anderen. Alles Handeln, mit dem der Einzelne in Beziehung zu seiner Umwelt tritt, wird als Übernahme und Ausübung von Rollen beschrieben. *Rolle* wird definiert als „die funktionale Form, in welcher der Mensch in einem bestimmten Augenblick auf eine bestimmte Situation reagiert, an der andere Menschen oder Objekte beteiligt sind" (Moreno 1964, in: Leutz 1982, S. 174). Eine Rolle umfasst sowohl die körperliche als auch die soziale, psychologische und transzendente Dimension des Menschen und besteht aus mehreren funktional in Zusammenhang stehenden Verhaltensweisen. Diese Verhaltensweisen werden durch kulturelle und gesellschaftliche Einflüsse übermittelt, erhalten ihre individuelle Ausprägung jedoch durch die Art und Weise, wie der Einzelne diese Einflüsse interpretiert und verkörpert. Die meisten Rollen sind zwischenmenschliche Erfahrungen und benötigen zweier oder mehrerer Personen, um verwirklicht zu werden.[7]

Das Selbst des Menschen setzt sich aus denjenigen Rollen zusammen, die er in seinem Leben jemals ausgeführt hat *(Rolleninventar)*, sowie aus den Rollen, die er zum gegebenen Zeitpunkt tatsächlich ausüben kann *(Rollenrepertoire)*. Das Selbst ist demnach keine konstante Größe, wandelt sich vielmehr mit dem Neuerwerb und dem Verlust von Rollen. Ausschlaggebend für diese Veränderungen des

7 Die rollentheoretischen Überlegungen Morenos werden an dieser Stelle nur skizziert. Eine ausführlichere Beschreibung der Rollentheorie und ihrer Bedeutung für die Praxis der Sterbebegleitung folgt in Kapitel 8.

Selbst sind die körperlichen und geistigen Fähigkeiten des Menschen zur Übernahme von Rollen sowie Rollenzuweisungen und Rollenentzug durch die Umgebung (Hochreiter 2004). Durch die Verkörperung von Rollen entwickelt sich der Mensch nicht nur selbst, sondern verändert damit auch die Verhältnisse seiner Umwelt, die wiederum seine Rollenausübung mitbestimmen und beeinflussen. Ausgehend von dieser Wechselwirkung sollte der Einzelne immer in Beziehung zu seinem engeren und weiteren Umfeld gesehen werden (Moreno 1967).

> Der interaktionelle Ansatz Morenos entspricht den Erkenntnissen der Neurowissenschaften, wonach „menschliche Gehirne Organe sind, die ausschließlich in einem Netzwerk von anderen Gehirnen überlebens- und entwicklungsfähig sind". Daraus folgt, „dass kein Mensch allein überleben, geschweige denn die in ihm angelegten Potentiale entfalten kann" (Hüther 2011, S. 44). Auch der modernen Physik zufolge lassen sich „die Eigenschaften aller materiellen Objekte ... nur verstehen, wenn man weiß, wie sie mit allen anderen materiellen Objekten in der Welt *interagieren*" (Dossey 1987, S. 122).

Das systemische Denken ist zentral für die therapeutische Philosophie Morenos, insbesondere die Überzeugung, dass wir einen Menschen und seine Probleme nur dann wirklich verstehen und ihm helfen können, wenn wir nicht nur ihn selbst untersuchen, sondern auch die *Situation*, in der er sich befindet.[8] Psychische Reaktionen wie Angst, Wut oder Verzweiflung werden nicht als individuelles Problem des Einzelnen angesehen, da sie ausgelöst und beeinflusst werden von den zwischenmenschlichen Beziehungen und sozialen Strukturen, in denen er lebt. Eine genaue Prüfung der Lage des Patienten ist deshalb Voraussetzung einer jeden Behandlung. Bei Moreno (1914, in: Leutz 1974, S. 67) erfolgt diese Prüfung anhand folgender Fragen: „Was hat uns in diese Lage gebracht? Worin besteht diese Lage? Was führt uns aus dieser Lage heraus?" Die hier geforderte Situations- oder Lagebeurteilung ist für die Arbeit mit Schwerstkranken und Sterbenden in hohem Maße handlungsrelevant! Denn was das Kranksein oft so schwer macht, ist nicht so sehr die Krankheit an sich, sondern die *Lage*, in der sich der Betroffene befindet. So wenig, wie es *den* Schwerkranken gibt, so wenig gibt es *die* typische Situation schwerkranker Menschen. Dennoch können zwei Problembereiche be-

8 In seinen Frühschriften spricht Moreno von „Lage", später, in seinen englischsprachigen Texten, von „Situation". In der heutigen psychodramatischen Literatur werden beide Begriffe „synonym verwendet" (Stadler & Kern 2010, S. 145).

schrieben werden, die in mehr oder minder starkem Ausmaß für viele Patienten belastend sind: die *innere Einsamkeit* und der *Verlust persönlicher Autonomie.*

3.2 Innere Einsamkeit – sozialer Tod

Deshalb ist das für mich im Augenblick auch ein bisschen schwierig mit manchen Leuten: Sie sind entweder total betroffen, kriegen kein Wort raus, und ich merke, sie denken, um Gottes willen, der hat ja nur noch ein paar Tage. Oder sie wollen mir Mut machen durch irgendwelche Durchhalteparolen, die ich im Moment gar nicht so richtig vertragen kann.
(Christoph Schlingensief 2009, S. 197)

Trotz zunehmender Publikationen zu den Themen Sterben und Tod handelt es sich nach wie vor um Erfahrungen, mit denen der Mensch in unserer Gesellschaft selbst fertig werden muss – auf eine möglichst unauffällige Weise, ohne die Umwelt allzu sehr mit seinem Leid zu konfrontieren: „Es ist Sache der Kranken, bei Ärzten und Krankenschwestern nie die unerträgliche Gefühlsbelastung durch ihren nahen Tod aufkommen zu lassen. Sie werden nach Maßgabe der Bereitschaft eingeschätzt, mit der sie der ärztlichen Umgebung (ihrer Sensibilität, nicht ihrem Verstand) die Erinnerung daran ersparen, dass sie sterben werden. So kann die Rolle des Kranken nur negativ sein: die des Sterbenden, der den Anschein erweckt, als stürbe er nicht“ (Ariès 1980, S. 210). An dieser Einschätzung hat sich seit ihrer Erstveröffentlichung nichts geändert. In seinem Buch „Wie wir sterben“ beschreibt der Chirurg und Medizinhistoriker Sherwin B. Nuland (1994, S. 378) „eine bestimmte Art der Einsamkeit, von der vor allem Patienten mit Krebs im Endstadium betroffen sind“, weil sie „von den Ärzten aufgegeben werden“. In deutschen Krankenhäusern sieht die Situation Sterbender ähnlich aus: „Die Häufigkeit und Dauer der Visiten verringern sich“ (Borasio 2011, S. 33). Warum ist das so? Es mag viele Gründe geben, doch ein Grund liegt sicher darin, dass Menschen im Endstadium an die Unausweichlichkeit des Todes, an die Grenzen der Medizin erinnern. Wem es schwer fällt, diese Begrenztheit zu akzeptieren, wird dazu neigen, das Fortschreiten einer Krankheit als Versagen zu erleben. Versagensängste sind unangenehm, weshalb Menschen, denen mit Mitteln der Medizin nicht mehr geholfen werden kann, von vielen Ärzten gemieden werden. Damit aber wird ihnen genau die Hilfe vorenthalten, die tatsächlich noch möglich wäre – menschliche Nähe: „Was ist bloß mit den Ärzten los? Warum begreifen sie nicht die Bedeutung ihrer schieren Gegenwart? … Warum können sie nicht erkennen, dass gerade der Augenblick, in dem sie sonst nichts mehr zu bieten haben, der Augenblick ist, in dem man sie am nötigsten hat" (eine Krebspatientin, in: Yalom 2000, S. 31)?

Die Tendenz, sich von Menschen im Endstadium zurückzuziehen, hat noch eine weitere Ursache: die Begrenztheit persönlicher Belastbarkeit. In der Begegnung mit Schwerstkranken und Sterbenden hat man oft wenig mehr anzubieten als sich selbst: die eigene Nähe und Bereitschaft, den Betroffenen ein Stück weit auf seinem Weg zu begleiten. Eine solche Begleitung konfrontiert wiederholt mit eigener Ohnmacht, Hilflosigkeit und Angst, was wiederum die Entstehung von Burnout-Syndromen begünstigt. Untersuchungen an Mitarbeitern in der Intensivpflege zeigen „ein hohes Maß an gesundheitlichen Beeinträchtigungen und … die überdurchschnittliche psychische Belastung dieser Berufsgruppe" (Wawersich 2009, S. 34). Um den Anforderungen des Arbeitsalltags gewachsen zu sein, vermeiden viele Therapeuten und Pflegekräfte eine persönliche Beziehung zum Patienten, weichen aus in professionelle Routine und Aktionismus: „Sie stürzen sich in Tätigkeiten, deren Folgen sie abschätzen können. Lieber kümmern sie sich um andere körperliche Belange der Patienten oder um organisatorische Aufgaben. So hoffen sie, den unangenehmen Gefühlen der eigenen Hilflosigkeit entkommen zu können" (ebd. S. 35). Die meisten Patienten erkennen sehr wohl, dass die unzureichende Zuwendung nicht ihrer Person anzulasten ist, sondern der Überforderung derer, von deren Hilfe sie abhängig sind. Dennoch leiden sie darunter – vor allem deshalb, weil sie als *Person* in all den Aktivitäten kaum noch vorkommen. Es geht um den Darm-, Leber- oder Lungenkrebs, um den Gehirntumor oder die Amyotrophe Lateralsklerose, nicht um Frau X, nicht um Herrn Y.

Selbsterfahrungsberichte schwerkranker Menschen und ihrer Partner legen eindrücklich Zeugnis ab von dem gesprächstoten Raum, der oft um Kranke entsteht, von ihrer Einsamkeit, die unabhängig davon ist, ob die sozialen Kontakte, äußerlich gesehen, erhalten bleiben. Wiederholt taucht das Bild einer Glaswand, einer Mauer, eines Grabens auf, mit dem Betroffene die Beziehung zu ihrer Umwelt beschreiben. Auch gut gemeinte Reaktionen wie Überfürsorglichkeit, Bagatellisierung, Vertröstung und Mitleid verstärken die Erfahrung innerer Einsamkeit, weil sie den Patienten auf seine Krankenrolle fixieren und ihm vermitteln, dass er nicht mehr dazugehört – zur Welt der Gesunden. Einige Freunde und Bekannte ziehen sich vom Kranken zurück, weil sie sein Leid nicht mehr mit ansehen können. Statt die Krankheit als einen Schicksalsschlag zu verstehen, von dem ihr Freund getroffen ist, sehen sie darin die „statistische Möglichkeit, selbst Opfer eines solchen Schicksalsschlages zu werden", schreibt der an Parkinson erkrankte

Soziologe Helmut Dubiel (2006, S. 43) – in dem Versuch, sich das „allmähliche Einfrieren" vieler Kontakte zu erklären. Unsicherheit, Ratlosigkeit und/oder Angst des Gegenübers belasten den Kranken, weil er spürt, dass er eine Belastung ist, d. h. nicht eigentlich *er* als Person, aber das, was er beim Gesunden mit seiner Erkrankung auslöst. Die meisten schwerkranken Menschen bejahen die Frage, ob sich ihr soziales Umfeld seit ihrer Erkrankung verändert habe: Der Freundes- und Bekanntenkreis wird *kleiner*. Einige Freunde und Bekannte nehmen seltener Kontakt zum Patienten auf, schreiben nicht mehr, telefonieren kürzer und seltener, verschieben Besuche oder kürzen sie ab … Von anderen Freunden und Bekannten zieht sich der *Kranke* zurück. Weil dieser Rückzug nicht ganz so schlimm ist wie das Aushalten von Mitleid und Bevormundung. Die Frage nach dem Schuldigen führt nicht weiter! Zu groß sind die Herausforderungen, die eine zum Tode führende Krankheit an *alle* Betroffenen stellt, zu vielfältig die damit verbundenen Belastungen für *beide* Seiten. Einsamkeit im Falle schwerer Erkrankung resultiert meist nicht aus einem Fehlverhalten des Kranken oder des Gesunden, sondern einfach aus ihrer unterschiedlichen Situation heraus. Das aber heißt: Ein gewisses Maß an Einsamkeit gehört zu schwerer Krankheit dazu – nicht, weil irgendjemand das so will oder sich falsch verhält, sondern weil Kranksein bedeutet, in einer anderen Welt zu leben, mit anderen Interessen und Werten:

> „Das Gespräch bricht nicht erst mit dem Tod ab, sondern schon vorher. Es fehlt ein sonst stillschweigend vorausgesetztes Grundelement der Gemeinsamkeit. Nach dem üblichen Ritual des Sterbens müssen beide, der Sterbende und der Weiterlebende, sich an bestimmte Regeln halten; doch sind die Regeln, anders als beim Fußball, für beide Teile ganz verschieden, sodass eben kein ‚Zusammenspiel' entsteht" (Noll 1984, S. 10).

In der erwähnten Untersuchung zur Krankheitsverarbeitung habe ich 36 Hirntumorpatienten auch danach gefragt, welches Verhalten ihrer Umwelt ihnen im Umgang mit ihrer Erkrankung am meisten helfe (vgl. 2.3). Die häufigste Antwort: *„dass man mir zuhört."* Das, was von Menschen in Krisen- und Notsituationen als unterstützend und wohltuend erlebt wird, ist zu *allen* Zeiten und in *verschiedensten* Kulturen ähnlich. Bereits im Alten Testament ist von der Hilfe durch *Zuhören* die Rede. Als Hiob seinen gesamten Besitz und seine Kinder verloren hat, dann auch noch schwer erkrankt, wünscht er sich von seinen Freunden: „Wenn ihr doch einmal richtig hören wolltet! Denn damit könntet ihr mich wirklich trösten! Ertragt mich, dass ich rede" (Hiob 21, 2–3)! Im Gegensatz zu diesem verzweifelten Wunsch steht die Realität, dass die meisten Patienten nur mit wenigen Menschen über krankheitsbedingte Belastungen reden können: „Die Zahl der Vertrauenspersonen schwankt durchschnittlich zwischen Null und zwei" (Spaink 1994, S. 97).

Die Mauer des Schweigens um Themen wie Kranksein und Sterben trägt mit zum *sozialen Tod* des Betroffenen bei, lange bevor er tatsächlich gestorben ist. Ein noch lebender Mensch ist dann sozial tot, „wenn er mit anderen Menschen und besonders mit Bezugspersonen nicht (mehr) kommuniziert und in Interaktion steht und wenn seine Bekannten, Freunde und Verwandten sich ihm gegenüber so verhalten, als existiere er nicht (mehr)" (Wittkowski 1978, S. 113). Das Phänomen des sozialen Todes wurde 1947 von Moreno beschrieben – im Zusammenhang mit seinem *Konzept vom sozialen Atom*. Das soziale Atom ist „die kleinste lebensfähige, nicht weiter teilbare soziale Einheit" (Moreno 1981, S. 25). Es umfasst sowohl den Menschen selbst als auch all die Personen, die er lebensnotwendig braucht, die in einer emotionalen Beziehung zu ihm stehen. Verluste im sozialen Atom (durch den Tod geliebter Menschen, durch Trennung oder Unterbrechung vertrauter Kommunikationsstrukturen) führen immer auch zu einem Verlust von Rollen und damit zu einer Rückbildung des Selbst. Wie das Selbst im Kontakt mit anderen entsteht und sich entwickelt, so stirbt es mit dem Fortfall von Kontaktmöglichkeiten. Je weniger Mitglieder das soziale Atom eines Menschen aufweist, umso mehr ist er auf die noch vorhandenen Bezugspersonen angewiesen.

Dass ein schwerkranker Mensch bestimmte Rollen in Familie, Beruf und Gesellschaft nicht mehr verkörpern kann, entspricht der Gesetzmäßigkeit der Natur. Der soziale Tod dagegen ist keine naturgemäße, unausweichliche Bestimmung, sondern abhängig vom Krankheitsverständnis der Gesellschaft und dem konkreten Verhalten der Umwelt:

> Vom sozialen Tod im Falle schwerer Krankheit erzählt der Evangelist Johannes (5, 1–9): Unter den vielen Menschen, die am Teich Bethesda auf die Bewegung des Wassers warteten und auf Genesung hofften, war ein Mann, „der seit achtunddreißig Jahren krank war". Eines Tages sah Jesus diesen Mann und er fragte ihn: „Willst du gesund werden?" Da antwortete der Kranke: „Herr, ich habe keinen, der mir in den Teich hilft, wenn das Wasser sich bewegt. Wenn ich es allein versuche, ist immer schon jemand vor mir da." Der Mann klagt nicht über seine Schmerzen. Er erzählt überhaupt nichts von seiner Krankheit. Was ihn belastet ist, dass er *keinen Menschen hat, der ihm hilft*. Lukas (5, 17–20) berichtet von einer anderen Heilung: Einige Männer trugen einen Gelähmten auf einer Bahre: „Sie wollten ihn in das Haus hineintragen und vor Jesus niederlegen. Aber wegen der Menschenmenge konnten sie nicht bis zu ihm durchkommen. So stiegen sie auf das Dach, deckten einige Ziegel ab und ließen die Bahre mit dem Kran-

> ken mitten in der Menge genau vor Jesus nieder." Menschen wie diese braucht man, wenn man krank ist.

Da ein schwerkranker Mensch immer weniger dazu in der Lage ist, entstandene Lücken in seinem sozialen Atom durch Aufbau neuer Kontakte aufzufüllen, bedeutet der Rückzug von Mitmenschen, dass er von außen her stirbt, während er doch noch lebt: „Es handelt sich um das Phänomen des ‚sozialen' Todes, also nicht um den Tod des Körpers oder der Psyche im individuellen Sinn und auch nicht um den Tod von innen her, sondern um den Tod von *außen*" (Moreno 1981, S. 95). Den körperlichen Tod erfahren wir nicht; er wird nur von den Personen erlebt, die unser soziales Atom ausmachen. Den sozialen Tod dagegen erleben wir unmittelbar: Wir sehen, wie er fortschreitet mit dem Verlust von Mitgliedern in unserem sozialen Atom.

> Ein sechszehnjähriges Mädchen (im Endstadium einer zystischen Fibrose) vertraut ihrer Mutter ängstlich an:[9] „Die kommen immer seltener zu mir ins Zimmer und bleiben immer kürzer. Ich kann auf der Uhr ablesen, wie es mit mir bergab geht. Wenn schließlich keiner mehr hereinkommt, dann bin ich wohl tot" (in: Student 1987, S. 233)?

Betrachtet der Therapeut nicht nur den Betroffenen selbst, sondern sein gesamtes soziales Atom, ergeben sich mitunter Hinweise, wie sein ‚äußeres Sterben', wenn auch nicht aufgehoben, so vielleicht aufgeschoben werden kann (vgl. das Fallbeispiel in Kapitel 8.2.2.1). Er könnte mit Angehörigen des Kranken sprechen, um sie von eigenen Ängsten zu entlasten, um Missverständnisse auszuräumen und gegenseitige Erwartungen zu klären. Er könnte Pflegenden dabei helfen, verbale und nonverbale Botschaften eines Patienten besser zu verstehen und im eigenen Handeln zu berücksichtigen. Mitunter kann die Aufgabe des Therapeuten auch darin bestehen, das soziale Atom des Patienten mit seiner eigenen Person „ersatzweise" zu füllen, indem er für den Patienten etwas verkörpert, „was dieser zur Aufrechterhaltung der Stabilität seiner Persönlichkeit braucht" (Petzold 1984, S. 471). Diese Funktion des Therapeuten wird im Kapitel *Das Prinzip des Hilfs-Ichs* (6.2) ausführlicher beschrieben.

---

9 Zystische Fibrose = angeborene Stoffwechselkrankheit

3.3 Der Verlust persönlicher Autonomie

Das ist das Schlimmste – dieses passive Sich-ausgeliefert-Wissen und Nichts-tun-Können!
Furchtbar ist die Vorstellung, wie eine Marionette zu sein, nichts mehr selbst in der Hand zu haben!
(Aussagen von Tumorpatienten)

3.3.1 Unkontrollierbarkeitserfahrungen bei schwerer Krankheit

Ein Aspekt, der die Situation vieler schwerkranker Menschen kennzeichnet, ist der Verlust persönlicher Autonomie, verbunden mit der Angst, nicht nur die Kontrolle über das Krankheitsgeschehen zu verlieren, über körperliche und geistige Funktionen, sondern über die eigene Existenz schlechthin. Sheldon B. Kopp (1979, S. 183) beschreibt diese Angst nach seiner Gehirnoperation:

> „Angst, dass der kleine Rest des Tumors wieder wachsen würde, gab mir das Gefühl, dass ich nicht eines Tages einfach sterben, sondern dass ich völlig zerstört würde. Oder noch schlimmer, die Vorstellung des Schreckens, dass ich vielleicht gar nicht sterbe, sondern nur paralysiert werde. Wie wird das wohl sein, wenn man jahrelang in einem toten Körper eingesperrt ist? Was, wenn ich selbst nichts mehr für mich tun kann und keiner da ist, der die Mühe auf sich nimmt, mir zu helfen, es sei denn, aus bedrückendem Mitleid? Ich tat mir sehr leid. Ich würde es nicht ertragen, so ohne Kontrolle über mein Leben zu sein …; als ich dem Selbstmord nahe war, interessierte mich wirklich nur noch die Flucht vor meiner Hilflosigkeit und Angst."

Der Begriff *Autonomie* leitet sich aus dem Griechischen ab (autos = selbst; nomos = das Gesetz, die Gesetzlichkeit) und bedeutet so viel wie *Selbstgesetzgebung, Selbstbestimmung*. Kant (o. J., S. 87) zufolge ist *Autonomie* „der Grund der Würde der menschlichen und jeder vernünftigen Natur". Das heißt, die Würde des Menschen wird darin gesehen, sein Leben dem eigenen Wesen und den eigenen Lebensumständen gemäß zu gestalten, sich selbst das ‚Gesetz' zu geben, nach dem man lebt. Wenn ein Mensch krankheitsbedingt immer mehr die Kontrolle über körperliche, manchmal auch geistige Funktionen verliert, nehmen die Möglichkeiten selbstbestimmter Lebensführung zwangsläufig ab. Als die Lähmungserscheinungen schlimmer werden, schreibt die an ALS erkrankte Sandra Schadek (2009, S. 196): „Ich habe große Angst davor, das Zepter meines eigenen Lebens aus der Hand zu geben und mich selbst in dieser Passivität zu verlieren. Ich habe auch Angst, mein Leben aufzugeben, noch bevor ich mein Leben wirklich aufgeben muss."

In meiner Befragung zur Verarbeitung einer Hirntumorerkrankung erklärten 34 der 36 Patienten, vor dem Tod selbst keine Angst zu haben (vgl. 2.3). Als *größte Angst* wurde von mehr als zwei Drittel der Befragten die Vorstellung genannt, das eigene Leben nicht mehr selbständig regeln zu können, als Mensch weniger geachtet und respektiert zu werden, anderen hilflos ausgeliefert, nur noch eine Last zu sein. Viele Patienten möchten lieber tot sein, als ihr Recht auf Selbstbestimmung durch die Erkrankung zu verlieren. Auch diese Aussagen legen nahe, zwischen Todesangst und Sterbensfurcht zu unterscheiden, nicht zuletzt deshalb, weil eine solche Unterscheidung zu Konsequenzen im Umgang mit Schwerstkranken und Sterbenden führt. Gehen wir davon aus, dass die Patienten Angst vor dem Tod haben, kann dies leicht als ihr persönliches Problem abgetan werden, mit dem sie irgendwie selbst zurechtkommen müssen. Bedenken wir jedoch, dass nicht so sehr der Tod, sondern der Verlust persönlicher Autonomie gefürchtet wird, handelt es sich nicht mehr nur um ein individuelles, sondern um ein institutionelles und gesellschaftliches Problem – um ein Problem aller, die mit dem Betroffenen zu tun haben. Denn diese Angst der Patienten ist nicht neurotisch oder Ausdruck unzureichender Krankheitsverarbeitung, beruht vielmehr auf einer realistischen Wahrnehmung und Einschätzung der Bedingungen, denen Menschen im Falle schwerer Erkrankung ausgesetzt sind.

3.3.2 Das Konzept der Hilflosigkeit

Mit den psychischen Auswirkungen von Unkontrollierbarkeitserfahrungen hat sich vor allem Seligman (1983) in seinem *Konzept der erlernten Hilflosigkeit* beschäftigt. Hilflosigkeit wird als ein affektiver, kognitiver und motivationaler Zustand beschrieben, der durch die erlebte Unkontrollierbarkeit subjektiv bedeutsamer Ereignisse bestimmt ist. Ereignisse sind dann unkontrollierbar, wenn die Wahrscheinlichkeit für das Auftreten einer Konsequenz unabhängig davon ist, ob bestimmte Reaktionen ausgeführt werden oder nicht. Hilflosigkeit resultiert demnach nicht aus der Erfahrung eines Traumas, sondern aus der erlebten Unfähigkeit, das Trauma zu kontrollieren, d.h. aus der Erfahrung, „dass überhaupt keine Reaktion – weder aktiv *noch passiv* – die traumatischen Bedingungen beeinflussen kann" (Seligman 1983, S. 24). Solange sich der Betroffene im Hinblick auf seine persönlichen Einflussmöglichkeiten unsicher ist, empfindet er Angst, u. U.

auch Ärger und Wut. Er lehnt sich gegen die Unkontrollierbarkeitserfahrung auf und setzt alles daran, die Kontrolle wiederzuerlangen (Reaktanz).[10] Ist er dagegen davon überzeugt, dass sein Verhalten ohne jeden Einfluss ist, zeigen sich Hilflosigkeitssymptome auf emotionaler, kognitiver und motivationaler Ebene:

- Emotionale Störungen: Der Betroffene wirkt niedergeschlagen und ängstlich.
- Kognitive Störungen: Der Betroffene glaubt immer weniger, durch eigenes Verhalten noch etwas bewirken zu können. Seine Lernfähigkeit im Hinblick auf persönliche Einflussmöglichkeiten ist reduziert.
- Motivationale Störungen: Der Betroffene resigniert und wird passiv, geht er doch davon aus, dass sein Verhalten ohnehin sinnlos ist.

Ob und in welchem Ausmaß ein Patient auf wahrgenommenen Kontrollverlust mit Hilflosigkeitssymptomen reagiert, hängt nicht nur von der Unkontrollierbarkeit an sich ab. Entscheidend ist vielmehr sein *Attribuierungsverhalten*, d.h. die Art und Weise, wie er die gegebene Situation *bewertet* (Petermann 1983):

> Ein Ereignis kann *persönlichen Faktoren* wie der eigenen Fähigkeit/Unfähigkeit zugeschrieben werden (internale Attribuierung) oder *äußeren Ursachen* wie zum Beispiel dem Schicksal oder dem Zufall (externale Attribuierung). Attributionen können global oder spezifisch sein, je nach der *Situationsbreite*, für die der Kontrollverlust angenommen wird. Bezogen auf die *zeitliche Erstreckung* der nichtkontrollierbaren Bedingungen wird zwischen stabilen und variablen Attributionen unterschieden, je nachdem, ob die Ursache für die Unkontrollierbarkeit als relativ überdauernd oder vorübergehend eingeschätzt wird.

Trotz begrifflicher Unschärfen und messtheoretischer Probleme kann postuliert werden, dass Kontrollverlust vor allem dann zu Beeinträchtigungen führt, wenn er auf folgende Weise verarbeitet wird (vgl. Schwarzer 1981): Der Betroffene erklärt die Unkontrollierbarkeit mit internalen Ursachen und erlebt es als persönliches Versagen, dass er die Situation nicht beeinflussen kann *(persönliche Hilflosigkeit)*. Er verallgemeinert das Erleben von Unkontrollierbarkeit auf immer mehr Lebensbereiche *(globale Hilflosigkeit)*, geht von einem überdauernden Kontrollverlust

10 *Reaktanz* meint „den unmittelbar nach einer Unkontrollierbarkeitsbedingung eintretenden Zustand, der mit einer Einschränkung von Entscheidungsmöglichkeiten einhergeht und eine Art ‚Widerstand' bzw. Ärger, Wut und vermehrte Anstrengung zur Folge hat" (Petermann 1983, S. 215).

aus *(chronische Hilflosigkeit)* und ist davon überzeugt, auch zukünftige Situationen nicht beeinflussen zu können *(negative Kompetenzerwartung)*.[11]

Hilflosigkeitssymptome fehlen oder sind weniger ausgeprägt bei folgendem Verarbeitungsmuster: Der Betroffene schreibt die Unkontrollierbarkeit *externalen* Faktoren zu und ist davon überzeugt, dass Kontrolle unter den gegebenen Umständen prinzipiell unmöglich ist *(universelle Hilflosigkeit)*. Er beschränkt die Unkontrollierbarkeitserfahrung auf die konkrete Situation *(spezifische Hilflosigkeit)* und betrachtet sie als *zeitlich begrenzt (akute Hilflosigkeit)*. Statt diffuser Angst erlebt er Furcht vor akuten, spezifischen Situationen. Selbstvertrauen und Eigenaktivität bleiben erhalten *(positive Kompetenzerwartung)*.

Nicht die objektiven Gegebenheiten an sich bestimmen also die Reaktionen eines Menschen, sondern seine jeweiligen *Bewertungen*. Wie eine Person das, was um sie herum geschieht, bewertet, wird wiederum „maßgeblich bestimmt durch die von dieser Person im Lauf ihres bisherigen Lebens gemachten Erfahrungen und die daraus entstandenen inneren Einstellungen, Haltungen und Vorstellungen" (Hüther 2011, S. 71). Hat ein Mensch bereits als Kind sehr oft erlebt, dass sein Verhalten ohne jeden Einfluss auf seine Umgebung bleibt, begünstigt diese Erfahrung die Entwicklung und Verfestigung von Hilflosigkeitsreaktionen auf spätere unkontrollierbare Ereignisse. Hat er dagegen wiederholt erfahren, schwierige Situationen durch eigenes Verhalten meistern zu können, wird sich eine Erwartungshaltung subjektiver Kompetenz ausbilden: „Frühe Erfahrung von Kontrolle kann gegen Hilflosigkeit im Erwachsenenalter immunisieren" (Seligman 1983, S. 141). Die individuelle Lerngeschichte eines Patienten im Hinblick auf die Erfahrung, durch eigenes Handeln etwas bewirken zu können, trägt somit wesentlich mit dazu bei, ob und inwieweit er auf Kontrollverlust ‚hilflos' reagiert.

Nicht nur die individuelle Lerngeschichte, auch *Persönlichkeitsmerkmale* bestimmen Entstehung und Ausmaß von Hilflosigkeitsreaktionen, insbesondere das *Kontrollbedürfnis* des Betreffenden. Theoretischen und empirischen Untersuchungen zufolge gehört das Streben nach Kontrolle zu den grundlegenden Bedürfnissen menschlicher Existenz (Grawe 2004). Menschen unterscheiden sich jedoch im *Ausmaß*, in dem dieses Bedürfnis für sie von Bedeutung ist (Seligman 2003).

Für die Entstehung von Hilflosigkeitssymptomen auf *krankheitsbedingten Kontrollverlust* kann das Zusammenwirken folgender Faktoren postuliert werden:

11 *Kompetenzerwartung* bezeichnet die Erwartung einer Person, „durch Einsatz von ihr zur Verfügung stehenden Mitteln mit einer gewissen Wahrscheinlichkeit etwas bewirken zu können" (Schwarzer 1981, S. 43).

- Die Krankheit stellt kein einmaliges, vorübergehendes Ereignis dar, sondern eine anhaltende Erfahrung von Unkontrollierbarkeit.
- Viele Eigenschaften der Erkrankung stellen Bedingungen für Unkontrollierbarkeitserfahrungen dar, an denen der Betroffene kaum etwas ändern kann.
- Die mit der Erkrankung einhergehenden Folgen sind von hoher subjektiver Bedeutsamkeit für den Patienten: vorzeitiges Ausscheiden aus dem Berufsleben, Verlust und Veränderung sozialer Kontakte, finanzielle Einbussen, usw. Kurz: Der Betroffene erlebt Kontrollverlust in Lebensbereichen, die für ihn in hohem Maße selbstwertrelevant sind.
- Das Anspruchsniveau des Patienten bezüglich seiner eigenen Leistungsfähigkeit bleibt trotz veränderter objektiver Situation unverändert hoch, sodass die Wahrscheinlichkeit für Misserfolgserfahrungen groß, für Erfolgserfahrungen dagegen gering ist.
- Der Patient führt krankheitsbedingte Misserfolgserfahrungen vor allem auf seine Unfähigkeit zurück.
- Der Patient verallgemeinert sein Versagensgefühl auf immer mehr Lebensbereiche, geht von einem überdauernden Fähigkeitsmangel aus und antizipiert weitere Misserfolge.
- Der Patient hat in seiner Lerngeschichte häufig erfahren, dass er durch eigenes Verhalten nur wenig bewirken kann, sodass eine Disposition zur Entwicklung von Hilflosigkeitssymptomen besteht.
- Der Patient verfügt über ein ausgeprägtes Bedürfnis nach selbstbestimmter Lebensführung und persönlicher Kontrolle.

Ein empirischer Nachweis zur Übertragbarkeit des Hilflosigkeitskonzepts auf die Situation bei schwerer Erkrankung steht aus, doch bestätigen eigene Erfahrungen sowie eine Fragebogenerhebung die hier formulierten Zusammenhänge (Frede & Frede 1985):

- Patienten mit Hilflosigkeitssymptomen (reduziertes Selbstwertgefühl, Angst und Niedergeschlagenheit, mangelndes Vertrauen in eigene Einflussmöglichkeiten) erleben krankheitsbedingten Kontrollverlust als eigenes Versagen („Es liegt an mir, dass ich diese Krankheit bekommen habe."). Sie scheinen auf persönliche Defizite ‚fixiert' und beschäftigen sich viel mit der Möglichkeit weiterer Versagenserlebnisse.
- Patienten ohne Hilflosigkeitseinstellung führen Misserfolge in erster Linie auf äußere Faktoren zurück („Dass ich krank geworden bin, war eben Schicksal."). Sie schätzen ihre Situation differenzierter ein („Weil meine Lähmungen

schlimmer werden, bin ich auf Hilfe angewiesen, meine geistigen Fähigkeiten aber sind erhalten geblieben!") und nutzen den verbliebenen Spielraum („Zum Glück kann ich auch im Liegen lesen und schreiben!"). Bei aller Trauer über die Erkrankung bleibt das Selbstwertgefühl der Patienten unverändert bestehen. Manche betonen, dass es nach der Erkrankung sogar stärker geworden sei. An Belastungen werden vor allem spezifische, akut anstehende Probleme genannt (Fragen der Berentung, unangenehme Untersuchungen, usw.). Im Hinblick auf den Umgang mit sich selbst und ihrer Umwelt sind sich diese Patienten ihrer Einflussmöglichkeiten bewusst („Ich habe darauf bestanden, dass alle Krankenberichte fotokopiert werden, sodass ich mir eine eigene Akte über meine Krankheit anlegen kann.").

Zusammengefasst: Die einseitige Betonung eigenverantwortlicher Bewältigung kann dazu führen, dass krankheitsbedingter Kontrollverlust überwiegend auf internale Ursachen zurückgeführt wird – mit der Folge *persönlicher Hilflosigkeit. Universelle Hilflosigkeit* dagegen ist Ausdruck der Erkenntnis, dass den persönlichen Einflussmöglichkeiten Grenzen gesetzt, Unkontrollierbarkeitserfahrungen von daher keine Frage schuldhaften Versagens sind.

3.3.3 Unkontrollierbarkeitserfahrungen und Machbarkeitsglaube

Ob ein Patient dazu neigt, krankheitsbedingte Kontrollverluste überwiegend internal oder external zu erklären, hängt nicht nur von seiner Persönlichkeit und/ oder seiner individuellen Lerngeschichte ab, sondern auch von *kulturhistorischen Erklärungsansätzen* zur Bedeutung von Krankheit.[12] In unserer westlichen Kultur ist es ‚modern', die Kontrollierbarkeit von Krankheit und Schmerz zu betonen (vgl. 2.2). Patienten, die den Verlauf ihrer Krankheit ‚in die Hände' einer übergeordneten Instanz (Schicksal, Naturgesetzlichkeit, Gott) legen, gefährden den Machbarkeitswahn, geraten leicht in den Verdacht resignativer Religiosität oder stoisch-fatalistischer Haltung. Internale Attribuierungen werden mit Aktivität, externale Kontrollüberzeugungen mit Passivität gleichgesetzt. Gleichsetzungen

12 Diese Einflussgröße wird bisher nur bei *ausländischen* Patienten reflektiert, d. h. bei Personen, die mit der deutschen Sprache kaum oder gar nicht vertraut sind. Beispielsweise werden Schmerzäußerungen von Patienten aus südeuropäischen Ländern „von deutschen Ärzten und Therapeuten häufig als übertrieben wahrgenommen und in ihrem Krankheitswert und ihrer Bedeutung für den Hilfe suchenden Patienten abgewertet, z. B. mit Bezeichnungen wie ‚Mittelmeersyndrom' oder ‚Morbus Bosporus'" (Glier & Erim 2011, S. 247).

dieser Art vereinfachen die Komplexität und Differenziertheit persönlicher Lebensstile. Jedes der beiden Attributionsmuster ist, für sich gesehen, einseitig und deshalb wenig hilfreich. Hilfe liegt nicht im Entweder/Oder (Kontrolle ist entweder möglich oder unmöglich), sondern im Sowohl-als-Auch (Kontrolle ist manchmal möglich, manchmal unmöglich): ‚*Diese* Aspekte meiner Situation kann ich beeinflussen. *Jene* Aspekte liegen außerhalb meiner Einflussmöglichkeiten.'

Meine eigene Erfahrung (als Therapeutin ebenso wie als chronisch Kranke): Wer krankheitsbedingte Unkontrollierbarkeitserfahrungen in erster Linie nicht mit mangelnder Kompetenz und eigenem Versagen erklärt, sondern mit Faktoren, die außerhalb menschlicher Beeinflussbarkeit liegen, wird meist nicht passiv; er wird *gelassener*. Gelassenheit wiederum bewahrt vor Selbstanklagen, Versagensangst und destruktiver Überforderung. Die Einsicht in existenzielle Abhängigkeiten kann es dem Menschen erleichtern, sich mit dem Schicksalhaften in seinem Leben auszusöhnen, sich an eine Krankheit anzupassen, die sich menschlicher Kontrolle in vielen Aspekten entzieht. Anpassung ist etwas anderes als Resignation, bedeutet vielmehr, die eigene Kraft dort einzusetzen, wo sie noch etwas bewirken kann, und das anzuerkennen, was jenseits persönlicher Kontrollmöglichkeiten liegt. Die an ALS erkrankte Sandra Schadek (2009, S. 270) schreibt: „All das gehörte nun mal zu meinem Leben. Natürlich fand ich das nicht schön, aber ich hatte mich daran gewöhnt, bestimmte Dinge nicht beeinflussen, verhindern oder ändern zu können – und was ich nicht ändern konnte, das kümmerte mich kaum mehr und ließ mich in vielen Situationen entspannter bleiben."

Eine solche Haltung ist schwer zu erwerben in einer Gesellschaft, die zum Kämpfen auffordert, nicht aber zum Loslassen. Noch schwerer ist es, diese Haltung angesichts eines medizinischen Prinzips zu vertreten, „das offenbar verbietet, nichts zu tun" (Schneyder 2008, S. 81). Als Patient muss man fast ein schlechtes Gewissen haben, wenn man eine vom Arzt angeordnete Maßnahme ablehnt oder in Frage stellt. In der Angst, den Arzt durch eine Ablehnung womöglich zu kränken und/oder mangelnder Mitarbeit bezichtigt zu werden, stimmen Patienten wiederholt auch Interventionen zu, deren Sinn sie nicht (mehr) einsehen, die ihnen nicht gut tun … Das Abbrechen einer Therapie kommt in den Augen vieler Ärzte, Psychologen und Pflegenden einer Selbstaufgabe gleich. Nicht selten werden Therapien durchgezogen, nur weil man sie einmal begonnen hat, weil es keine Alternativen gibt, weil niemand den Mut hat zu sagen: ‚Es ist genug. Hören wir auf.'[13] In seinem Bericht über den Krebstod seiner Frau schreibt Werner

13 Der Palliativmediziner Borasio (2011, S. 162) weist in seinem Buch „Über das Sterben" auf folgenden Sachverhalt hin: „Es ist nun einmal so (und auch wissenschaftlich nachgewiesen), dass es für

Schneyder (ebd. S. 115): „Die Medizin erstickt sich ab einem gewissen Zeitpunkt selbst. Jeder für irgendetwas zuständige Arzt verordnet *lege artis* einen Wirkstoff. Das gilt vom Papst bis zum Mesner. Wie sich diese Wirkstoffe aufheben oder wechselseitig gefährlich machen, kann keiner mehr überblicken. Die Leute sind – in bester Absicht – verantwortungsimmun.“ Schuldzuweisungen sind fehl am Platze, denn Ärzte vertreten einen Machbarkeitsglauben, der den meisten von uns inzwischen so selbstverständlich geworden ist, dass er kaum noch hinterfragt wird: der Glaube, dass Aktivität immer gut, Nichtstun dagegen schlecht ist. Aus dieser Sicht wird aus der Einstellung eines Patienten zu seiner Krankheit ein moralischer Prüfstein: „Er hat gekämpft bis zum Letzten – bewundernswert!“ „Er hat aufgegeben – wie schade!“ Wer möchte nicht bewundert werden? Also kämpft manch ein Patient weiter, obwohl das längst nicht mehr seinem inneren Wissen um seine Situation entspricht. Nicht jeder hat die Kraft, sich Überzeugungen zu widersetzen, die ihm – in bester Absicht – vom therapeutischen Personal ebenso wie von Angehörigen und Freunden nahe gelegt werden. So tun Patienten mitunter Dinge, die nicht unbedingt ihren eigenen Bedürfnissen und Vorstellungen entsprechen, wenn sie dafür das erhalten, was Menschen gerade im Falle schwerer Krankheit mehr als alles andere brauchen: Anerkennung, Zuwendung, menschliche Nähe.

Zusammengefasst: Die Reaktion schwerkranker Menschen auf krankheitsbedingte Unkontrollierbarkeitserfahrungen ist nicht nur eine Frage individueller Attribuierungen, sondern immer auch davon abhängig, welche Attribuierungen die *soziale Umwelt* unterstützt, erleichtert und aktiv fördert. Individuelle Hilfe bei Hilflosigkeit aufgrund von Kontrollverlust ist notwendig und sinnvoll, doch kann sie immer nur Stückwerk bleiben, solange die Menschen in der Umgebung des Patienten an der Prämisse prinzipieller Kontrollierbarkeit festhalten. Weil diese Prämisse eine internale Attribuierung von Unkontrollierbarkeit fördert – mit der Folge von Niedergeschlagenheit, Angst und Selbstwertverlust. Können sich Ärzte, Angehörige und Freunde vom Mythos der Machbarkeit lösen, wird der Betroffene krankheitsbedingten Kontrollverlust zwar nach wie vor als belastend, nicht aber mehr als selbstwertmindernd erleben.

---

alle Mitglieder des Behandlungsteams, allen voran Ärzte und Pflegende, ungleich belastender ist, schon begonnene Maßnahmen zu beenden, als sie gar nicht erst einzuleiten.“

3.3.4 Der Einfluss der Umwelt

In der traditionellen Psychotherapie wird die *Bedeutung äußerer Faktoren* für das Erleben und Verhalten eines Patienten sehr oft vernachlässigt zugunsten einer einseitig auf ihn selbst zentrierten Sichtweise. Moreno dagegen sieht den Menschen immer in Beziehung zu seinen Mitmenschen und vor dem Hintergrund der sozialen Strukturen, in denen er lebt. Diese umfassende Sichtweise begünstigt eine Haltung, die zunächst einmal überprüft, ob und inwieweit bestimmte Reaktionen eines Patienten auf konkrete Umweltbedingungen zurückzuführen sind, die dringender Änderung bedürfen. Eine selbstbestimmte Lebensführung im Falle schwerer Erkrankung ist nicht nur durch körperlich/geistige Beschwerden und gesundheitspolitische Rahmenbedingungen bedroht, sondern auch durch den „verminderten, rechtlosen Status eines Patienten" (Sacks 1993, S. 162). Unabhängig von Persönlichkeit, Bildung und beruflicher Position wird jeder Patient – zumindest zeitweise – auf die Rolle des Unmündig-Kranken und damit Machtlosen reduziert, wie Selbsterfahrungsberichte Betroffener in oft erschreckender Deutlichkeit zeigen (Frank 1993, Hammerman & Nieraad 2005, Kluun 2005, Noll 1984, Sacks 1993, Schadek 2009, Schneyder 2008, Thorbrietz 2007). Unterschiede liegen nur im Mehr oder Weniger. Autonomieverlust als solcher gehört zur Lage des Kranken dazu.

> Oliver Sacks (1993, S. 162), Professor für Klinische Neurologie, beschreibt seine Erfahrungen als Patient in einer Londoner Klinik: „Für mich – und vielleicht verhält es sich notwendig bei allen Patienten so, … hatte es zwei Leiden, zwei Beschwerden gegeben, die miteinander in Verbindung standen und doch deutlich zu unterscheiden waren. Das eine war das körperliche (und ‚körperlich-existentielle') Unvermögen – … Das andere war ‚moralischer' Natur – dies ist nicht ganz der richtige Ausdruck – und stand in Zusammenhang mit dem verminderten, rechtlosen Status eines Patienten und besonders mit dem Konflikt mit ‚ihnen' und mit der Unterwerfung unter ‚sie' (damit waren der Arzt, das ganze System, die Institution gemeint). … Ich war nicht nur körperlich, sondern auch moralisch niedergestreckt gewesen. Ich war nicht in der Lage gewesen, mich zu erheben und mich gegenüber ‚ihnen', insbesondere gegenüber dem Arzt, moralisch zu behaupten. Und obwohl ich irgendwo die ganze Zeit wusste, dass er, wie ich, ein anständiger Mann war und dass alle es gut meinten und ihr Bestes taten, konnte ich das alptraumhafte Gefühl, das auf mir gelastet hatte, nicht abschütteln."

Sacks Worte erinnern an die Geschichte „Das war der Hirbel" (vgl. 3). Auch Härtling (1973, S. 67) spricht von „zweierlei Krankheiten" und davon, dass nicht „das

Kopfweh, die Krämpfe, die Bauchschmerzen", sondern das *Verhalten der Umwelt* „die schlimmere Krankheit" ist. Von dieser „schlimmeren Krankheit", diesem Leiden „moralischer Natur" sind viele chronisch kranke Menschen betroffen. Es ist schwer, sich ‚moralisch' zu behaupten angesichts der direkten und indirekten Vorhaltungen subjektiver Krankheitstheorien. Vertreter dieser Theorien postulieren, dass eine optimistische Einstellung zur Heilung führt, zumindest zur Linderung. Bleibt diese Heilung aus, wird implizit unterstellt, dass der Betroffene zu pessimistisch gedacht, zu wenig gewollt, sich seiner Verantwortung entzogen habe. Auffallend ist, dass die Eigenverantwortung des Patienten nicht von Krankheitsbeginn an hervorgehoben wird, sondern erst dann, wenn die Behandlungsmaßnahmen versagen (Caspari 2000). Wendet sich die Krankheit zum Besseren, wird die *Behandlung* (oder der behandelnde Arzt) für diesen Erfolg verantwortlich gemacht. Wird die Krankheit chronisch oder verschlechtert sie sich, wird die Verantwortlichkeit des Patienten betont. Macht man einen Menschen jedoch für etwas verantwortlich, das *außerhalb* seiner Verantwortlichkeit liegt, legt man ihm eine zusätzliche Last auf: die Last, versagt zu haben.

Mit seinem interaktionellen Ansatz hat Moreno das Leid des Menschen aus einer damals wie heute „vorherrschenden individualistischen Sicht" befreit (Stadler & Kern 2010, S. 25), da er es nicht als persönliche Angelegenheit betrachtet, sondern als eine Angelegenheit, die einen *jeden* angeht, der mit dem Betroffenen zu tun hat. Die Verantwortlichkeit des Einzelnen wird weder verleugnet noch auf ihn selbst zentriert, sie wird vielmehr *erweitert*, auch auf den Mitmenschen, auch auf sein engeres und weiteres Umfeld bezogen. Die Betonung der *Mitverantwortlichkeit* ist im Rahmen der Begleitung Schwerstkranker und Sterbender von großer Bedeutung: Eine Krankheit kann weder allein in die Verantwortung des Patienten noch allein in die der Ärzte oder Angehörigen gelegt werden. Entscheidend ist ein gesteigertes Bewusstsein *aller Beteiligten* für ihre je persönliche Verantwortung angesichts der gegebenen Situation: „We are all bound together by responsibility for all things, there is no limited, partial responsibility" (Moreno 1972, S. 201). Der Verweis auf die Verantwortung dient hier nicht als Instrument zur Verurteilung (‚Wer ist schuld daran, dass diese Krankheit nicht geheilt werden kann?'), vielmehr als Aufforderung, sich mit dem Kranken zu solidarisieren, denn ihm ist etwas widerfahren, das auch jedem anderen widerfahren und nur mit Hilfe anderer ge- und ertragen werden kann. Ein solches Verständnis von Verantwortung prägt das Gesundheitsverständnis Morenos ebenso wie seine therapeutische Philosophie.

4 Gesundheitsverständnis und therapeutische Zielsetzung bei schwerer Erkrankung

Schon ‚gesund' oder ‚krank' sind zwei Worte, die ein anständiger Arzt guten Gewissens nicht aussprechen sollte, denn wo fängt die Krankheit an und wo endet die Gesundheit?
(Stefan Zweig 1981, S. 187)

Ziele und Schwerpunkte einer jeden Therapie hängen entscheidend vom zugrunde liegenden *Gesundheits- und Krankheitsverständnis* ab, von den Vorstellungen darüber, was *krank*, was *gesund* bedeutet. Im *medizinischen* Sinne ist jemand *krank*, wenn seine physiologischen Merkmale vom wissenschaftlich ermittelten *Durchschnittswert* eines ‚gesunden' Menschen abweichen. Davon ausgehend besteht das Ziel therapeutischer Interventionen darin, die betreffenden Merkmale in Richtung ‚Idealmaß' zu korrigieren. *Gesund* ist ein Mensch demzufolge dann, wenn ihm die Symptome fehlen, die für ein bestimmtes Krankheitsbild charakteristisch sind. Das, was Gesundheit ausmacht, ist jedoch noch etwas anderes als die bloße Abwesenheit von Symptomen.

> Wie schwierig es ist, Krankheit und Gesundheit voneinander abzugrenzen, beschreibt der Medizinsoziologe Arthur Frank (1993, S. 162), an Krebs erkrankt und nach einem Herzinfarkt: „In den besten Augenblicken meiner Krankheit bin ich am gesündesten gewesen. In den schlimmsten Augenblicken meiner Gesundheit bin ich krank. Wo soll ich leben? Gesundheit und Krankheit wechseln dauernd ihre Stellung, wie Vordergrund und Hintergrund. Die eine besteht nur aufgrund der anderen und kann sich nur in ständigem Wechsel mit ihr ändern."

Wo liegt die Grenze zwischen *krank* und *gesund*? Wer legt fest, was als *krank*, was als *gesund* zu gelten hat? Wie Krankheit und Gesundheit definiert werden, ist von persönlichen Faktoren abhängig, aber auch von gesellschaftlichen, ökonomischen und politisch-kulturellen Bedingungen: Was in einer bestimmten Gesellschaft als ‚krank' bezeichnet wird, gilt in einer anderen Gesellschaft als ‚gesund'. Um kulturspezifischen Abhängigkeiten zu entgehen, definierte die Weltgesundheitsorganisation 1946: „Gesundheit ist ein *Zustand* vollständigen physischen, psychischen und sozialen Wohlbefindens und nicht einfach die *Abwesenheit* von Krankheit und Gebrechen." Der Begriff „Wohlbefinden" ist allerdings ebenso mehrdeutig und relativ wie der Begriff „Gesundheit". 1987 veränderte die WHO ihre Begriffsbestimmung: „Gesundheit ist die Fähigkeit und die Motivation, ein wirtschaftlich und sozial aktives Leben zu führen" (in: Haase 2000, S. 128). Diese Definition ist mit gewissen Einschränkungen vereinbar, sofern diese im Hinblick auf das Ziel wirtschaftlicher und sozialer Aktivität kompensiert werden können. *Zusammengefasst:* Das in unserer Kultur vorherrschende Gesundheitsverständnis beschreibt Gesundheit als Leistungsfähigkeit, als Anpassung an wirtschaftliche und soziale Erfordernisse, Krankheit als Bedrohung dieser Anpassung, als Störfaktor, der als solcher bekämpft werden muss.

Der therapeutischen Philosophie Morenos dagegen liegt ein Verständnis von Gesundheit zugrunde, wonach Krankheit kein Störfaktor, sondern unabdingbarer *Bestandteil des Lebens* ist (vgl. 2.2).[14] Moreno geht auf die Menschen zu, unabhängig davon, ob sie im psychologischen oder medizinischen Sinne gesund oder krank sind, ohne sich in seinem Vorgehen von bestimmten Normen klassifizierender, statischer Krankheitslehren einschränken zu lassen. Pathologie ist für ihn kein absoluter Begriff, denn „vom Standpunkt des Universums gibt es keine ‚Pathologie', nur vom Standpunkt der menschlichen Wissenschaften" (Moreno 2008, S. 53). Davon ausgehend liegt dem hier beschriebenen Konzept einer Psychodrama-Therapie bei schwerkranken Menschen folgende *Definition von Gesundheit* zugrunde (Frede 2007):

Gesund ist ein Mensch dann, wenn es ihm gelingt, sein Wesen unter den unterschiedlichsten Bedingungen zu verwirklichen, das Potential seiner Persönlichkeit im Rahmen der ihm gegebenen Möglichkeiten zu entfalten und ein Gefühl für seinen Wert als Mensch zu bewahren – unabhängig davon, welch ein Schicksal ihm zuteil wird.

Gesundheit wird also nicht als Abwesenheit von Krankheit verstanden, auch nicht als Zustand, sondern als ständig sich verändernder *Prozess*, als kontinuierliches Bemühen darum, sich dem eigenen Wesen und den persönlichen Fähigkeiten gemäß mit den jeweiligen Gegebenheiten auseinanderzusetzen. Diesem Verständnis zufolge kann es für eine Therapie keine anderen Ziele geben als diejenigen, die sich *der Patient selbst* setzt.

14 Ausführliche Beschreibungen psychodramatischer Krankheits- und Gesundheitslehren finden sich bei Burmeister (2009), Krüger (2009) und Schacht (2010).

Viele schwerkranke Menschen erleben nicht die Krankheit als wahrhaft belastend, sondern ihr verändertes Verhältnis zur Umwelt. Helmut Dubiel (2006, S. 40) fasst in Worte, was viele chronisch Kranke empfinden: „Aus der Rückschau von über einem Jahrzehnt Erfahrung mit der Krankheit würde ich sagen, dass diese Veränderung des sozialen Lebensumfeldes eindringlicher und schmerzhafter ist als alle körperlichen Symptome." Eine Erfahrung wie diese findet ihre theoretische Entsprechung im Gesundheitsverständnis Morenos, wonach es neben organischen Faktoren vor allem Störungen der zwischenmenschlichen Beziehungen sind, die dazu beitragen, dass ein Mensch in seinen spontanen Lebensäußerungen und bei der Verwirklichung seines kreativen Potentials behindert wird. Der Mensch ist keine isolierte Einheit, die in völliger Unabhängigkeit von allen anderen existiert, weshalb auch die Vorstellung individueller Krankheit unzutreffend ist. Krankheit ist vielmehr ein Geschehen, an dem *alle* Anteil haben, die mit dem Betroffenen zu tun haben.

Als entscheidende Krankheit unseres Jahrhunderts und als größte Bedrohung für das Fortbestehen der Menschheit bezeichnet Moreno die Entfremdung des Menschen von sich selbst, seinen Mitmenschen und seinem „kosmischen Seinsgrund" (Leutz 1974, S. 72). Das *übergreifende Ziel* seiner Therapie besteht deshalb darin, dem Betroffenen dabei zu helfen, sich mit sich selbst, seinen Mitmenschen und einer Welt auszusöhnen, die nicht nur Gesundheit und Glück, sondern immer auch Krankheit und Leid enthält. Ein solches Ziel behält seine Gültigkeit auch dann, wenn die körperlichen und geistigen Kräfte des Menschen nachlassen und er nicht mehr dazu in der Lage ist, „ein wirtschaftlich und sozial aktives Leben zu führen". Über dieses übergeordnete Anliegen hinaus gibt es einige weitere *Therapieziele*, die jedoch nicht als Norm zu verstehen sind, lediglich als *Orientierungshilfen* für die anzustrebende Richtung eines Vorgehens, das bei jedem Patienten neu an die konkreten Erfordernisse des Augenblicks angepasst werden muss:

- Förderung der Fähigkeit des Patienten, sich mit seinen Gedanken und Gefühlen auseinanderzusetzen, sich selbst und andere besser zu verstehen.
- Aktivierung der spontanen und kreativen Handlungsfähigkeit des Patienten.
- Unterstützung des Patienten in seinem Bemühen um autonome Lebensführung.
- Steigerung von Selbstvertrauen und Selbstannahme.
- Ermutigung des Patienten bei der Klärung und Verbesserung seiner zwischenmenschlichen Beziehungen.

Diese Leitlinien entsprechen den *übergeordneten Anliegen bei der Begleitung Schwerkranker und Sterbender:*

- Ermunterung des Patienten „zur Äußerung der mit der Erkrankung assoziierten Gefühle, auch der feindseligen und aggressiven Gefühle" (Ziegler 1990, S. 36).
- Förderung der kreativen Kräfte des Patienten: „Therapie mit einem todkranken Patienten soll sich auf die Erweiterung, Entfaltung und Befreiung des Selbst richten" (LeShan 1982, S. 100).
- Unterstützung des Patienten in seinem Bemühen, auch die letzte Phase seines Lebens eigenen Bedürfnissen und Wertvorstellungen gemäß zu gestalten: „Grundsätzlich gilt es, die Äußerungen des Betroffenen zu *respektieren,* auch wenn man selbst die Dinge anders sieht oder einschätzt" (Specht-Tomann & Tropper 2005, S. 25).
- Ermutigung der Patienten darin, sich auch mit ihrer Erkrankung anzunehmen und zu achten, ihnen „wieder ein Gefühl für ihren eigenen Wert" zu vermitteln (LeShan 1982, S. 46).
- Einbeziehung wichtiger Bezugspersonen: „Unter einem ganzheitlichen Aspekt der Sterbebegleitung ist es … unbedingt erforderlich, sich auch der Menschen anzunehmen, die das Leben der Sterbenden begleiten, einfach zu diesem Leben dazugehören" (Specht-Tomann & Tropper 2005, S. 58).

Ein wesentlicher Aspekt der Situation bei schwerer Erkrankung ist der Kontrollverlust – auf körperlicher, sozialer, mitunter auch seelisch-geistiger Ebene. Aus der Beobachtung, dass für die Entwicklung von Hilflosigkeitsreaktionen nicht so sehr die Unkontrollierbarkeitserfahrung an sich entscheidend ist, sondern ihre *Verarbeitung* (vgl. 3.3.2), lassen sich folgende *Ziele* ableiten:

- Veränderung der persönlichen Bewertungen krankheitsbedingter Unkontrollierbarkeitserfahrungen derart, dass der Patient den Kontrollverlust nicht (mehr) als persönliches Versagen, sondern als external bedingt erkennt, ausgelöst durch Faktoren, die außerhalb seiner Einflussmöglichkeiten liegen (Veränderung der persönlichen in eine universelle Hilflosigkeit).
- Förderung der Fähigkeit des Patienten zu differenzierter und spezifischer Situationseinschätzung, sodass er Situationen, in denen er tatsächlich hilflos ist, von denjenigen Situationen zu unterscheiden vermag, die er noch beeinflussen kann (Veränderung der globalen und chronischen in eine spezifische und akute Hilflosigkeit).

- Stärkung des Vertrauens des Patienten in seine persönlichen Möglichkeiten zu aktiver Lebensgestaltung innerhalb der bestehenden Grenzen (Veränderung der negativen in eine positive Kompetenzerwartung).
- Veränderung der subjektiven Wichtigkeit bisheriger Lebensziele des Patienten, sodass Lebensbereiche, die früher in hohem Maße selbstwertrelevant waren (z. B. der Beruf), in ihrer Bedeutung für seine Selbsteinschätzung mehr und mehr zurücktreten zugunsten einer Neuorientierung an inneren Werten.

Ziel einer Therapie mit schwerkranken Menschen kann nicht sein, Hilflosigkeit abzuschaffen. Ziel kann lediglich sein, die persönliche in eine universelle Hilflosigkeit zu verändern, sodass der Betroffene sich nicht (mehr) verachtet und ablehnt aufgrund der von ihm gemachten Unkontrollierbarkeitserfahrungen, er sich vielmehr achten kann – gleichviel, welch ein Schicksal ihm zuteil wird, dass er wieder hoffen kann, wenn auch nicht auf körperliche Gesundung, so doch darauf, als Mensch geachtet und respektiert zu werden. Hilflosigkeit angesichts schwerer Erkrankung ist nicht neurotisch, sondern eine ganz normale Reaktion auf die Erfahrung menschlicher Grenzen. In bewusster Annahme von Krankheit, Schmerzen und Tod als zum Leben dazugehörig behält das Leben seinen Wert, bewahrt der Mensch seine Würde auch in Hilflosigkeit, Schwäche und Schmerz.

5 Die therapeutische Philosophie Morenos und ihre Bedeutung für die Begleitung schwerkranker Menschen

5.1 Heilung durch Begegnung

Die Beziehung zwischen Therapeut und Patient ist das Medium der Heilung.

(Irvin D. Yalom 2001, S. 130)

Zentral für die therapeutische Philosophie Morenos (2008) ist der *Begriff der Begegnung*, definiert als ein Zusammentreffen zweier oder mehrerer Menschen in gegenseitiger Wertschätzung und Annahme des anderen so, wie er ist. Der Beziehungsmodus, der einem solchen Zusammentreffen zugrunde liegt, wird als *Tele* (griechisch: von ferne, in die Ferne wirkend) bezeichnet. Der Begriff verweist auf die Summe emotionaler und kognitiver Fähigkeiten von Personen, durch die sie auch noch von weitem in Kontakt miteinander sind. Von der lediglich einseitigen Einfühlung in die private Welt einer anderen Person unterscheidet sich Tele durch die *Gegenseitigkeit des Prozesses*. In Abgrenzung zur Übertragung, bei der die Gegenwart des Gegenübers durch unbewusste Fixierungen an frühere Bezugspersonen oder unangemessene Wunsch- und Erwartungsvorstellungen verzerrt wird, beruht Tele „auf dem Gefühl und der Erkenntnis für die wirkliche Situation" des anderen (ebd. S. 29). Tele gilt als unerlässlicher Wirkfaktor aller Methoden der Psychotherapie. Moreno (in: Kellermann 1980, S. 192) spricht auch von „therapeutischer Liebe".

Aus neurobiologischer Sicht kann das Tele-Phänomen mit der Existenz so genannter *Spiegelneurone* (mirror neurons) erklärt werden, die von dem Physiologen Giacomo Rizzolatti aus Parma entdeckt worden sind: Spiegelneurone im prämotorischen System, in der sensiblen Hirnrinde sowie in den Emotionszentren des Gehirns können Signale speichern, die wir an einer anderen Person beobachten und unsere neuronalen Muster so verändern, dass wir uns ähnlich fühlen und/oder ähnliche Bewegungen ausführen können wie diese:

> „Spiegelneurone stellen einen gemeinsamen sozialen Resonanzraum bereit, weil das, was ein Individuum empfindet oder tut, bei den anderen, unmittelbar beobachtenden Individuen zu einer spiegelnden Aktivierung ihrer neuronalen Systeme führt, so als würden sie selbst das Gleiche empfinden oder die gleiche Handlung ausführen, obwohl sie tatsächlich nur Beobachter sind“ (Bauer 2005, S. 106).

Spiegelungsvorgänge sind die neuronale Grundlage dafür, dass wir uns im sozialen Raum orientieren, einander verstehen und unser Verhalten an die jeweilige Situation anpassen können. Spiegelneurone werden nicht nur aktiviert, wenn wir eine bestimmte Handlung *beobachten*, sondern auch dann, wenn wir von dieser Handlung *hören* oder sie uns lediglich *vorstellen*. In jedem Fall feuern genau *die* Nervenzellen, die auch dann aktiv wären, wenn wir das, was wir sehen, hören oder uns vorstellen, *selbst* ausführten. Indem wir unser Gegenüber beobachten oder seine Handlungen innerlich so nachvollziehen, als ob wir selbst handelten, können wir zumindest annäherungsweise erfassen, wie er sich fühlt, warum und wozu er sich auf diese Weise verhält: „Weil dieses Verstehen die *Innenperspektive* des Handelnden mit einschließt, beinhaltet es eine ganz andere Dimension als das, was eine intellektuelle oder mathematische Analyse des beobachteten Handlungsablaufs leisten könnte“ (Bauer 2005, S. 27).

Moreno spricht von *Tele*, die Neurowissenschaften von *Resonanz*. Beide Begriffe bezeichnen den Vorgang, der grundlegend ist für unsere Fähigkeit, „spontan zu erkennen, was in einem anderen Menschen vorgeht“ (Bauer 2005, S. 46). Was schwerkranke Menschen fühlen, lässt sich weder mit biochemischen Methoden noch mit Fragebogenerhebungen erfassen, am ehesten noch kann dies über den Weg neuronaler Resonanz gelingen, d. h. dadurch, dass im Therapeuten etwas zum Schwingen gebracht wird, das dem Erleben des Patienten möglichst nahe kommt. Eine vollständige Einfühlung in die Situation Schwerstkranker und Sterbender ist ebenso wenig möglich wie eine vollständig Erkenntnis für die Situation eines Menschen, der an Halluzinationen oder starken Depressionen leidet. Einfach deshalb nicht, weil dem Gesunden bestimmte Erlebnis- und Erfahrungsgrundlagen des Betroffenen fehlen. Der Einfühlung in schwerkranke Menschen sind somit Grenzen gesetzt, doch können diese Grenzen erweitert werden. Vor allem dadurch, dass der Therapeut hinschaut, nachfragt, aufmerksam zuhört und sich das Gehörte innerlich vorzustellen sucht. Für den Patienten ist nicht entscheidend, dass der Therapeut mit seiner Einfühlung immer genau richtig liegt. Ausschlaggebend ist vielmehr, dass er sich um Einfühlung *bemüht* – und der Patient dieses Bemühen spüren kann. In meiner Arbeit mit Tumorpatienten habe ich wiederholt erfahren, dass ich mich als Therapeutin gar nicht so sehr unter Druck setzen muss, immer alles richtig zu verstehen, solange ich dem Patienten verbal und nonverbal vermitteln kann, dass ich ihn verstehen *will*: „Frau C., ich fürchte, ich habe Sie gerade nicht richtig verstanden. Bitte, könnten Sie mir helfen? Vielleicht fällt Ihnen ein Bild ein, mit dem Sie mir Ihre Erfahrung beschreiben könnten?" Eben das macht ‚therapeutische Liebe' aus: sich auf den Patienten einzulassen – im Bewusstsein, dass die eigene Einfühlung begrenzt ist, und im Bemühen darum, die bestehenden Grenzen zu erweitern.

Liebe ist nicht nur ein humanistischer Wert, sondern auch ein *biologisches Bedürfnis* – „von der Evolution in uns angelegt" (Servan-Schreiber 2004, S. 199). Wachstum und Überleben aller Menschen und Säugetiere sind abhängig von der liebenden Zuwendung anderer. Sie fördert das physiologische Gleichgewicht zwischen parasympathischem und sympathischem Nervensystem, erhöht die Widerstandskraft gegen Stress und Depression. Nicht nur für Säuglinge ist Liebe von existentieller Bedeutung, auch im Erwachsenenalter hängt eine optimale Regulation der Körperfunktionen von den Beziehungen des Menschen zu seinen Interaktionspartnern ab, vor allem zu denjenigen, mit denen er sich emotional verbunden fühlt. Pflanzen brauchen Licht, um gedeihen zu können. Menschen brauchen Liebe, ein Minimum an Körperkontakt, die Erfahrung, für andere wichtig zu sein.

In unserem Kulturkreis löst der Begriff *Liebe* überwiegend Vorstellungen von Partnerschaft und Erotik aus, von außergewöhnlicher Nähe und intensiver Verbundenheit. Differenzierende Begriffe für die verschiedenen *Arten* der Liebe fehlen. Auf die *therapeutische* Beziehung bezogen wird meist von *emotionaler Zuwendung* gesprochen, um die mit *Liebe* verbundenen Nebenassoziationen zu vermeiden. Im Rahmen der Sterbebegleitung erscheint der Begriff *Liebe* insofern passend, als sich das Bedürfnis eines Schwerstkranken nach Liebe und Zuwendung nicht auf seine Angehörigen und Freunde beschränkt, sondern Bestandteil aller seiner Beziehungen ist, auch in seinem Verhältnis zum Therapeuten zum Tragen kommt: „Die Schnelligkeit, mit der die Beziehung zwischen Therapeut und Patient geknüpft wird, auch die Tiefe dieser Beziehung, die bei einem sterbenden Menschen vollkommen angemessen ist, könnte bei einem gewöhnlichen Patienten unpassend erscheinen und sogar in die Nähe unfachgemäßen Verhaltens geraten. Doch die ‚Liebe', die zwischen Therapeut und Patient fließt (und auch in der entgegengesetzten Richtung), kann, wenn der Patient ein Sterbender ist, stützend, ja sogar aufwertend wirken" (Shneidman 1984, S. 246).

In seinem Roman „Krieg und Frieden" beschreibt Leo Tolstoi die Begegnung zwischen einem Arzt und dem schwer verwundeten Fürst Andrej:

> „Der Arzt beugte sich tief über die Wunde, untersuchte sie und seufzte schwer. Dann gab er jemandem ein Zeichen. Und nun ließ ein quälender Schmerz im Inneren des Leibes Fürst Andrej das Bewusstsein verlieren … als er wieder zu sich kam, waren die zerschmetterten Hüftknochen entfernt, die Fleischfetzen weggeschnitten und die Wunde verbunden. Man besprengte sein Gesicht mit Wasser. Als er die Augen wieder aufschlug, beugte sich der Arzt über ihn, küsste ihn schweigend auf die Lippen und entfernte sich eilig“ (in: Grönemeyer 2003, S. 13).

Was diese Begegnung so besonders macht, sind Spontaneität und Aufrichtigkeit einer Fürsorge, die weit über das medizinisch Notwendige hinausgeht. Inmitten einer Überzahl Schwerstverwundeter gelingt es dem Arzt, Fürst Andrej ein Zeichen menschlicher Zuwendung zu geben, das weiterwirkt – auch ohne seine (des Arztes) körperliche Anwesenheit. Diese Zuwendung, man könnte auch sagen *Liebe*, ist keine Frage der Zeit, sondern der *inneren Haltung*. Mitunter reicht es aus, am Ende eines Tages die Tür des Krankenzimmers zu öffnen und dem Patienten zuzurufen: „Ich geh jetzt nach Hause, Frau R.. Also bis morgen!“ Ein solcher Ruf dauert nur eine Sekunde. Im Patienten aber hallt er im Innern nach und vermittelt ihm, dass er nicht herausgefallen ist aus der Welt. Einem Menschen dabei zu helfen, seinen persönlichen Weg im Umgang mit seiner Krankheit zu finden, braucht meistens Zeit (kostet deshalb auch Geld). Eine Geste therapeutischer Liebe dagegen ist eine Sache des *Augenblicks* – unabhängig von Therapiebudgets, auch in der Überfülle von Arbeit möglich.

Die *konkrete* Form, in der sich *therapeutische Liebe* äußern kann, ist von der Person des Patienten ebenso abhängig wie von der des Therapeuten, von ihrer Beziehung und der jeweiligen Situation. Unabhängig von aller Individualität des Vorgehens gibt es jedoch einige allgemeine Aspekte:

- Der Therapeut respektiert und bejaht den Patienten als eigenständige Person, akzeptiert ihn ohne Vorbehalte und Wertungen als den, der er zu sein behauptet, ohne zu argwöhnen, dass er vielleicht doch anders sei.
- Der Therapeut bemüht sich, die Anforderungen des Augenblicks wahrzunehmen, die konkreten, unmittelbar anstehenden Aufgaben zu erkennen (einschließlich der Bedürfnisse des Körpers!), sich für eine Lösung einzusetzen oder aber Unlösbarkeit gemeinsam mit dem Patienten auszuhalten.
- Der Therapeut drängt dem Patienten nichts auf (ein bestimmtes Gespräch oder Verhalten), wartet vielmehr ab, bis dieser selbst entsprechende Signale sendet.
- Gelegentlich berührt der Therapeut den Patienten, streichelt seinen Arm, hält

seine Hand, dies vor allem dann, wenn die sprachlichen Verständigungsmöglichkeiten eingeschränkt sind. Auch weicht er nicht zurück, wenn der Patient seinerseits seine Hand halten will.

Ein wichtiger Aspekt der Liebe ist *Gegenseitigkeit*: Die hierarchische Struktur der Beziehung ist aufgehoben zugunsten eines wechselseitigen Austauschprozesses, bei dem sich Geben und Nehmen auf beide Seiten verteilen (vgl. 7.1.2). Der Therapeut ‚gibt' dem Patienten seine Nähe und Zuwendung (im Denken, Fühlen und Handeln). Der Patient lässt den Therapeuten an seiner Auseinandersetzung mit Krankheit und Leid teilhaben, erweitert seine (des Therapeuten) Vorstellungen darüber um die persönlichen Erfahrungen eines Betroffenen. Für den Umgang mit schwerer Krankheit gibt es kein Expertentum. Der Therapeut muss nicht der große Retter sein, der über alles Bescheid weiß, einfach ein Mensch, der dem Patienten in aufrichtiger Solidarisierung begegnet. „Der Mensch braucht Menschen, um auch im Sterben noch Mensch sein zu können" (Rest 1981, S. 31). Diese These der Sterbebegleitung erinnert an Morenos bereits 1914 formulierte *Philosophie der Begegnung*: Der Mensch ist auf die Begegnung mit anderen Menschen angewiesen. Ohne Begegnung mit anderen verlöre er sein Mensch-Sein, existierte er nur noch auf der organismisch-animalischen Ebene.

Wenn Moreno (2008, S. 18) sein therapeutisches Vorgehen auch „Therapie aus der Begegnung" nennt, so deutet er damit an, dass der Wirkfaktor einer Therapie nicht in bestimmten Techniken liegt, vielmehr in der *Beziehung*, die der Therapeut zum Patienten herstellt, – einer Beziehung, die durch wertungsfreie Wahrnehmung und bedingungslose Akzeptanz gekennzeichnet ist. Die Anerkennung des Patienten in seinem jeweiligen So-Sein schützt in der therapeutischen Arbeit davor, seine Reaktionen vorschnell zu pathologisieren oder bestimmten Phasen zuzuordnen.

In der Sterbebegleitung sind verschiedentlich Modelle entwickelt worden, die den Prozess der Krankheitsverarbeitung in *Phasen* unterteilen. Das bekannteste Modell stammt von Elisabeth Kübler-Ross (1978a). Meist werden folgende Phasen voneinander unterschieden: Nichtwahrhabenwollen, Angst-Auflehnung-Zorn, Verhandeln, Depression, Zustimmung-Anpassung. Ich glaube nicht, dass sich die persönliche Auseinandersetzung eines Menschen mit seinem Schicksal auf ein theoretisches Modell reduzieren lässt – aus folgenden Gründen:

- Phasenmodelle reduzieren und vereinfachen Vielfalt und Bandbreite menschlicher Reaktionen auf eine schwere Erkrankung.
- Phasenmodelle legen nahe, dass, gewissermaßen als Lernziel, die Phase der

Zustimmung erreicht werden sollte. Alle anderen Reaktionen geraten in den Verdacht des Unvollkommenen und Behandlungsbedürftigen.

- Die Gefahr besteht, normale Reaktionen mit einem pathologisierenden Etikett zu versehen, zum Beispiel die Niedergeschlagenheit eines Patienten als Depression zu diagnostizieren. Doch nicht jede Niedergeschlagenheit ist Ausdruck einer Depression. Auch steht nicht jede depressive Verstimmung eines Patienten im Zusammenhang mit seiner Krankheit. Vielleicht gehört sie einfach zu seinem Wesen dazu? Nicht nur bei kranken, auch bei gesunden Menschen ist die Stimmung nicht jeden Tag gleich. Gelegentliche Stimmungsschwankungen und eine gewisse Traurigkeit müssen nicht in jedem Fall bedeuten, dass sich der Betroffene in der Phase der Depression befindet. Ebenso gut könnte es sich um natürliche Schwankungen seiner seelischen Befindlichkeit handeln, wie sie, mehr oder minder, Bestandteil eines *jeden* Lebens sind.
- Zuordnungen zu bestimmten Phasen sind keineswegs eindeutig. Manche Menschen lassen sich ihre Angst (oder ihren Zorn) nicht anmerken, während andere Menschen offen und wiederholt darüber reden. Aus dem unterschiedlichen Verhalten kann jedoch nicht geschlossen werden, dass Erstere *weniger* Angst (oder Zorn) empfinden als Letztere.
- Äußerungen wie „Er befindet sich in der Phase der Auflehnung" erzeugen die Illusion eines Verständnisses, die davon abhält, das Einmalige und Besondere persönlicher Auseinandersetzung wahrzunehmen. Auch wird gegebenenfalls versäumt, nach *äußeren* Anlässen für bestimmte Reaktionen zu suchen. Angst und Zorn sind nicht immer ‚missglückte Anpassungsversuche', können vielmehr *adäquate* Reaktionen auf konkrete Umstände sein, die auch bei gesunden Menschen Angst oder Zorn auslösen würden. Da Phasenmodelle den Blick für objektive Gegebenheiten verstellen können, tragen sie zur Psychologisierung und Individualisierung von Problemen bei, erschweren (oder verhindern) damit notwendige Veränderungen auf gesellschaftlich-institutioneller Ebene.
- Phasenmodelle postulieren eine lineare Aufeinanderfolge von Erlebens- und Verhaltensmustern, die durchaus gleichzeitig und wiederholt auftreten können. Die Anpassung an ein Leben mit schwerer Krankheit ist nicht etwas, das man irgendwann einmal geschafft hat, sondern ein dynamischer Prozess, der den Betroffenen vor immer wieder neue Herausforderungen stellt. Hinzu kommt, dass eine Krankheit kein in sich geschlossener ‚Komplex' ist, dem gegenüber man eine bestimmte Einstellung entwickelt, die dann für alle Zeiten bestehen bleibt. Man kann gegenüber verschiedenen Aspekten der Krankheit höchst *unterschiedliche* Haltungen einnehmen: Vieles wird akzeptiert, mit manchem tut man sich schwer, mit einigem kommt man gar nicht zurecht. Wenn ich

an meine eigene Erkrankung denke, kann ich nicht pauschal behaupten: „Ich habe meine Situation akzeptiert." Bestenfalls kann ich sagen: „Im Augenblick akzeptiere ich diese und jene Seiten meiner Situation." Weil das so ist, ist auch die Auseinandersetzung mit einer schweren Krankheit niemals endgültig abgeschlossen. Gefühle der Trauer, Angst oder Wut können immer wieder aufflammen, mitunter genauso wild wie zu Beginn. Was ich im Laufe meiner Krankheit gelernt habe: Es bleibt nicht so, wie es ist – die Krankheit nicht und meine Haltung gegenüber dieser Krankheit auch nicht. All diese Gegebenheiten *wandeln* sich. Und das ist tröstlich.

Die Vorliebe für ein Modell mag zum Teil daraus resultieren, dass es einen gewissen Orientierungsrahmen bietet. Phasenzuweisungen erleichtern es, sich von den Reaktionen des Patienten zu distanzieren, schützen vor eigener Hilflosigkeit und Angst. Auch suggerieren sie eine gewisse Objektivität und Eindeutigkeit bei der Einschätzung von Verhaltensweisen. Etwas einordnen und mit einem Etikett versehen zu können, bedeutet jedoch nicht, es auch zu verstehen. Wirklich verstehen kann man einen anderen Menschen nur dann, wenn man ihm begegnet, sich auf ihn einlässt – mit aufrichtigem Interesse und voller Staunen über die Einzigartigkeit eines jeden Lebens, mag einem vordergründig auch noch so vieles bekannt erscheinen.

In literarischer Form wird die Bedeutung der Einzigartigkeit in der Erzählung „Der kleine Prinz" von Antoine de Saint-Exupéry (1963, S. 70) geschildert. Der kleine Prinz ist sehr unglücklich, als er einen Garten voller Rosen entdeckt, die alle seiner Blume gleichen, hatte sie ihm doch erzählt, einzig zu sein in ihrer Art. Nachdem der kleine Prinz sich mit dem Fuchs vertraut gemacht hat, kehrt er zu den Rosen zurück und sagt: „Ihr gleicht meiner Rose gar nicht, ihr seid noch nichts. Niemand hat sich euch vertraut gemacht, und auch ihr habt euch niemandem vertraut gemacht. Ihr seid, wie mein Fuchs war. Der war nichts als ein Fuchs wie hunderttausend andere. Aber ich habe ihn zu meinem Freund gemacht, und jetzt ist er einzig in der Welt."

Indem ich mich dem Patienten vertraut mache und er sich mir vertraut macht, „ist er einzig in der Welt". Diese Erfahrung ändert nichts an seiner Situation, vielleicht aber stärkt sie sein Vertrauen, ein Mensch von Wert zu sein – gleich, was äußerlich an ihm und mit ihm geschieht! Die Anerkennung der Einzigartigkeit des Patienten ist bezeichnend für das Konzept der Begegnung, zugleich Ausdruck einer für die Sterbebegleitung (nicht nur hier!) unerlässlichen therapeutischen Grundhaltung: der *Wert-Perspektive*.

5.2 Wert-Perspektive

Psychodrama ist ein ressourcenorientierter Ansatz.
(Hildegard Pruckner 2004, S. 271)

In der Psychotherapie, wie überhaupt im Gesundheitswesen, ist die „Unwert-Perspektive" bestimmend (Haun 1982, S. 183), gekennzeichnet durch Fragen wie: „Was fehlt dem Patienten? Was ist nicht in Ordnung mit ihm?" Davon ausgehend liegt der Schwerpunkt therapeutischer Interventionen auf Fehlhaltungen, Defiziten und Verteidigungsmechanismen des Patienten. In der Psychodrama-Therapie dagegen überwiegt die *Wert-Perspektive.* Nicht die Krankheit steht im Vordergrund, sondern die *Person* des Patienten, seine inneren und äußeren Kraftquellen sowie der persönliche Freiraum, in dem er noch spontan und kreativ sein kann. Statt nach möglichen Fehlhaltungen des Patienten zu suchen, geht es vor allem darum, Bedingungen herzustellen, die es ihm erleichtern, die in ihm selbst angelegten Möglichkeiten (wieder) zu entdecken und in der Interaktion mit seiner Umwelt zu entfalten. Das Leidvolle seiner Situation wird weder bagatellisiert noch beschönigt, doch wird ihm vermittelt, dass er aus mehr besteht als aus Krankheit und Leid. Indem der Therapeut vom spontanen und kreativen Potential seines Patienten ausgeht, löst er einen interaktionellen Prozess aus, der es diesem erleichtert, sich spontan und kreativ zu verhalten. Dieses Vorgehen findet seine theoretische Begründung im interaktionellen Ansatz Morenos, wonach das Erleben und Verhalten eines Menschen immer auch vom Verhalten seiner Interaktionspartner abhängig ist (vgl. 3.1, 5.3).

Die Grundüberzeugung von den Eigenkräften des Menschen ist im Falle schwerer Krankheit nicht zuletzt deshalb so wichtig, weil über der Behandlung von Krankheitssymptomen leicht übersehen werden kann, was ‚heil' und ‚gesund' am Patienten ist, weil die zunehmende Abhängigkeit von der Hilfe anderer nicht selten dazu führt, dass auch der Patient selbst sich schließlich nur noch über seine Krankheit definiert:

- Der an einem Hirntumor erkrankte (und verstorbene) Walter Diggelmann (1981, S. 50 f.) schreibt in seinen Tagebuchaufzeichnungen: „Je intensiver sie dir beibringen, wie krank du bist und wie schmerzhaft das ist, desto intensiver erlebst du es auch, wie krank du bist. Das Höllische daran ist, dass du anfängst, dass alles zu akzeptieren, gegen deinen Willen."
- Einer meiner Patienten wehrt sich gegen die „Krankheitszentrierung", als ich ihn einmal mit der Frage begrüße, welche Gedanken und Gefühle ihn

> am meisten belasten: „Warum liegt die Betonung immer auf dem Negativen? Dann muss ich doch nachdenken und grübeln im Negativen. Dann muss ich mir einfallen lassen, was alles nicht geht. Überhaupt wird seit meiner Krankheit immer nur das Negative betont. Man könnte doch auch mehr den Blick und die Gedanken auf das Positive lenken." Auf meine Frage, was er an meiner Stelle fragen würde, antwortet er: „Ich finde die Frage besser: ‚Gibt es irgendetwas, was Ihnen hilft, wenn es Ihnen einmal nicht so gut geht?'"

Die krankheitsbedingten Beeinträchtigungen konfrontieren den Patienten mit den Grenzen seiner Leistungsfähigkeit, lösen Angst, Trauer und Enttäuschung über die Unvollendetheit bestimmter Lebenspläne aus. Die Erfahrung, sowohl beruflichen als auch privaten Anforderungen immer weniger genügen zu können, lässt viele Menschen nicht nur an ihrer Nützlichkeit zweifeln, sondern auch am Sinn ihrer Existenz, am Wert ihrer Person: „Ich bin für alle nur noch eine Last! Bin nichts mehr wert – vollkommen nutzlos!" Das Gefühl eigener Wertlosigkeit kann einem Patienten nicht ausgeredet, ihm kann jedoch etwas entgegengesetzt werden: der unerschütterliche Glaube an seinen Wert als Mensch, das Vertrauen in seine Ressourcen, wie ‚verschüttet' sie auch sein mögen. Der Therapeut reduziert den Patienten nicht auf seine Krankheit, sieht vielmehr seine *ganze* Person, auch den Menschen, der ihm an Lebenserfahrung einiges voraushat, von dem er etwas lernen kann. Sterbende Menschen sind Lehrer – für die Auseinandersetzung mit Krankheit und Tod, ganz besonders aber für das Leben! Weil sie „besser wissen als Gesunde, worum es im Leben wirklich geht" (Borasio 2011, S. 190).

Die Wert-Perspektive zeigt sich nicht darin, Krankheit zu verharmlosen oder gar zu verherrlichen (ist also abzugrenzen von der Krankheit-als-Chance-Haltung), vielmehr darin, sie in ihrer vollen Größe bestehen zu lassen. Krankheit und Leid eines Patienten anzuerkennen, heißt, ihm seine Würde als Mensch zu lassen, dem Schweres widerfahren ist. Eine solche Anerkennung ist Voraussetzung für den zweiten Schritt: gemeinsam mit dem Betroffenen danach zu suchen, was ihm beim Umgang mit seiner Situation helfen könnte. Hilfreich bei dieser Suche sind Fragen folgender Art:

- Unter welchen Bedingungen äußert sich die Kreativität des Patienten?
- Wo liegen seine Interessen und Begabungen?
- Wer oder was gibt ihm Kraft, die Belastungen seiner gegenwärtigen Situation zu tragen?
- Wer oder was hat ihm in früheren Krisen seines Lebens Halt gegeben?

- In welchen Bereichen kann er sein Leben auch jetzt noch eigeninitiativ gestalten?

Je mehr der Patient auf die positiven Aspekte seiner Person und Situation angesprochen wird, umso eher wird er diese Anteile auch selbst wieder wahrnehmen und leben können. Die Wert-Perspektive klammert nichts aus – das Negative nicht und auch nicht das Positive, wobei es oftmals das Positive ist, aus dem der Patient die Kraft schöpfen kann, das Dunkle und Leidvolle seines Lebens zu ‚tragen'.

> Ein bereits zweimal an einem Hirntumor operierter Patient berichtet, dass er bei der Diagnose erneuten Tumorwachstums zunächst habe aufgeben wollen: „Ich hatte mich so schön wieder hoch gerappelt, alles wieder ganz von vorne gelernt – wie ein Kind – das Gehen, das Schreiben. Und dann war alles wieder aus. Da habe ich mir gesagt: ‚Wozu denn überhaupt? Wer sagt dir denn, dass es nicht schon bald ein drittes Mal geben wird? Wozu die ganze Ackerei? Du kannst doch sowieso nichts ausrichten gegen diese Krankheit, da bist du doch machtlos!' Na ja – Sie sehen ja, nun habe ich ja doch wieder angefangen …" Ich antworte: „Vorhin haben Sie von Ihrem Schachspiel erzählt. Ich hatte den Eindruck, dass es Ihnen dabei vor allem um das *Spielen* geht, gar nicht so sehr ums Gewinnen. (Pt: „Ja, genau!") Ist das so ähnlich wie jetzt, wo es um Ihr Leben geht? Dass es für Sie vor allem wichtig ist, zu kämpfen, weiterzumachen, egal, wie der Kampf ausgeht?" Der Patient nickt heftig: „Ja, genau! Das stimmt eigentlich! Wenn ich es mir recht überlege, ist es wirklich so! Dass ich mir am Ende sagen kann: ‚Also, Peter, aufgegeben hast du nicht! Das hat das Biest in deinem Kopf nicht geschafft, dich zum Aufgeben zu zwingen!' Dass ich mir das sagen kann, dafür lohnt es sich, bis zum Schluss weiterzumachen!" (Frede & Frede 1990, S. 114).

Auch in der Sterbebegleitung liegt der Schwerpunkt der Interventionen nicht auf der Krankheit des Patienten, seinen Mängeln und Schwächen, sondern auf seinen Werten und Kraftquellen. Das Vertrauen in die Ressourcen des Betroffenen ist eine Kraft, die nicht fordert (z. B. das Erreichen der Phase der Annahme), die nicht urteilt, dabei aber nicht passiv ist, sondern ihm vermittelt, dass er durch seine Erkrankung kein identitätsloses Nichts geworden ist, kein Niemand, auf den es nicht weiter ankommt, dass sein Leben vielmehr Sinn und Bedeutung behält, auch wenn Sinnfindung über die Verwirklichung früherer Ziele nicht mehr möglich ist. Diese Erfahrung ändert nichts an der Krankheit, vermag jedoch Angst und Hoffnungslosigkeit zu lindern.

Im Laufe einer schweren Krankheit ändert sich die Hoffnung des Menschen. Zunächst geht es um die Hoffnung, wieder gesund zu werden, ganz gesund. Diese

Hoffnung bekommt immer mehr Risse, bis sie sich schließlich auf die Linderung von Symptomen und einen langsamen Krankheitsverlauf bezieht. Letztlich sind es vor allem zwei Wünsche, die Menschen für ihr Lebensende haben – Schmerzfreiheit und Geborgenheit: „Dabei steht der Begriff der ‚Schmerzfreiheit' stellvertretend für den Wunsch nach Linderung von Leiden – nicht nur physischer Natur. Unter ‚Geborgenheit' verstehen die meisten Menschen das Eingebettet-Sein in ein soziales System, das sie als Individuum mit ihrer unverwechselbaren Identität und Würde bis zum Tod akzeptiert und respektiert" (Borasio 2011, S. 39). In der Hoffnung darauf, als Mensch anerkannt und geschätzt zu werden, kann ein Patient *immer* unterstützt werden, unabhängig vom Verlauf seiner Erkrankung.

Wertschätzung zeigt sich nicht nur in Worten, entscheidender noch ist oft das ganz alltägliche Handeln. Hierzu einige Beispiele:

- Der Therapeut klopft an die Tür des Krankenzimmers und wartet einen Moment, bevor er eintritt (viele Therapeuten, Schwestern und Pfleger klopfen mit der einen Hand an, während sie mit der anderen Hand bereits die Tür öffnen, also fast zeitgleich mit dem Klopfen im Zimmer stehen).
- Der Therapeut lässt den Patienten weinen – statt ihn durch Vertrösten oder Rationalisieren zum Schweigen zu bringen.
- Der Therapeut vermittelt ein Gespräch mit dem Arzt, wenn der Patient Ängste vor den biologischen Aspekten des Sterbens äußert (Schmerzen, Atemnot, Verwirrtheit, usw.).
- Liegt der Patient in einem Zwei- oder Mehrbettzimmer, bemüht sich der Therapeut um einen Raum, in dem der Patient weinen und reden kann, ohne dass Mitpatienten zu unfreiwilligen Zeugen werden.

Ein weiterer Aspekt der Wert-Perspektive ist die *Verlässlichkeit*. Gesunde gehen oft recht leichtfertig mit der Zeit des Kranken um. Er liegt ja da in seinem Bett, hat also alle Zeit der Welt, scheint manch Gesunder zu denken. Verlässlichkeit bedeutet, einen kranken Menschen nicht unnötig warten zu lassen oder unvermeidbares Zuspätkommen zu entschuldigen (vgl. 5.3). Bei regelmäßigen Therapiegesprächen kann bereits beim Abschied das nächste Treffen vereinbart werden. Denn dieser Termin ist für den Patienten wie ein Anker im ungewissen Verlauf der Tage.

> Welche Bedeutung diese Verlässlichkeit hat, beschreibt eine junge Hirntumorpatientin: „Nach meiner ersten Operation bin ich zu einem Psychotherapeuten gegangen. Es tut mir gut, mich einfach aussprechen und ausweinen zu können. Als ich dann wegen der zweiten Operation ins Krankenhaus musste, hat er mich dort besucht – ganz zuverläs-

sig. Jeden Montag und jeden Donnerstag um 17.30 Uhr war er da. Ich kann Ihnen gar nicht sagen, wie wichtig diese festen Termine für mich waren. Alles war so unsicher, so ungewiss. Aber dass er kam – *das* war sicher, *das* war gewiss! Und ich fing schon mittags an, mich auf ihn zu freuen – so, wie es der Fuchs zu dem kleinen Prinzen sagt."

Die Patientin bezieht sich auf folgende Stelle aus der Erzählung „Der kleine Prinz" von Antoine de St. Exupéry (1963, S. 67 f.): „Am nächsten Morgen kam der kleine Prinz (zu dem Fuchs) zurück. ‚Es wäre besser gewesen, du wärst zur selben Stunde wiedergekommen', sagte der Fuchs. ‚Wenn du z. B. um vier Uhr nachmittags kommst, kann ich um drei Uhr anfangen, glücklich zu sein. Je mehr die Zeit vergeht, umso glücklicher werde ich mich fühlen. Um vier Uhr werde ich mich schon aufregen und beunruhigen; ich werde erfahren, wie teuer das Glück ist. Wenn du aber irgendwann kommst, kann ich nie wissen, wann mein Herz da sein soll … Es muss feste Bräuche geben.' ‚Was heißt ‚fester Brauch'?' sagte der kleine Prinz. ‚Auch etwas in Vergessenheit Geratenes', sagte der Fuchs. ‚Es ist das, was einen Tag vom andern unterscheidet, eine Stunde von den andern Stunden'"

Wirksam ist die Wert-Perspektive nur dann, wenn sie *authentisch* ist. In der Sterbebegleitung wird explizit gefordert: „Klar sein. In allen Gefühlen, Gesten und Worten, damit der Sterbende weiß, woran er ist" (Specht-Tomann & Tropper 2005, S. 74). Klarheit bedeutet, dass das, was man sagt, der innersten Überzeugung entspricht, dass bestehende Konflikte nicht überspielt, sondern gegebenenfalls angesprochen werden. Beispielsweise kann es ausgesprochen wertschätzend sein, wenn der Therapeut angesichts selbstzerstörerischer Verhaltensweisen eines Patienten in *Zorn* gerät: „Herr B., es ist mir nicht egal, was mit Ihnen wird. Deshalb macht mir zu schaffen, wenn Sie so … (das Verhalten wird benannt) mit sich umgehen!" Wem an einem anderen Menschen etwas liegt, der macht sich Sorgen oder wird ärgerlich, wenn dieser etwas tut, das ihm offensichtlich schadet. Die Betroffenheit des Therapeuten signalisiert dem Patienten, dass er ernst genommen, einer Auseinandersetzung für würdig erachtet wird – eine Erfahrung, die sein Selbstwertgefühl ebenso stärkt wie sein Vertrauen in das eigene Dasein: „Offensichtlich bin ich trotz meiner Erkrankung immer noch jemand, mit dem auseinanderzusetzen sich ‚lohnt'!" Ausweichend-unklares Verhalten dagegen kann dem Patienten vermitteln, dass man ihn aufgegeben hat: „Offensichtlich geht es mit mir zu Ende. Die Leute streiten nicht mehr mit mir! Ich finde keinen Widerstand. So, als ob ich mich allmählich schon auflöse" (eine Hirntumorpatientin).

Der Aspekt der Authentizität bezieht sich auch auf die eigene Belastbarkeit, genauer: auf ihre *Grenzen*. Äußert ein Patient zu hohe Erwartungen, kann das rechtzeitige Aussprechen der Unerfüllbarkeit Enttäuschungen und Missverständnissen vorbeugen: „Ich möchte Ihnen gerne helfen, aber das, was Sie sich von mir erhoffen, kann ich Ihnen nicht geben (bzw. in diesem Augenblick nicht). Gibt es etwas anderes, das ich für Sie tun kann?"

Ob und inwieweit ein Therapeut aufrichtig ist, bemerkt ein Patient nicht nur über das *Was*, sondern vor allem über das *Wie* des Gesagten. Kranke Menschen sind meist sehr feinfühlig für nichtsprachliche Verhaltensweisen, nehmen kleinste Veränderungen im Ausdruck wahr, einschließlich solcher, derer sich der andere unter Umständen gar nicht bewusst ist. Dem Leiser- oder Lauterwerden der Stimme, dem Heben der Augenbrauen, dem zugewandten oder abwesenden Blick, der gelassenen oder angespannten Körperhaltung, den lächelnden Augen oder dem ernsten Zug um den Mund werden mitunter Botschaften entnommen, welche die therapeutische Beziehung entscheidend beeinflussen. Auch die *Einstellung* des Therapeuten zu seinem Patienten wird überwiegend *nonverbal* vermittelt – über Mimik und Gestik, Betonung und Modulation der Stimme. Die Überzeugungskraft *dieser* Kommunikationsanteile ist meist größer als das, was der Therapeut *verbal* vermittelt: „Freud hatte vermutlich recht mit seiner ‚moralischen' Telepathie-Theorie. Er schrieb, er habe gelernt, in der Therapie nicht zu lügen, sei es ihm doch oft genug passiert, dass der Patient die Lüge durchschaue, mochte er, Freud, sich auch noch so verstellen" (May 1985, S. 265). Als neurobiologische Basis dieser *Telepathie* gelten *Spiegelungs- und Resonanzphänomene*, die es uns ermöglichen, die emotionale Situation unseres Gegenübers zu erfassen, auch ohne dass sie explizit beschrieben wird (vgl. 5.1). Phänomene dieser Art sind in der Psychotherapie seit langem bekannt, inzwischen auch ihre neuronalen Grundlagen.[15] Von außen lassen sich Spiegelungsvorgänge daran erkennen, dass Therapeut und Patient – bei gutem Einvernehmen – wiederholt ähnliche Körperhaltungen einnehmen und Gesten ausführen, die zuvor der andere gezeigt hat (ein Bein über das andere schlagen, eine Hand zur Stirn führen, sich vorbeugen oder zurücklehnen, usw.).

Resonanz ist somit kein Einbahngeschehen! Nicht nur erfasst der *Therapeut* die Stimmungen und Einstellungen des Patienten, sondern umgekehrt lösen auch die Stimmungen und Einstellungen des Therapeuten Resonanz beim *Patienten* aus (vgl. 9.1.1). Moreno (2008, S. 59) zufolge zeigt der Patient oft sogar „eine größere Sensitivität dem Therapeuten gegenüber als der Therapeut gegenüber dem

15 In der Psychoanalyse werden Spiegelungsvorgänge zwischen Therapeut und Patient als *Übertragung, Gegenübertragung* und *Identifizierung* bezeichnet. Im personenzentrierten Konzept wird das Prinzip *reziproker Affekte* beschrieben, wonach Menschen auf Freundlichkeit mit Freundlichkeit, auf Feindseligkeit mit Feindseligkeit reagieren (Truax & Carkhuff 1967).

Patienten". Die Aufmerksamkeit des Therapeuten (befasst er sich gedanklich noch mit einem anderen ‚Fall' oder mit privaten Problemen?), gewisse Voreinstellungen und/oder persönliche Ängste vor Krankheit und Leid – all dies überträgt sich auf den Patienten, auch wenn sich beide dieser Vorgänge kaum bewusst werden, da sie unabhängig von Sprache sind, vorgedanklich und spontan verlaufen. Patienten unterscheiden sich in ihrer Fähigkeit, sich intuitiv auf ihr Gegenüber einzuschwingen. Doch sollte sich der Therapeut unabhängig von der Spiegelungsfähigkeit des jeweiligen Patienten darüber im Klaren sein, dass seine Einstellungen die therapeutische Beziehung beeinflussen, mehr noch als seine Worte: „Wenn es auch sehr schwer, vielleicht sogar unmöglich ist, sich in uns hineinzuversetzen, so spüren wir doch sehr fein, wenn der andere uns nahe kommt und uns als Menschen in unserem ganzen Unglück achtet", schreibt Hildegrund Heinl (2001, S. 56) nach ihrem Schlaganfall.[16]

Zusammengefasst: Verwirklichung der Wert-Perspektive bedeutet, sich vorrangig auf die *Person* des Patienten zu beziehen, nicht auf seine Pathologie. Der Schwerpunkt der Interventionen liegt nicht auf möglichen Fehlhaltungen und Defiziten, sondern auf den Kraftquellen und Werten des Betroffenen, die ihm inneres ‚Heil-Sein' auch im Falle schwerer Krankheit ermöglichen. Ein verstärktes Bewusstsein für die positiven Aspekte der eigenen Person und Situation kann die Krankheit nicht auflösen, hilft aber, sie zu ‚tragen'. Eine weitere therapeutische Grundhaltung – die *Betonung der Autonomie des Patienten* – ist Folge und Ausdruck der Wert-Perspektive.

16 Auch schwer geschädigte Patienten, die den Inhalt der an sie gerichteten Worte kaum oder gar nicht mehr verstehen, erfassen das Ausmaß an Achtung und Wertschätzung ihrer Person durch die Art und Weise, *wie* man mit ihnen umgeht. Selbst dann, wenn ein Patient nur noch wenige Lebenszeichen von sich gibt, ist es wichtig, so mit ihm zu reden, als wäre er noch bei vollem Bewusstsein: „Man glaube nie, dass der Betroffene infolge seiner Verwirrung oder verlorenen Orientierung das Verhalten und Gespräch der Umgebung nicht mitbekomme. Jede Bewegung, jedes Wort kann für ihn bedeutsam sein, und vor allem die ‚Doppelbödigkeit', das geheime Flüstern und die Unklarheit im Auftreten der umgebenden Personen, können die Situation verschlimmern" (Juchli 1986, S. 215).

5.3 Betonung der Autonomie des Patienten

Die Aufgabe besteht also nicht darin, Antworten anzubieten, sondern einen Weg zu finden, anderen dabei zu helfen, ihre eigenen Antworten zu entdecken.

(Irvin D. Yalom 2008, S. 137)

Anerkennung des unveränderlichen Eigenwertes des Patienten und der eigenen grundsätzlichen Gleichheit mit ihm bedeutet, ihn nicht als Behandlungsobjekt anzusprechen, sondern als autonome Persönlichkeit mit der Fähigkeit zu selbstbestimmter Lebensführung. Im Vertrauen auf die inneren Kraftquellen des Patienten begegnet ihm der Therapeut in *seiner* Welt – statt von ihm zu verlangen, sich in seine (des Therapeuten) Welt zu begeben (Moreno 1945). Die für das Psychodrama charakteristische Orientierung am Erleben und Verhalten des Patienten entspricht dem Vorgehen bei der Begleitung Schwerstkranker und Sterbender. Hier lässt sich kein Regelkatalog, kein System von Interventionen aufstellen. Vielmehr gilt es, sich auf ein Geschehen einzulassen, dem man oft völlig unvorbereitet gegenübersteht: Ein Patient, der über Tage hinweg nur noch vor sich ‚hindämmert', kann plötzlich wieder vollkommen klar und für Gespräche offen sein. Ein Patient, der heute voll inneren Friedens ist, kann morgen voller Angst und Verzweiflung sein. Sterbebegleitung heißt, bei jeder Begegnung neu herauszufinden, was der Patient gerade jetzt am meisten braucht, und den Mut zu haben, das eigene Verhalten entsprechend anzupassen. „Die Würde des Menschen ist unantastbar", heißt es im Artikel 1 des Grundgesetzes.[17] Die Würde eines Menschen im Sterben zu achten, bedeutet, ohne ‚Programm' an ihn heranzutreten, *ihm* die Führung zu überlassen und seinem inneren Wissen darüber zu vertrauen, was für ihn ‚gut' und ‚richtig' ist.

In diesem Zusammenhang sei eine Stelle aus dem Roman „Das Licht und der Schlüssel" von Adolf Muschg (1984, S. 256) zitiert. Der Erzähler (namens Samstag) und der Arzt Dr. Veenendaal sprechen über die lebensbedrohlich erkrankte Mona. Dr. Veenendaal fragt: „‚Was tun wir hier, Samstag, die ganze Zeit, was tun wir Mona mit unserer Fürsorge an? Das zielt nicht mehr auf die unsichere Zukunft, das spricht unsere gegenwärtige Unsicherheit an, unsere Verantwortung gegen die Kranke, vor uns selbst: wo stehen wir mit ihr, ist unser Verständnis ihrer Lage gut genug, ausreichend – nicht zur

17 Der Begriff „Würde" ist das „Abstraktum zu *wert*, also eigentlich ‚Wert, Wertsein'" (Kluge 1999, S. 898).

> Heilung, zur Heilung wohl nicht mehr, so lautet die Frage nicht. Aber zum Schutz ihrer Würde, und zum Respekt vor ihrem Willen. Die wahre Frage ist: genügen wir?' ‚Herr Doktor', sage ich, ‚wenn wir die Antwort Frau Mona überließen?' ‚Schön', sagt er. ‚Das klingt immer sehr gut. Verlassen wir uns auf ihre innere Stimme. Aber woher wissen wir, dass diese Stimme sie recht berät?' ‚Das wissen wir nicht', sage ich, ‚sie ist nur besser als unser Rat.'"

„Der Patient ist der Schöpfer und Hauptdarsteller. Seine Handlungen und Stimmungen deuten den Weg an", betont Moreno (2008, S. 248). Inhaltlich ähnlich formuliert Sporken (1982, S. 7) für die Sterbebegleitung: „Kernpunkt ist, dass der Sterbende seinen Weg gehen muss und uns, die ihm zu helfen versuchen, diesen Weg zeigen wird." Der Grundsatz der Wertschätzung des Patienten als autonome Persönlichkeit ist als theoretische Leitlinie der Sterbebegleitung allgemein akzeptiert, die *Umsetzung* in die konkrete Praxis aber gelingt nicht immer, wie die Erfahrungen schwerkranker Menschen und ihrer Angehörigen zeigen:

- „Man wird oft auch vom Personal her so abgetan, so nach dem Motto: ‚Wir wissen das schon besser.' Diese Gefahr haben wir als Patienten immer! Dass wir nicht ernst genommen werden", sagt ein Patient nach zwei Hirntumoroperationen.
- „Mich stört nur der Freiheitsverlust: dass andere über dich verfügen, dass du in eine Apparatur kommst, die dich beherrscht und der du nicht gewachsen bist", notiert Peter Noll (1984, S. 38) in seinem Tagebuch, nachdem er die ihm empfohlene Operation seines Blasentumors abgelehnt hat.
- „Man weiß nicht, wie es weitergehen soll. Mich fragt man nicht. Auf meine Bedürfnisse nimmt man keine Rücksicht, auf meine Wünsche geht man nicht ein", klagt der an einem Hirntumor erkrankte Walter Diggelmann (1981, S. 25) und fährt fort: „Ich glaube, es gibt nichts Schlimmeres, was man einem Menschen anhängen kann als dieses: Er ist krank! Er ist krank, das bedeutet, er ist nicht zurechnungsfähig, er kann nicht entscheiden. Er mag sagen und tun, was er will, man braucht ihn nicht ernst zu nehmen" (ebd. S. 94).
- „Wir waren vielmehr bereits ins Räderwerk dieses uns fremden und unverständlichen medizinischen Systems geraten, dem wir nicht gewachsen waren, das sowohl unseren Verstand als auch unsere seelischen Kräfte, unsere moralische Einschätzung und unsere Urteilsfähigkeit überforderte", schreibt Ilana Hammerman in ihrem Bericht über das Sterben ihres Mannes (Hammerman & Nieraad 2005, S. 121).

Mit Verweis auf das ‚regressive Verhalten' vieler Patienten wird oft behauptet, diese seien zur Selbstbestimmung nicht mehr in der Lage. Im Fall einer Hirntumorerkrankung liegt es nahe, Depressivität, Passivität und Antriebsarmut als Folge organischer Prozesse zu interpretieren: als hirnorganisches Psychosyndrom. Mit Näherrücken des Todeszeitpunktes sind Veränderungen der seelisch-geistigen Funktionen auch bei anderen Erkrankungen zum Teil organisch bedingt (veränderter Hirnstoffwechsel, Nebenwirkungen von Medikamenten). Doch ist die organische Hypothese zur Erklärung passiv-abhängigen Verhaltens, gereizter Auflehnung oder unselbständiger Hilflosigkeit zu einseitig. Vernachlässigt wird der Einfluss der Umwelt, die den Patienten oft geradezu dazu herausfordert, sich wie ein ‚Kind' zu verhalten, indem sie ihn wie ein solches behandelt: wenn immer mehr für ihn und über ihn hinweg entschieden wird, wenn ihm, in gut gemeinter Überfürsorglichkeit, Aufgaben abgenommen werden, die er noch selbst bewältigen könnte, wenn seine Intimsphäre verletzt und er wiederholt organisatorischen und institutionellen Bestimmungen unterworfen wird, ohne sie ihm durchschau- und verstehbar zu machen. Beispielhaft seien hier einige Problembereiche beschrieben, mit denen fast jeder Patient im Falle schwerer Erkrankung mehr oder minder häufig konfrontiert wird (vgl. Frede 2007).

Mangelnde Privatsphäre

Sobald ein Mensch in ein Krankenhaus eingeliefert wird (*einliefern* erinnert an das Liefern von Waren), verliert er einen Großteil seiner Individualität, wird seine Persönlichkeit auf die Rolle des Kranken reduziert. Da Einzelzimmer selten (und teuer) sind, gibt es keinen privaten Bereich. Ein, zwei, mitunter drei Mitpatienten sehen zu, wenn ihr Bettnachbar untersucht, behandelt, gewaschen wird (Vorhänge zwischen den Betten als Sichtschutz sind selten), hören zu, wenn intime Fragen gestellt und beantwortet werden, können bei eigener Bettlägerigkeit das Zimmer auch dann nicht verlassen, wenn ihr Bettnachbar sich ausweinen, mit dem Arzt oder einem Angehörigen über sehr Persönliches sprechen möchte. Ungestörter Schlaf ist selten. Ständige Geräusche auf dem Flur und die Unruhe von Bettnachbarn verhindern ausreichenden Schlaf.

Umgang mit Zeit

Wird man krank, muss man vor allem eines lernen – Warten: „Krankenhäuser sind so organisiert, dass Ärzte ein Maximum an Patienten sehen können, was bedeutet, dass Patienten ein Maximum an Zeit mit Warten verbringen" (Frank 1993, S. 72). Für den Patienten belastend ist nicht so sehr das Warten an sich, sondern die Selbstverständlichkeit, mit der über seine Zeit (und damit über *ihn*) verfügt wird. Höflichkeitsregeln, die unter Gesunden üblich sind (Einhalten von Terminen, um Entschuldigung bitten bei übergroßer Verspätung, …), verlieren an Gültigkeit. Zeitangaben für Untersuchungs- und Therapie-Maßnahmen werden dem Patienten als *verbindlich* mitgeteilt, sind meist jedoch ‚Frühestens-ab-dann-' oder ‚Vorher-auf-keinen-Fall-Termine'. Der an Krebs erkrankte (und verstorbene) Philosoph Jürgen Nieraad empfand „es schlicht als Unverschämtheit, dass sich jemand dermaßen nicht an seine Termine hielt, völlig im Gegensatz zu den von (ihm) anerkannten und praktizierten Umgangsformen der Höflichkeit und Rücksicht, die hier scheinbar überhaupt nicht galten" (Hammerman & Nieraad 2005, S. 123 f.). Kaum ein Patient erwartet, dass Termine im stationären Bereich minutengenau eingehalten werden. Das geht schon allein deshalb nicht, weil die Abläufe im Krankenhausalltag wiederholt von Ereignissen unterbrochen werden, die nicht vorhersehbar sind, also nicht eingeplant werden können. Das wissen (und akzeptieren) auch die Patienten. Ein Übermaß an Warterei aber ist *unnötig*, könnte durch veränderte Organisation vermieden werden.

Die Wartezeit, die Patienten abverlangt wird, ist nicht nur eine Frage der Organisation. Sie ist vor allem eine Frage der *Einstellung*! Wer den Patienten als entpersönlichten Träger bestimmter Symptome betrachtet, den wird es kaum kümmern, wenn dieser warten muss, wieder und wieder. Wer dagegen im Patienten einen Menschen sieht, der auch er selbst einmal sein könnte, wird sich bemühen, Vereinbarungen nach Möglichkeit einzuhalten, wird ihn über Verzögerungen informieren (lassen) und sich für unverhältnismäßiges Zuspätkommen entschuldigen.[18] Nicht, um sich zu rechtfertigen! Sondern um dem Patienten zu vermitteln, dass die unter Gesunden üblichen Umgangsformen der Rücksicht und Höflichkeit auch für ihn immer noch gültig sind. Es mag kleinlich erscheinen, im Angesicht schwerer Krankheit Gedanken an eine solche ‚Nebensächlichkeit' wie das Warten zu verschwenden. Nur: Es ist keine Nebensächlichkeit. Wer wiederholt warten muss (nicht Minuten, sondern *Stunden*), für den ist das Warten irgendwann keine Frage der Zeit mehr, sondern des *Wertes*, den man ihm zuerkennt, genauer: *ab*erkennt. Schließlich entnimmt er dem Warten folgende Botschaft (auch wenn sie nicht so gemeint ist): „Sie sind nicht wichtig. Sie können warten. Anderes geht vor."

18 Der Begriff *unverhältnismäßig* ist relativ. Ich selbst empfinde Wartezeiten von mehr als 40 Minuten als unverhältnismäßig lang.

Umgang mit Medikamenten

Dem Patienten wird dringend geraten, ihm verordnete Tabletten und Tropfen nach genauem Zeitplan einzunehmen, sein Medikamentenpflaster pünktlich zu wechseln. Die Zuverlässigkeit des medizinischen Personals lässt in dieser Hinsicht mitunter zu wünschen übrig. Bei *jedem* meiner Krankenhausaufenthalte befanden sich wiederholt *falsche* Medikamente in meiner Medikamentenschachtel. Einige Tabletten *fehlten* oder waren durch neue ersetzt worden, ohne dass ich über die Umstellung informiert worden war. Statt Baldriantropfen erhielt ich Tramaltropfen (ein mittelstarkes Opioid), statt eines Zäpfchens gegen Übelkeit ein Buscopan-Zäpfchen (ein krampflösendes Mittel), usw. Anfänglich habe ich meine Medikamentenschachtel aus Neugier überprüft, bald aber zu meiner eigenen Sicherheit. Was mag geschehen, wenn sehr geschwächte und/oder sehbehinderte Patienten Medikamentenschachteln mit falschen, fehlenden oder zu vielen Tabletten erhalten?

Nur wenige Patienten wissen, welches Medikament sich mit welcher Geschwindigkeit abbaut. Was sie aber wissen, weil der Arzt es ihnen gesagt hat, ist Folgendes: Medikamente müssen *regelmäßig* eingenommen werden, um einen gleich bleibenden Spiegel im Blut und damit eine optimale Wirkung zu garantieren. Wie soll ein so unterwiesener Patient *nicht* beunruhigt sein, wenn der Arzt den Medikamentenbehälter der Schmerzmittel-Pumpe erst drei Stunden *nach* der vorgegebenen Zeit auffüllt? Wenn die Krankenschwester erst eine Stunde *nach* dem vorgesehenen Termin die nächste Spritze injiziert? Der Patient weiß aus *Erfahrung*, dass der Schmerz sich verschlimmern, die Übelkeit zunehmen wird, wenn er das entsprechende Medikament nicht *rechtzeitig* einnimmt. Seine Anspannung steigt mit jeder Minute, die er wartet. Viele Patienten lernen daraus – und betreten kein Krankenhaus mehr ohne einen kleinen Vorrat ihrer Medikamente.

> Ein Hirntumorpatient über den Umgang mit seinen Kopfschmerzen in einem Krankenhaus: „Ich habe auch Schmerzmittel bekommen, aber immer nur so, dass ich klingeln musste, wenn ich es nicht mehr aushalten konnte. Und dann kam die Schwester: ‚Sie haben doch vorhin erst eine Tablette gehabt?!' Und dann hab ich gesagt: ‚Ja, ich kann's aber nicht mehr aushalten.' Dann hat sie mir schon noch etwas gegeben, aber dann war's meist zu spät und ich musste brechen. Die Zeit, wo ich das Schmerzmittel bekam, war immer so … ich wollte das Mittel gern mit den Mahlzeiten haben, weil ich herausgefunden habe, dass ich es dann am besten vertrage. Ging nicht. Da hatte sie keine Zeit. Es war also … also schlimm!"

Rolle und Gegenrolle

Das Gefühl, ohnmächtig ausgeliefert zu sein, wächst mit der Häufigkeit solcher Erfahrungen. Patient zu sein bedeutet, die *untere* Position in einer hierarchischen Beziehung einnehmen und fraglos hinnehmen zu müssen, was man in einer gesunden Beziehung *nicht* so ohne weiteres akzeptieren würde. Auch darin liegt ein Verlust an Autonomie. In der Angst, Gunst und Wohlwollen derer zu verlieren, von denen er aufgrund seiner Beeinträchtigungen abhängig ist, bleibt dem schwer Erkrankten oft gar nichts anderes übrig, als die Rolle anzunehmen, die ihm von der Umwelt zugewiesen wird: die Rolle des Unterlegenen. „Es ist für eine noch so starke Patientenpersönlichkeit unmöglich, einer medizinischen Autorität mit unleugbarem, menschlichem Charisma zu widerstehen. Der Professor und alle seines Schlages wissen nicht, dass diese, nennen wir sie Auseinandersetzung, nicht fair ist, nicht fair sein *kann*. Es ist kein Gespräch auf Augenhöhe", schreibt der Kabarettist Werner Schneyder (2008, S. 87) in seinem Bericht über den Krebstod seiner Frau. Und der Professor für Klinische Psychologie, Manfred Zaumseil (2000, S. 12), stellt zusammenfassend fest: „Das Krankenhaus ist allerdings in besonderem Maße eine Einrichtung, die den Patienten in eine passive Position bringt." Nicht nur im Krankenhaus, auch im familiären Bereich werden Kranke wiederholt in die Rolle des Passiv-Abhängigen gedrängt (oder darin gehalten), beispielsweise dadurch, dass für ihn getan wird, was er noch selbst erledigen kann, dass ihm Bedürfnisse unterstellt werden, die er im Moment gar nicht hat, usw.

> Eine Patientin beschreibt ihre Situation ein halbes Jahr nach ihrer Hirntumoroperation: „Ach, wissen Sie, mein Mann, meine Mutter, meine Freundin – alle sind ganz furchtbar lieb zu mir. Ich werde überhaupt nicht mehr allein gelassen, alles wird für mich getan. Alle sind so bemüht, nehmen mir alles ab. Ich hab für mich schon so das Wort *Bevormutterung* geprägt. (Sie lächelt traurig bei diesem Wort.) Schlimm ist nur, dass ich mich schon so daran gewöhnt habe, dass ich mir jetzt selbst nichts mehr zutraue, sogar Angst habe, wenn ich nur mal eine kurze Zeit allein sein muss."

Die Erklärung regressiver Verhaltensweisen von Patienten als *Reaktion* auf das Verhalten der Umwelt entspricht den *rollentheoretischen Überlegungen* Morenos, wonach jedes Verhalten in der Interaktion mit einem anderen Menschen von diesem eine entsprechende Gegenrolle erfordert. Daraus folgt: Je mehr Therapeuten (Pflegende, Angehörige) den Patienten auf seine Defizite ansprechen, je mehr sie selbst die Führung übernehmen und festlegen, was gut und richtig für ihn ist, umso mehr legen sie ihm die Kranken-Rolle nahe oder halten ihn in dieser Rolle fest. Wird der Betroffene dagegen als autonome Persönlichkeit behandelt, werden ihm damit Bedingungen geboten, die es ihm erleichtern (oder sogar erst ermöglichen), Rollen anzunehmen, in denen seine Fähigkeit zur Selbstbestimmung zum Tragen kommen kann. Auch Patienten, deren Wesen sich aufgrund einer Hirntumorerkrankung verändert hat, sind oft durchaus dazu in der Lage, ‚erwachsen' zu reagieren, wenn man so mit ihnen spricht, wie man ohne ihre Krankheit mit ihnen spräche! Je mehr sie dagegen wie ein Kind behandelt werden, umso wahrscheinlicher ist es, dass sie sich wie ein solches verhalten.

> Eine Patientin mit einem inoperablen Hirntumor: „Je mehr mich die Menschen wie eine *Person* behandeln, nicht wie einen Gegenstand oder wie ein dummes Kind, umso mehr kann ich mich auch selbst noch als Person fühlen."

Für ein Leben mit schwerer Krankheit gibt es keine Norm, keinen objektiv richtigen Weg, immer nur den Weg, der für diesen individuellen Menschen passend und lebbar ist. Der Weg eines Literaturprofessors, der nichts so sehr liebt wie Bücher, wird ein anderer sein als der Weg eines Sportlers, der nichts so sehr liebt wie sportliche Aktivitäten. Die Frage nach der Adäquatheit bestimmter Verhaltensweisen kann deshalb nicht allgemeingültig beantwortet werden. Auch Jammern, Hadern, Zorn oder depressiver Rückzug sind ‚normal', „dürfen nicht gewissermaßen durch die Vorstellung eines allgemeinen Lernzieles ‚Zustimmung' in den Geruch des Unzureichenden, Behandlungsbedürftigen, noch Unvollkommenen gebracht werden" (Rest 1981, S. 69). Konfrontiert mit einer schweren Krankheit werden viele der vermeintlich psychischen Auffälligkeiten zu Kennzeichen der inneren Freiheit des Menschen, zu seinem Leid Stellung zu nehmen (vgl. 2.4). Einem Patienten das Recht zuzugestehen, *selbst* zu entscheiden, wie er auf seine Situation reagiert, heißt, ihm seine Freiheit – und damit seine Würde – zu lassen, auch dann, wenn seine äußere Freiheit immer mehr eingeschränkt ist.

Widerspricht die Forderung nach Akzeptanz der Forderung nach Authentizität (vgl. 5.2)? Wie soll sich ein Therapeut verhalten, wenn er bestimmte Dinge anders sieht als der Patient? Sollte er ihn darauf ansprechen? Oder sollte er besser schweigen? Zum einen: Einen Patienten zu akzeptieren, bedeutet nicht, dass man allem, was er sagt, zustimmen, jede Bemerkung fraglos hinnehmen und bestätigen muss! Zum anderen: Entscheidend ist das *Motiv*, aus dem heraus der Therapeut den Patienten mit seiner eigenen Sicht konfrontiert, sowie die *Art und Weise*, wie er das tut. Versteht sich der Therapeut als Experte in Sachen konstruktiver Krankheitsverarbeitung, will er den Patienten dazu bewegen, seinen Standpunkt zu übernehmen, dann ist Authentizität kein Zeichen der Wert-Perspektive, sondern Besserwisserei, die der Autonomie des Patienten abträglich ist. Geht es dem Therapeuten dagegen nicht um sich selbst, sondern darum, dem Patienten ein wirklicher Partner zu sein, können Rückmeldungen und Konfrontationen mit eigenen Sichtweisen sehr wohl wertschätzend sein. Patienten spüren, ob sie an eine bestimmte Norm der Leidensbewältigung angepasst werden sollen, die nicht ihrem Wesen entspricht. Oder ob es dem Therapeuten wirklich um *sie* geht, um eine Beziehung, die durch gegenseitigen Respekt und Aufrichtigkeit gekennzeichnet ist. Authentische Rückmeldungen, die zugleich *patientenzentriert* sind, erfüllen folgende Kriterien:

- Sie beziehen sich auf ein *konkret* benanntes Verhalten, der Patient als *Person* wird bejaht.
- Sie werden begründet: Der Therapeut erklärt dem Patienten, warum ihm das angesprochene Verhalten (oder eine bestimmte Entscheidung) zu schaffen macht.
- Sie sind weder belehrend noch diagnostizierend, sondern Ausdruck persönlicher Betroffenheit und aufrichtigen Engagements: Der Therapeut spricht weniger über das, was der Patient tut, als vielmehr darüber, wie er selbst sich bei diesem Verhalten (dieser Entscheidung) fühlt.
- Sie sind wertfrei: Der Therapeut weist den Patienten darauf hin, dass ein bestimmtes Verhalten (eine bestimmte Entscheidung) diese oder jene Folgen haben könnte, Bewertungen seiner Person aber werden vermieden. Das heißt: Die Rückmeldung wird als subjektives Erleben formuliert, nicht als objektive Feststellung über den Patienten.

Zusammengefasst: Die im therapeutischen Ansatz Morenos geforderte Orientierung an der Person und Situation des Patienten ist von zentraler Bedeutung für die Begleitung Schwerstkranker und Sterbender: Ob und inwieweit es einem Patienten möglich wird, die letzte Phase seines Lebens eigenen Vorstellungen und Bedürfnissen gemäß zu gestalten, hängt entscheidend davon ab, ob und inwieweit es den Menschen in seiner Umgebung gelingt, ihn als autonome Persönlichkeit zu behandeln, ihm *seinen* Umgang mit seiner Situation zu lassen, auch dann, wenn dieser Umgang nicht den eigenen Vorstellungen ‚guter Leidensbewältigung' entspricht. Orientierung an der *Wert-Perspektive* und *Förderung von Autonomie* gehören zusammen: Ein Therapeut, der sich vor allem auf die Defizite eines Patienten konzentriert, wird dazu neigen, *für* ihn zu entscheiden, was gut und richtig ist. Ein Therapeut dagegen, der vom kreativen Potential des Patienten überzeugt ist, wird nach seinen Kraftquellen suchen und ihm dabei helfen, seinen *eigenen* Weg im Umgang mit seinem Leben und Sterben zu finden. Verwirklichung der Wert-Perspektive und Förderung der Autonomie des Patienten sind primär keine

Frage bestimmter Techniken, sondern eine Frage des *Menschenbildes* – der grundlegenden Überzeugung vom unveränderlichen Eigenwert des Menschen sowie der Anerkennung von Krankheit und Tod als zum Leben dazugehörig. Eine solche Anerkennung entlastet vom Druck überfordernder Erwartungen, lenkt den Blick weg von der Krankheit, hin zum Patienten und auf das, was sein Leben sonst noch ausmacht. In Tabelle 5.3 werden die wichtigsten Grundhaltungen der Psychodrama-Therapie und der Sterbebegleitung thesenartig zusammengefasst und einander gegenübergestellt.

Die *Praxis* der Psychodrama-Therapie beruht auf der Lebensphilosophie Morenos, ist ihre behandlungsmethodische Konsequenz. Vor einer Beschreibung einzelner Techniken sollen zunächst die *Hauptmerkmale der Psychodrama-Therapie* reflektiert und ihre Bedeutung für die Begleitung schwerstkranker und sterbender Menschen verdeutlicht werden.

Tabelle 5.3 Therapeutische Grundpositionen

Psychodrama-Therapie	**Begleitung Schwerstkranker**
▪ „Der höhere Arzt heilt nicht durch Mittel, sondern durch bloße Begegnung" (Moreno 1970, S. 71).	▪ Wichtiger als bestimmte Methoden ist die „Aufnahme einer Beziehung (als) unverzichtbare Grundlage für alles Folgende" (Susewind 2007, S. 28).
▪ Entscheidendes Wirkelement therapeutischer Interaktionen ist die realitätsgerechte Wahrnehmung und Wertschätzung des Patienten in seiner wirklichen Situation (Moreno 2008).	▪ Der Patient wird mit Achtung und Ehrfurcht behandelt (Specht-Tomann & Tropper 2005).
▪ Der Schwerpunkt therapeutischer Interventionen liegt nicht auf den Defiziten des Patienten, sondern auf seinem schöpferischen Potential (Pruckner 2004).	▪ „Nicht mehr die Krankheit steht ... im Zentrum der Aufmerksamkeit, sondern die Themen persönlicher Entwicklung" (Haase 2000, S. 127).
▪ Der Patient wird nicht isoliert gesehen, sondern „im Rahmen seiner Lebenssituation, also seiner Interaktionen und seiner mitmenschlichen Beziehungen" (Leutz 2006, S. 321).	▪ Selbstbestimmung wird „nicht als alleinige Fähigkeit des Individuums" gesehen, da sie „nur innerhalb eines unterstützenden Umfeldes zur Entfaltung kommen kann" (Caspari 2000, S. 141).
▪ Der Patient wird nicht als Behandlungsobjekt angesprochen, sondern als autonome Persönlichkeit mit der Fähigkeit zu selbstbestimmter Lebensführung (Moreno 1970).	▪ Die Autonomie des Sterbenden muss gewährleistet sein: „Es geht darum, dem anderen als Subjekt und Person zu begegnen und ihn nicht zum Objekt zu machen, auch nicht zum Objekt des eigenen guten Willens" (Susewind 2007, S. 28).
▪ Bei seinen Interventionen orientiert sich der Therapeut am Erleben und Verhalten des Patienten in seinem ganz spezifischen Kontext: „Der Patient ist der Schöpfer und Hauptdarsteller. Seine Handlungen und Stimmungen deuten den Weg an" (Moreno 2008, S. 248).	▪ Der Therapeut überlässt dem Patienten die Führung: „Das Gesetz des Handelns liegt bei ihm. Ihm muss geholfen werden, damit er es wahrnehmen und ausüben kann" (Specht-Tomann & Tropper 2005, S. 74).

6 Hauptmerkmale der Psychodrama-Therapie bezogen auf die Situation schwerkranker Menschen

6.1 Berücksichtigung des Lebenskontextes

Die Idee einer räumlichen Therapie ist erst im Psychodrama verwirklicht worden.

(Moreno 1978, S. 103)

Der Mensch entwickelt sich nicht nur in der Interaktion mit seinen Mitmenschen, sondern auch in Interaktion mit seiner räumlichen Umgebung, weshalb eine Therapie, die den ganzen Menschen erfassen will, immer auch seinen *Lebensraum* einbeziehen sollte (Moreno 1978). Die Bedeutung des Umfeldes einschließlich der räumlich-gegenständlichen Umgebung für das Erleben und Verhalten eines Menschen findet auch in der Sterbebegleitung zunehmend Beachtung: „Wie Lebenswirklichkeit eng mit der Aneignung von Raum verbunden ist, so geschieht auch Lebensverlust durch Raumverlust. Wo dem Sterbenden kein Raum mehr belassen wird, wo er in Badezimmern und dergleichen seine letzten Stunden fristen muss, dort wird der Mensch vor der Zeit getötet" (Rest 1981, S. 130). Die Konstanz der räumlichen Umgebung vermittelt dem schwerstkranken und sterbenden Menschen ein Minimum an Sicherheit, stärkt sein Gefühl für die Kontinuität seines Lebens – trotz vielfältiger Verluste und Veränderungen seiner Situation. Weshalb die unmittelbare räumliche Umgebung des Kranken mit Näherrücken des Todes möglichst gleich bleiben sollte. Umfrageergebnissen zufolge möchten „über 90 Prozent der Menschen am liebsten zu Hause sterben" (Borasio 2011, S. 29).

In diesem Zusammenhang sei die *Hospiz-Bewegung* erwähnt, deren vorrangiges Anliegen darin besteht, den Sterbenden und seine Angehörigen zu unterstützen, sodass der Betroffene in seiner vertrauten Umgebung leben und sterben kann. Als Begründerinnen der Hospiz-Bewegung gelten die Ärztinnen Cicely Saunders (1967 Gründung des St. Christopher's Hospiz in London) sowie Elisabeth Kübler-Ross (1978a). Die Bezeichnung *Hospiz* (lateinisch: „hospitium" = Herberge, Rasthaus) geht zurück auf die mittelalterlichen Hospize, die Orte der Gastfreundschaft, in denen sich die Pilger auf ihrer Reise ins Heilige Land ausruhen und erholen konnten (Student 1987). In Deutschland gibt es inzwischen über tausendfünfhundert ambulant arbeitende Hospiz-Dienste, vornehmlich durch Spenden und ehrenamtlichen Einsatz getragen. Die stationären Hospize werden v. a. für jene Menschen zum Aufenthaltsort, die alleine leben und/oder bei denen eine ambulante Begleitung durch das Hospiz-Team in der Wohnung des Sterbenden nicht ausreicht. Gemeint und geleitet sind diese Hospize nicht als Endstation, sondern als Raststätte „auf einer letzten Wegstrecke, in der es keine Diagnostik oder aggressive Therapie mehr geben kann, sondern nur noch palliative (= lindernde) Maßnahmen unter Symptomkontrolle, Pflege, optimale Schmerzeinstellung, menschliche Zuwendung und ständige Begleitung" (Specht-Tomann & Tropper 2005, S. 77).[19]

Idealerweise sollte *der* Ort zum Sterbe-Ort werden, an dem der Betroffene auch gelebt hat: sein Arbeits- oder Wohnzimmer, in der Nähe eines Fensters mit Blick auf den geliebten Garten, … Im Krankenhaus sollte der Patient seine Lagerung im Raum mitbestimmen können. Möchte er mit Blick zum Fenster oder zu einem bestimmten Bild hin liegen, mit dem Kopf zur Tür oder von der Tür abgewandt?

Nicht nur der Raum, auch die *Dinge*, die den Menschen umgeben, die er bei sich oder an sich trägt, die sich in seiner Reichweite oder seinem Blickfeld befinden, mit denen er täglich oder in bestimmten Situationen umgeht, gehören zu seinem Lebenskontext: Bilder, Uhren, Schmuck, Lieblingsfotos, Bastelarbeiten, Wandkalender, Briefe, ein besonderer Stein, ein schönes Glas, CDs mit seiner Lieblingsmusik, … Ein Gegenstand ist wie ein Symbol, das für eine bestimmte Person oder einen besonderen Augenblick steht. In den Dingen verkörpert sich etwas von den Gefühlen, Gedanken und Erinnerungen des Menschen, die sein Leben geprägt haben. Zu einem Zeitpunkt, an dem er immer mehr von dem verliert, was für das Erleben seiner Identität wichtig ist, sollte ganz besonders darauf geachtet werden, ihm die Dinge zu lassen, die ihn über bestimmte Zeiträume seines Lebens hinweg begleitet haben, die für ihn emotional nach wie vor von Bedeutung sind: „Der Ruf des Menschen nach den Dingen, die sein Leben ausgemacht haben, ist ein Schrei nach der Fortdauer dieses Lebens, das nicht durch den Verlust von Dingen beendet werden soll, bevor es wirklich zu Ende geht" (Rest 1981, S. 26). Diesen „Ruf des Menschen nach den Dingen" gilt es zu hören – auch im Krankenhaus, an einem Ort, wo dieser Ruf oft nur noch stumm ist.

19 Nähere Informationen zum Deutschen Hospiz- und PalliativVerband unter: http://www.dhpv.de

Angehörige und Freunde können dem Patienten vertraute Gegenstände von Zuhause mitbringen und sie in seine Reichweite und/oder sein Blickfeld stellen oder legen. Hilfreich ist, sich einmal hinzuknien, d. h. sich auf die Höhe des Kranken zu begeben, um die Umgebung aus *seiner* Perspektive zu sehen. Die symbolische Anwesenheit eines geliebten Menschen in Form eines von ihm geschenkten Gegenstandes (Stofftier, Taschentuch, Halstuch, ...) kann Einsamkeit lindern. Private Bettwäsche und Schlafkleidung, über dem Krankenhausbett ein Bild, das sonst zu Hause hängt, die Lokalzeitung (auch wenn nur noch die Überschriften gelesen werden können) vermitteln ein wenig Geborgenheit im unpersönlichen Krankenzimmer.

Mit zunehmender Verschlechterung der Krankheit verengt sich der Lebensraum des Patienten, ist schließlich auf sein Krankenzimmer, zuletzt auf sein Bett beschränkt. Doch kann sein Lebensraum, d. h. die *kognitive Repräsentation* seiner Welt, mit Hilfe seiner Vorstellungskraft erweitert werden – etwa durch Imaginationsreisen nach Hause oder zu einem anderen Ort, an den er sich gerne erinnert. Ähnlich wie alte Menschen haben viele Schwerstkranke und Sterbende das Bedürfnis, von ihrem früheren Leben zu erzählen – nicht selten auch von Ereignissen und Erfahrungen, über die sie bislang nur selten (oder nie) gesprochen haben. Bezogen auf den alten Menschen schreibt Moreno (in: Petzold 1979, S. 319), was auch für Schwerstkranke gilt: „Der alte Mensch wird durch das Erinnern charakterisiert. Er hat keine Zukunft und ist eher ein Beobachter des Lebens als ein Spieler. Seine Vergangenheit ist in sich selbst eine Art Raum, in dem er sich spiegelt." Den *inneren Raum* des Menschen zu kennen, ist von ebensolcher Bedeutung wie eine genaue Kenntnis seines ökologischen Raumes!

In der klassischen Psychodrama-Therapie fordert der Therapeut den Patienten dazu auf, den Ort, an dem ein bestimmtes Ereignis stattgefunden hat, ‚einzurichten', d. h. die räumlichen Gegebenheiten mit Hilfe einiger Requisiten (Tische, Stühle, Kissen, ...) darzustellen. In Analogie dazu kann ein bettlägeriger Patient darum gebeten werden, das Bild des betreffenden Raumes vor seinem *inneren Auge* erstehen zu lassen. Durch detaillierte Beschreibung stellen sich die mit dem betreffenden Ereignis verbundenen Gefühle oft von selber ein, verändern sich Mimik und Gestik entsprechend der vorgestellten Situation. Folgende Fragen können die Vorstellungskraft des Patienten aktivieren, ihm helfen, auf Einzelheiten und Besonderheiten der Umgebung zu achten, sie mit allen Sinnen zu spüren, so als wäre er wirklich dort: „Um welche Jahreszeit, Tageszeit geht es? Welche Stimmung herrscht gerade? Wie ist das Wetter? Hören Sie bestimmte Geräusche? Vielleicht erinnern Sie sich an einen bestimmten Duft? Wo befinden Sie selbst sich gerade? Liegen, sitzen, stehen oder gehen Sie? Ist noch jemand da? Wer? Was macht diese andere Person? Was denken Sie? Sagen Sie etwas zu sich selbst oder zu dem anderen?“

> Fragen dieser Art sprechen möglichst viele Sinneskanäle an. Bei den Antworten achtet der Therapeut darauf, ob der Patient vorzugsweise über einen bestimmten Sinneskanal mit seiner Umgebung in Kontakt tritt. Gewöhnlich nehmen wir unsere Umwelt durch fünf Sinneskanäle wahr – den visuellen, auditiven, kinästhetischen, olfaktorischen und gustatorischen Kanal. Die Vorstellungskraft in diesen Kanälen kann jedoch unterschiedlich sein. Visuell Begabten fällt es leicht, innere Bilder herzustellen. Akustisch-sprachlich Begabte reagieren mehr auf Töne, Klänge, Worte, Geräusche. Anderen Menschen liegt es nicht, sich bestimmte Bilder vorzustellen oder mit dem inneren Ohr etwas zu hören, können aber noch heute den Duft der Wiesen ‚riechen‘, in denen sie als Kind gespielt haben, den Duft von Kaffee und Kuchen in ihrer Lieblingskonditorei, oder sie spüren den heißen Sand eines Badestrandes, die Kühle des Wassers beim Schwimmen im Meer. Eine Kenntnis des bevorzugten Sinneskanals ist insofern von Bedeutung, als der Therapeut seine eigene Wortwahl, seine eigenen Bilder und Vergleiche entsprechend anpassen kann.

In seinem Buch „Trotzdem Ja zum Leben sagen“ beschreibt Viktor E. Frankl (1982) seine Beobachtungen im Konzentrationslager. In der „Einkehr in ein Reich geistiger Freiheit und inneren Reichtums“ sieht er einen Weg, um auch entmutigende und hoffnungslose äußere Umstände zu ertragen (ebd. S. 63). Zwar ist der Aufenthalt in einem Konzentrationslager nicht mit der Situation bei schwerer Erkrankung vergleichbar, doch bestätigen kranke Menschen, dass die Wiederbelebung guter Erlebnisse Halt und Kraft geben kann, um das auszuhalten, was ihnen die Gegenwart abverlangt. Frankl (ebd. S. 68) beschreibt die dabei ablaufenden inneren Prozesse:

> „Abgewendet von der Umwelt und von der Gegenwart, rückgewendet in die Vergangenheit, gewinnt das Innenleben ein eigenartiges Gepräge. Die Welt und das Leben sind entrückt. Sehnsüchtig langt der Geist nach ihnen zurück: Man fährt mit der Straßenbahn, man kommt nach Hause, sperrt die Wohnungstür auf, das Telefon klingelt, man hebt den Hörer ab, man schaltet die elektrische Zimmerbeleuchtung ein – solche scheinbar lächerlichen Details sind es, die der Häftling in seinem Rückerinnern gleichsam streichelt. Ja, die wehmütige Erinnerung an sie vermag ihn zu Tränen zu rühren! Diese Tendenz zur Verinnerlichung, die sich bei manchen Häftlingen geltend macht, führt dort, wo sich die Gelegenheit hierzu bietet, zu intensivstem Erleben von

Kunst oder Natur. Und die Intensität solchen Erlebens kann die Umwelt und die ganze furchtbare Situation vollends vergessen lassen."

Vorstellungsbilder erweitern den inneren Lebensraum des Betroffenen, machen ihm bestimmte Erlebnisse wieder zugänglich, sodass sie als Gegenwicht wirken können gegenüber den Belastungen im realen Raum. Dem Therapeuten geben die Bilder des Patienten mitunter Hinweise auf innere oder äußere Kraftquellen, erhöhen die Wahrscheinlichkeit dafür, dass er dem Patienten in *seiner* Welt begegnen, sich in ihr umsehen, umhören und letztlich auch in ihr handeln kann – als sein verlängerter Arm, sein *Hilfs-Ich*. Je mehr es dem Therapeuten gelingt, den *Menschen* im Bild zu entdecken, d. h. das Bild als eine Aussage des Patienten über sich selbst zu verstehen, umso leichter wird es ihm fallen, seine weiteren Interventionen an *ihm* (dem Betroffenen) zu orientieren – statt an theoretischen oder persönlichen Vorannahmen.

6.2 Das Prinzip des Hilfs-Ichs

Es gibt eben zweierlei Mitleid. Das eine, das schwachmütige und sentimentale, das eigentlich nur Ungeduld des Herzens ist, sich möglichst schnell freizumachen von der peinlichen Ergriffenheit vor einem fremden Unglück, jenes Mitleid, das gar nicht Mitleiden ist, sondern nur instinktive Abwehr des fremden Leidens von der eigenen Seele. Und das andere, das einzig zählt – das unsentimentale, aber schöpferische Mitleid, das weiß, was es will, und entschlossen ist, geduldig und mitduldend alles durchzustehen bis zum Letzten seiner Kraft und noch über dies Letzte hinaus.

(Stefan Zweig 1981, S. 15)

Das Prinzip des Hilfs-Ichs ist ein Merkmal der Psychodrama-Therapie, das diese wesentlich von anderen Therapieformen unterscheidet. Moreno entwickelte die *Hilfs-Welt-Methode* vor allem in seiner Arbeit mit psychotischen Patienten, bei denen die Möglichkeiten einer Verständigung oft auf ein Minimum reduziert sind. In dem Bemühen, auch zu diesen Menschen eine Beziehung herzustellen und aufrechtzuerhalten, geht der Therapeut nicht von seiner eigenen Welt aus. Vielmehr begibt er sich in die Welt des Patienten, um ihn und seine Schwierigkeiten verstehen und ihm helfen zu können. Am Beispiel eines Patienten, der von dem Wahn besessen ist, als Christus die Welt zu retten, beschreibt Moreno (2008, S. 276) die Aufgaben eines Hilfs-Ichs:

> „Wenn wir in die Welt seiner geistigen Verwirrung eintreten wollten, dann mussten wir die Grammatik seiner Logik lernen und die Rolle einnehmen, die genau in seine Welt passte. … Wir formten eine ‚psychodramatische Hilfs-Welt' um den Patienten. Der einzige, der seine natürliche Rolle seines eigenen Lebens im Drama lebte, war der Patient. Wir, die Personen um ihn herum, nahmen die Rollen ein, die zu ihm passten. *Wir erfüllten seine Christuswelt mit den Rollen, die er brauchte, mit den heiligen Figuren des Neuen Testaments, den Aposteln Petrus, Paulus, Matthäus und Markus* … Sobald wir die Realität für ihn änderten und sie mit *seinem* Psychodrama erfüllten, bemerkten wir, dass die Sensationen und Ereignisse innerhalb seines Psychodramas von größter Wichtigkeit für ihn waren. Man konnte sich eine Karte seines psychologischen Netzwerks entwerfen. Was wir seine Wahngebilde und Halluzinationen nennen, erschienen als Reaktionen auf die Signale, die er von diesen privaten Netzwerken erhält."

Das Zitat verdeutlicht die beiden Hauptfunktionen des Hilfs-Ichs: Einfühlung in die Welt des Patienten und Übernahme von Rollen, die er in seiner Welt am meisten braucht. Im Prozess dieser Einfühlung und Rollenübernahme wird das Hilfs-Ich ebenso ‚einseitig' wie der Patient: „An auxiliary ego has to be *conviced* that the patient is right. It is not sufficient that he *plays* his part, he has to agree and believe that the patient is subjectively right, and this is possible because every ego in its own view is right" (Moreno 1945, S. 58). Diese Überlegungen zur Bedeutung des Hilfs-Ichs sind auch für den Umgang mit schwerkranken und sterbenden Menschen entscheidend. Aufgrund von Veränderungen im Stoffwechsel – oft noch verstärkt durch Nebenwirkungen von Medikamenten – ist bei vielen Sterbenden die Orientierung in Raum und Zeit gestört. Aufmerksamkeit und Merkfähigkeit sind herabgesetzt. Die Identität von Angehörigen und Freunden wird mitunter durcheinander gebracht. Paranoide Vorstellungen können sich entwickeln, d. h. die Realität des Patienten wird teil- oder zeitweise durch halluzinierte Elemente ersetzt. Ein solches Verhalten kann mit medizinischen Erkenntnissen diagnostiziert und erklärt werden. „Vom Standpunkt der *Behandlung* aus" muss man „jedoch einen Schritt weitergehen" und versuchen, „Rollen zu übernehmen, die der Not des Patienten (entsprechen), in seiner Sprache mit ihm zu sprechen und in seiner Welt mit ihm zu leben" (Moreno 2008, S. 275 f.).

Die Funktionen des Hilfs-Ichs leitet Moreno aus der ersten Phase der kindlichen Entwicklung ab (vgl. 7.1.4). Wie das Kind zu Beginn seines Lebens die Hilfe von anderen braucht, um überleben zu können, braucht der Kranke in seiner letzten Lebensphase die Hilfe von anderen, um als Mensch existieren zu können (vgl. 3.2, 5.1). Diese Hilfe besteht darin, sich in den Patienten einzufühlen und stellvertretend für ihn zu handeln, wenn er selbst seine Interessen nicht mehr ausreichend vertreten kann: „The function of the auxiliary ego is therefore to attain unity with a person, to absorb the patient's wishes and needs and to operate in his behalf without being able however, to become identical with him" (Moreno 1945, S. 64).

Auch wenn der Therapeut an den äußeren Umständen, denen Patienten unterworfen sind, nur bedingt etwas ändern kann, sollte er sich seiner *Hilfs-Ich-* oder *Vermittlerfunktion* bewusst sein und sie seinen Möglichkeiten entsprechend *nutzen*. Allein schon von ihrer *Position* her können Therapeuten eher als Patienten auf bestimmte Handlungsabläufe im Stationsalltag aufmerksam machen, die eine selbstbestimmte Lebensführung gefährden. Hier nur drei *Beispiele* für die Übernahme von Hilfs-Ich-Funktionen im stationären Alltag:

- Ein Patient erwähnt, dass eine physiotherapeutische Behandlung sehr anstrengend für ihn sei: „Die Behandlungsliege ist für meinen durchgelegenen Rücken viel zu hart." Der Therapeut setzt sich daraufhin für eine besser gepolsterte Liege oder eine dickere Auflage ein.
- Einer Patientin ist es unangenehm, mit nacktem Oberkörper von einem Physiotherapeut*en* massiert zu werden. Die Krankenschwester weist ihre Bitte um eine Masseur*in* zurück: „Dem Masseur macht das doch nichts aus. Der ist es gewohnt, mit nackten Menschen zu arbeiten." Der Therapeut sorgt dafür, dass die Patientin zukünftig von einer *Frau* behandelt wird.
- Ein (allein stehender) Patient berichtet, dass er sich am besten bei Panflöten-Musik entspannen könne, er bei der Hektik vor seiner Krankenhauseinweisung leider die entsprechenden CDs vergessen habe. Der Therapeut brennt eine CD mit Panflöten-Musik und bringt sie dem Patienten beim nächsten Gespräch mit.

Mitgefühl, das sich in Worten erschöpft, wo *Taten* nötig und möglich wären, ist unglaubwürdig. Im mitfühlenden Handeln kommt die ursprüngliche (griechische) Bedeutung des Wortes *Therapeut* zum Tragen, auf die Moreno (1945, S. 5) explizit hinweist: „The Greek word ‚therapeutes' means attendant, servant." Als Diener, Helfer, Hilfs-Ich verlässt der Therapeut seine eigene Welt, um die Situation für einen Moment vom Standpunkt des Patienten aus zu betrachten, sie dadurch umfassender wahrnehmen und damit verbundene Gefühle besser nachvollziehen zu können. Weitere Beispiele zur Verdeutlichung von Hilfs-Ich-Funktionen folgen im Zusammenhang mit einem dritten Merkmal der Psychodrama-Therapie: dem *Prinzip des Handelns* (vgl. auch die Beispiele unter 6.4 und 7.4).

6.3 Das Prinzip des Handelns

Handeln ist wichtiger als Reden … Das Reden über eine Sache hat nur Symbolwert.

(Moreno 1919, S. 60)

Das Prinzip des Handelns basiert auf der Annahme Morenos (2008, S. 59) vom so genannten „*Handlungshunger*" als Grundantrieb des Menschen, „der ihn treibt, seine Lebenswelten nach seinen Vorstellungen ‚spontan', d. h. uneingeschränkt und frei, zu gestalten" (Buer 2004, S. 47). Im Bemühen darum, diesem Bedürfnis gerecht zu werden, hat Moreno die Psychodrama-Therapie als *Handlungsmethode* entwickelt: Der Patient wird nicht nur ermutigt, „über sich selbst zu sprechen, sich frei zu äußern", er wird „auch aufgefordert zu handeln, sich auszuleben, ein Handelnder zu sein" (Moreno 1981, S. 57). Bereits in der Bezeichnung *Psychodrama* kommt die Bedeutung des Handlungsprinzips zum Ausdruck. In Anlehnung an das griechische ‚psyche' und das griechische ‚drama' kann der Begriff mit ‚Handeln der Psyche' übersetzt werden.

Zum Handeln im Sinne körperlicher Aktivität sind schwerkranke Menschen meist nur noch eingeschränkt in der Lage. Handeln wird jedoch vom bloßen Verhalten durch den Aspekt der *Zielgerichtetheit* unterschieden, wobei das allgemeine Ziel einer Handlung in der Meisterung von Situationen besteht (Moreno 1967). Die ‚Meisterung von Situationen' ist mitunter auch kranken Menschen noch möglich, vor allem dann, wenn ihre Bedürfnisse, Wertvorstellungen und Entscheidungen in so vielen Bereichen wie möglich anerkannt und berücksichtigt werden. Es sind nicht nur ‚große' Entscheidungen, die hier gemeint sind (Chemotherapie: Ja oder Nein; Verlängerung des Rehabilitationsaufenthaltes: Ja oder Nein), auch ganz alltägliche Situationen, die dem Therapeuten belanglos erscheinen mögen, können für den Patienten bedeutsam sein, weil sie ihm vermitteln, dass er noch gefragt wird, noch etwas zu sagen hat.

Geht es um eine Terminabsprache, sollte der Patient nach Möglichkeit wählen können: „Herr M., ich könnte morgen um 10.00 Uhr oder um 17.00 Uhr zu Ihnen kommen. Welche Zeit ist Ihnen lieber?" Bei einem Besuch im Krankenhaus sollte der

> Patient bestimmen, ob der Therapeut dicht neben oder ein wenig entfernt von ihm sitzt. Möchte der Kranke das Fenster geschlossen oder geöffnet, das Licht heller oder dunkler haben? Möchte er eine gewisse Musik hören, persönliche Gegenstände in seiner Reichweite haben (bestimmte Fotos, ein Stofftier, Bastelarbeiten von Kindern/Enkeln, wichtige Briefe …)?

Vor allem im Hinblick auf die Hilfs-Ich-Funktion des Therapeuten wird deutlich, dass sich das Prinzip des Handelns auf Patient und Therapeut gleichermaßen bezieht! In anderen Therapieformen – etwa der Psychoanalyse und der Gesprächspsychotherapie – ist das Handeln des Therapeuten überwiegend *sprachliches* Handeln. Moreno dagegen hat ein umfassenderes therapeutisches Handlungs-Verständnis: „Unter Handeln versteht er das ganz nahe liegende, einfache, tägliche und umschließt alles menschliche Sein und Dasein" (Geisler 1989, S. 60). Handeln in der Arbeit mit psychotischen Patienten umfasst „motorische und taktile Kommunikation, wenn sie hergestellt werden kann, Berührung, Liebkosung, Umarmung, Teilnahme an stummen Betätigungen wie Essen, Gehen oder psychisch bedingten Handlungen" (Moreno 2008, S. 84). Diese Beispiele für die Begegnung mit psychotischen Patienten sind gleichermaßen Beispiele für die Begleitung schwerstkranker und sterbender Menschen. Weil ein solches Handeln den Betroffenen auch dann noch erreicht, wenn er für Worte nicht mehr zugänglich ist. Weil der Mensch mit Nachlassen seiner körperlichen und geistigen Kräfte immer mehr eines anderen Menschen bedarf, der für ihn da ist und gegebenenfalls für ihn handelt (vgl. 6.2). *Therapeutische Liebe* darf sich nicht in bloßer Einfühlung erschöpfen, muss vielmehr über das *Tun* spürbar vermittelt werden, um glaubwürdig zu sein.[20] Um nur ein Beispiel zu nennen: Statt einen Patienten zu (ver-)trösten „Gott wird Sie nicht im Stich lassen", besucht ihn der *Therapeut*, so oft es ihm möglich ist, schaut vor dem Nachhausegehen noch einmal bei ihm vorbei – und sei es ‚nur', um sich einige Minuten an sein Bett zu setzen, seine Hand zu halten, ihn an Stirn oder Schulter zu berühren.

> Eine leichte Berührung „ist die ursprünglichste Form der Anteilnahme" und eines der besten Mittel, um die Einsamkeit eines Menschen zu lindern (Schäfer 2009, S. 91). Voraussetzung für Körperkontakt ist, sich seiner eigenen Gefühle bewusst zu sein. Beispielsweise sollte ein Therapeut den Patienten nicht umarmen, wenn er innerlich angespannt oder verärgert ist. Aber auch dann nicht, wenn er mit seiner Berührung Trauer

20 Vgl. 1. Johannes 3, 18: „Liebe darf nicht aus leeren Worten bestehen. Es muss wirkliche Liebe sein, die sich in Taten zeigt."

> und Angst des Patienten zum Schweigen bringen möchte. Was Moreno (1978, S. 107) bezogen auf körperliche Zuwendung im Allgemeinen betont, gilt ganz besonders für die Begegnung mit einem schwerkranken Menschen: dass sie „selbstverständlich dann kontraindiziert (ist), wenn sie der Befriedigung von Bedürfnissen des Therapeuten dient, aber in hohem Maße indiziert, sofern sie dem Patienten nicht nur in Worten ‚sondern auch in Taten Wärme und unmittelbar pulsierendes Leben zu vermitteln vermag, in Situationen, da er ihrer am meisten bedarf."

Für einige Menschen ist die ‚künstliche' Situation eines Therapiegesprächs nicht nur ungewohnt, sondern sogar befremdend, wodurch Spontaneität eher blockiert als gefördert wird. Statt auf dem gewohnten Setting konventioneller Therapie zu beharren, schlägt der Therapeut dem Patienten einen Spaziergang vor (soweit von den Beschwerden her möglich). Manchen Menschen fällt das Reden beim Nebeneinander-Hergehen im Park leichter als beim Einander-Gegenübersitzen im Therapiezimmer. Bei motorischer Beeinträchtigung oder großer Schwäche schiebt der Therapeut den Patienten im Rollstuhl. Bei Bettlägerigkeit des Patienten sucht er ihn in seinem Zimmer auf, bringt ihm (zum Beispiel) eine Lieblingsspeise mit, ein Musikstück, eine Blume oder eine Karte mit einem bestimmten Motiv. Um einen längeren Zeitraum zwischen zwei Gesprächsterminen zu überbrücken, erkundigt sich der Therapeut ein- oder zweimal telefonisch, wie es dem Patienten geht, wünscht ihm für eine bevorstehende Operation oder eine Kontrolluntersuchung alles Gute … Mitunter reagieren Patienten auf Handlungs-Angebote dieser Art zunächst einmal erstaunt (weil sie ungewohnt sind), nehmen sie jedoch dankbar an – als Zeichen für die Bereitschaft des Therapeuten, sich mit seinen Worten ebenso wie mit seinen Taten auf ihn einzulassen. Viele dieser ‚Taten' nehmen nur wenig Zeit in Anspruch, können jedoch einem kranken Menschen über den ganzen Tag hinweghelfen – und oft noch darüber hinaus.

6.4 Fallbeispiel

Die Bedeutung der soeben beschriebenen Merkmale für die Praxis der Sterbebegleitung soll an einem Beispiel verdeutlicht werden: Frau P., zweiundvierzig Jahre alt, vor drei Jahren an einem Hirntumor operiert, weiß seit einem halben Jahr, dass ihr Tumor weiter wächst, eine zweite Operation aufgrund der Tumorlokalisation ausgeschlossen ist. In den letzten Wochen hat sich ihre körperliche und geistige Leistungsfähigkeit zunehmend verschlechtert. Der rechte Arm ist gelähmt, das rechte Bein deutlich geschwächt. Auch die Kraft der linken Körperseite lässt nach. Seit drei Wochen kann Frau P. das Bett nicht mehr verlassen, den Oberkörper im Sitzen nur noch mit Hilfe anderer aufrecht halten. Sie wird gefüttert und trinkt aus der Schnabeltasse, da sie eine normale Tasse nicht mehr gezielt zum Mund führen kann. Die Kommunikation mit Frau P. ist aufgrund aphasischer Störungen erschwert. Ihre Ausdrucksmöglichkeiten beschränken sich auf „Ja", „Nein" und einige automatisierte Redewendungen. Das Wortverständnis dagegen scheint großenteils erhalten.

Ich habe Frau P. während ihres Heilverfahrens in der Neurologischen Rehabilitationsklinik kennen gelernt – unmittelbar nach der Diagnose des Rezidivs. Sie wohnt in Kliniknähe, sodass ich sie nach ihrer Entlassung gelegentlich besuchen kann. Frau P. ist allein stehend. Viele ihrer Freunde haben sich zurückgezogen, Besuche werden seltener, bleiben schließlich ganz aus. Da es ihr größter Wunsch ist, zuhause zu sterben, setze ich mich mit Hilfe des Sozialdienstes dafür ein, dass Frau P. von einer Pflegerin betreut wird, zunächst nur stundenweise tagsüber, dann kontinuierlich auch nachts (abwechselnd mit einer weiteren Pflegerin).[21] Seit Frau P. bettlägerig ist, komme ich zweimal wöchentlich zu ihr, setze mich an ihr Bett, höre mit ihr Musik, halte ihre Hand, bemühe mich, aufgrund ihrer nonverbalen Reaktionen und ihrer wenigen sprachlichen Äußerungen zu erspüren, was in ihr vorgeht, spreche aus, was ich meine, erfasst zu haben.

Etwa zwei Stunden vor meinem nächsten Besuch ruft mich Frau M. (die Pflegerin) an: Frau P. sei verwirrt, könne sich und ihre Situation nicht mehr realistisch einschätzen. Außerdem sei sie – im Gegensatz zu ihrer sonstigen Freundlichkeit – „richtig aggressiv": „Sie will aus dem Bett heraus! Und wird furchtbar wütend, wenn ich ihr erkläre, dass sie das wegen der Lähmung doch gar nicht kann." Bei meiner Ankunft bittet mich Frau M., Frau P. auf keinen Fall allein zu lassen. Vorhin sei sie fast aus dem Bett gefallen, weil sie habe aufstehen wollen. Am besten sei es wohl, das Bettgitter hochzustellen.

Als ich zu Frau P. ans Bett trete, schaut sie mir angespannt und erwartungsvoll entgegen. Frau M. verabschiedet sich für die Zeit meines Besuches, redet zuvor nochmals beruhigend auf Frau P. ein: „Nun trinken Sie erst einmal Kaffee mit Frau Frede. Das wird Ihnen gut tun. Und, nicht wahr, Sie bleiben jetzt ruhig liegen?!" Ihr Tonfall ist liebevoll und besorgt, doch Frau P. stößt empört hervor „Oh,

---

21 Hinweise zu Hilfsmitteln, Patientenverfügungen sowie zur Kostenregelung bei sterbenden Menschen gibt die Deutsche Hospizhilfe: www.hospize.de Folgende Seiten informieren über Palliativmediziner und -stationen, über ambulante Pflegedienste mit Palliativfachkompetenz, Hospizvereine und stationäre Hospize: www.palliativ-portal.de; www.wegweiser-hospiz-und-palliativmedizin.de

oh!“ und schüttelt heftig den Kopf. Frau M. zuckt hilflos die Schultern und wendet sich ab. Ich bleibe ebenso hilflos zurück.

Frau P. schweigt eine Weile. Sie zittert am ganzen Körper, atmet schnell und unregelmäßig. Schließlich reiche ich ihr die Schnabeltasse (die sie mit der linken Hand gerade noch halten kann), nehme meine Tasse und setze mich auf den Stuhl neben ihrem Bett. Frau P. trinkt nicht. Sie gibt mir die Tasse zurück und sagt in energischem Ton: „So, jetzt fangen wir an!“ Dann schiebt sie ihr linkes Bein zur Seite, über die Bettkante hinaus. Mein erster Impuls: Das Bein muss wieder ins Bett! Am besten das Gitter hoch? Doch zuvor will ich es mit ‚gutem Zureden‘ versuchen: „Ach, Frau P., ich kann gut verstehen, dass Sie aufstehen möchten. Wenn nur das rechte Bein kräftiger wäre! Es tut mir so leid, aber es geht einfach nicht.“ Frau P.'s Antwort ist eindeutig: „Ach was!“ Mit ihrer linken Hand zerrt sie am geschwächten rechten Bein, zeigt dann hinüber zur Couch, auf der wir nur wenige Tage zuvor noch nebeneinander gesessen haben. Offensichtlich möchte sie mit mir am Couchtisch Kaffee trinken – wie früher. Ich sage ihr, was ich vermute. Frau P. nickt mehrmals mit dem Kopf, sichtlich erleichtert, dass endlich jemand versteht, worum es ihr geht. Aber was mache ich jetzt? Das Gitter hochstellen? Oder an ihre Vernunft appellieren und ihr nochmals erklären, dass und warum ihr Wunsch unerfüllbar ist? Die erste Option (Gitter) kommt nicht in Frage. Es wäre so, als errichtete ich mit dem Gitter vor ihrem Bett zugleich ein Gitter zwischen uns beiden. Die zweite Option (Hinweis auf ihre Lähmung) erscheint mir ebenso sinnlos wie überflüssig angesichts ihrer Entschlossenheit. Was bleibt, ist ein dritter Weg: mich in ihre Welt begeben. Ich habe keine Ahnung, wohin dieser Weg führen wird, will ihn aber wenigstens versuchen. Also stelle ich unsere Tassen auf den Boden und sage: „Gut, Frau P., dann fangen wir an! Dann werden wir es jetzt gemeinsam versuchen … (Frau P.'s Augen leuchten auf). Legen Sie Ihren Arm um meinen Nacken. Ja, so ist es gut. Richtig festhalten! Jetzt können Sie sich langsam hochziehen … Also, das haben wir schon mal geschafft! Und nun bringen wir Ihre Beine über die Bettkante.“ Ich fasse Frau P. unter die Achsel ihrer gelähmten Seite, stütze ihren Oberkörper mit meinem ab und schiebe ihre Beine mit meiner freien Hand über den Bettrand. Frau P. arbeitet voll konzentriert mit. Schließlich sitzen wir nebeneinander auf der Bettkante, eng umschlungen, sodass sie nicht zur Seite fällt. Triumphierend schauen wir einander an, verschnaufen eine Weile, bis Frau P. wiederholt: „So, jetzt fangen wir an!“ Nacheinander zeigt sie auf unsere Tassen, den Couchtisch, zuletzt auf den Stuhl neben ihrem Bett, wobei sie jeden Fingerzeig kommentiert: „Und da, und da, und da!“ Dieses Mal begreife ich sofort, was sie will. Während ich sie weiterhin abstütze (auf der einen Seite mit dem Oberbett, auf der anderen Seite mit meinem Körper), ziehe ich mit meinem Fuß den Stuhl heran, sodass er wie ein Tisch vor uns steht, bücke mich sekundenschnell nach unseren Tassen und stelle sie auf den Stuhl. Dann ist es soweit: Wir trinken Kaffee – nebeneinander sitzend wie in alten Zeiten. Nach zwei oder drei Minuten lässt sich Frau P. glücklich lächelnd zurücksinken. Ich helfe ihr, sich wieder hinzulegen, decke sie zu, setze mich auf ihr Bett, halte ihre Hand und drücke sie mehrmals ganz fest – in einem Einvernehmen, das keiner Worte bedarf.

Als Frau M. zurückkommt, nickt Frau P. ihr zufrieden entgegen. Seither hat sie nicht mehr versucht, aus dem Bett aufzustehen. Was ist geschehen?

- Statt Frau P. aus meiner Welt heraus zu erklären, dass ihr Vorhaben unmöglich ist, begebe ich mich in *ihre Welt*, begleite sie in ihrer Phantasie, mit mir am Couchtisch Kaffee zu trinken. Wobei sich meine Begleitung nicht auf das Verbalisieren ihrer Wünsche beschränkt: Ich handle.
- Indem ich in Frau P.'s Welt Rollen übernehme, die ‚ihrer Not entsprechen', werde ich zu ihrem *Hilfs-Ich*, helfe ihr, sich ihren Wunsch zu erfüllen. Richtschnur für mein Handeln ist nicht die äußere Realität, vielmehr die innere Welt der Patientin.
- Dadurch, dass ich mich am Erleben und Verhalten von Frau P. orientiere, tritt die Lösung „nicht durch fremden Eingriff ein, sondern *autonom*" (Moreno 1970, S. 71). Während sich Frau P. mit meiner Hilfe mühsam aufrichtet, *spürt* sie die damit verbundene Anstrengung. Nicht aufgrund von Diskussion und Rationalisierung, sondern aufgrund persönlicher *Handlungs-Einsicht* beharrt sie nicht länger darauf, am Couchtisch Kaffee zu trinken. Sie akzeptiert das gemeinsame (aufrechte) Kaffeetrinken auf dem Bettrand – und kommt nicht mehr auf ihren Wunsch zurück. Gewöhnlich geht man in der Therapie davon aus, dass Einsicht zu verändertem Verhalten führt. Im Psychodrama gilt auch die umgekehrte Reihenfolge, dass nämlich Einsicht nicht über Argumentation und Deutung erfolgt, sich vielmehr aus der *Handlung* selbst ergibt: „Interpretation is in the act itself" (Moreno 1969, S. 244).
- Der vor das Bett geschobene Stuhl wird zum Tisch umfunktioniert, an dem Frau P. und ich Kaffee trinken. Schließlich legt sie sich wieder hin – nicht aufgrund von Appellen oder Druck von außen, sondern freiwillig. Damit ist sie nicht länger eine hilflose Kranke, sondern eine Person, die ihre Situation aktiv zu ‚meistern' vermag.

Man weiß nie, was geschieht, wenn man sich in die Welt des Patienten begibt. Man kann nur darauf vertrauen, dass dieser selbst den Weg weisen wird. Einen Moment lang habe ich geschwankt zwischen Vertrauen und Angst. Wäre ich meiner

Angst gefolgt, hätte ich vor allem mich selbst beruhigt. Mit einem Gitter vor ihrem Bett hätte sich der Wunsch von Frau P. erledigt. Aber auch unsere Beziehung wäre ‚erledigt' gewesen. Vertrauen zu haben, bedeutet, das Risiko einzugehen, dass man die Dinge nicht bis ins Letzte unter Kontrolle hat. Ein solches Vertrauen ist in der Begleitung Schwerstkranker und Sterbender wichtig. Weil wir es hier mit einem Geschehen zu tun haben, das sich unserer Kontrolle ohnehin mehr oder minder entzieht. Sich *gemeinsam* auf eine solche Erfahrung einzulassen, ist ein Zeichen aufrichtiger Solidarisierung, Ausdruck eines „unsentimentale(n), aber schöpferische(n) Mitleid(s), das weiß, was es will, und entschlossen ist, geduldig und mitduldend alles durchzustehen bis zum Letzten seiner Kraft und noch über dies Letzte hinaus" (Zweig 1981, S. 15).

7 Anwendungsmöglichkeiten psychodramatischer Techniken

Die Therapie sollte sich nie an der Theorie, sondern an der Beziehung ausrichten.

(Irvin D. Yalom 2002, S. 10)

Das Leiden angesichts schwerer Erkrankung kann nicht ‚wegtherapiert', bestenfalls die Verzweiflung daran gelindert werden! Bei diesem Anliegen sind nicht bestimmte Techniken entscheidend, vielmehr das Bemühen darum, eine Beziehung zum Betroffenen herzustellen, die vor allem durch folgende Aspekte gekennzeichnet ist:

- Achtung vor dem unveränderlichen Eigenwert des Patienten und seiner ganz persönlichen Form der Auseinandersetzung mit seinem Schicksal,
- bedingungslose Annahme seiner Person als gleichberechtigten Partner – unabhängig von seiner körperlichen und geistigen Leistungsfähigkeit,
- prinzipielle Anerkennung der Tatsache, dass unser Leben immer auch Krankheit, Schmerzen und Tod enthält, dass Trauer und Angst angesichts dieser Gegebenheiten menschlicher Existenz nicht krankhaft, neurotisch oder ‚weniger wert' sind, sondern Ausdruck der geistigen Mündigkeit des Menschen, zu seiner Situation Stellung zu nehmen.

Diese Grundeinstellungen sind kennzeichnend für die Anthropologie Morenos und das daraus abgeleitete therapeutische Vorgehen. Bei der Beschreibung konkreter Interventionen und ihrer Bedeutung für die Begleitung schwerkranker Menschen beschränke ich mich auf die Haupttechniken des Psychodramas: *Doppeln*, *Rollenwechsel* und *Rollentausch*. Bei diesen Methoden handelt es sich nicht einfach um Techniken, sondern um Möglichkeiten, das Menschenbild Morenos in lebendige Handlung umzusetzen und dabei wesentlichen Zielen der Sterbebegleitung zu entsprechen, insbesondere dem Anliegen, dem Patienten ein Gefühl für seinen Wert als Mensch zu vermitteln, unabhängig vom Verlauf seiner Krankheit.

7.1 Einfühlendes und stützendes Doppeln

7.1.1 *Beschreibung*

> *Ich glaube nämlich – egal wie nah man an der Krankheit dran ist und wie sehr man es auch versucht –, man kann es sich nicht vorstellen, man kann es nie wirklich nachempfinden.*
>
> (Sandra Schadek 2009, S. 192)

Wenn es in der Arbeit mit schwerkranken und sterbenden Menschen überhaupt eine Regel gibt, so die, vom Patienten her zu denken, sich immer wieder in seine Situation einzufühlen und sich zu fragen: „Was würde ich selbst empfinden, wenn ich an seiner Stelle wäre? Was würde ich selbst mir wünschen?" Die psychodramatische Technik des Doppelns greift diesen Gedanken auf, ist deshalb für die Begleitung schwerkranker Menschen besonders wichtig. Unter *Doppeln* wird folgender Vorgang verstanden: Ein anderer Mensch (das *Doppel-Ich*) fühlt sich in den Patienten ein, spricht oder handelt so, als ob er der Patient wäre, wodurch er ihm hilft, „sich selbst zu fühlen, seine eigenen Probleme selbst zu sehen und einzuschätzen" (Moreno 2008, S. 99). Einen Überblick über die verschiedenen Varianten von Doppel-Interventionen geben beispielsweise Lammers (2004), Leutz (1974), Stadler & Kern (2010). Bei der Begegnung mit schwerkranken Menschen sind vor allem *einfühlendes* und *stützendes* Doppeln von Bedeutung:

- Beim *einfühlenden Doppeln* geht es darum, sich in den Patienten, sein Erleben und seine Situation hineinzuversetzen, seine Gedanken, Gefühle, Wertungen und Wünsche in der Ich-Form auszusprechen, oftmals auch Empfindungen, die er nur indirekt äußert. Zur Förderung der Einfühlung kann das Doppel-Ich für eine Weile die *gleiche Körperhaltung* einnehmen wie der Patient, sich über das Nachahmen von Mimik und Gestik auch in seine körperliche Verfassung einzuspüren suchen. In der klassischen Psychodrama-Therapie tritt das Doppel-Ich seitlich hinter den Patienten, legt ihm gelegentlich eine Hand auf die Schulter. Die körperliche Nähe kann beim *Patienten* dazu führen, dass er das Doppel-Ich als Teil seiner selbst wahrnimmt, beim *Therapeuten*, dass er Gefühlsregungen des Patienten unmittelbar (körperlich) spürt (über Zittern, Schwitzen, heftiges Atmen, …).
- Das *stützende Doppeln* (eingeführt von G. Leutz, mündliche Mitteilung 1983) fördert vor allem die aktiven Tendenzen des Patienten. Während das einfüh-

lende Doppel-Ich hinter dem Patienten steht, stellt sich das stützende Doppel-Ich neben oder sogar vor ihn, greift seine Handlungsimpulse auf und führt sie gemeinsam mit ihm aus. Wenn der Patient vor einer bestimmten Situation, z. B. einer konflikthaften Auseinandersetzung, Angst hat, kann das Doppel-Ich sagen: „Ich bin für einen Moment auch einmal der Herr X. (Name des Patienten). Wir gehen jetzt *gemeinsam* dorthin!" Das stützende Doppel-Ich begleitet den Patienten in schwierigen Situationen, harrt mit ihm aus, spricht als sein ‚zweites Ich' oder vermittelt ihm allein durch seine Nähe – oft verstärkt durch eine leichte Berührung –, dass er nicht allein ist, sondern jemanden hat, der die gegenwärtigen Belastungen mit ihm zusammen durchsteht.

Folgende Überlegungen dienen als *Orientierungshilfen* für den Einsatz einfühlenden und stützenden Doppelns:

- Ein günstiger *Zeitpunkt* zum Doppeln ist gegeben, wenn der Patient stockt, wenn er bestimmte Gefühle nicht formulieren kann oder nicht auszusprechen wagt, sie jedoch in seinem nonverbalen Verhalten zum Ausdruck bringt.
- Wenn ein Patient längere Zeit über äußere Sachverhalte redet, versucht der Therapeut herauszufinden, was das Berichtete *emotional* für ihn (den Patienten) bedeutet, welche *gefühlsmäßige Beziehung* er zu den beschriebenen Vorfällen oder Personen hat. Nicht immer ist das, worüber ein Patient spricht, auch das, was ihn *innerlich* gerade am meisten bewegt. Einige Patienten sind im Laufe ihrer Erkrankung von Ärzten und/oder anderen Therapeuten enttäuscht, vielleicht sogar verletzt worden, sodass sie ihre Gefühle erst einmal zurückhalten. Manche Patienten fürchten, von ihren Gefühlen ‚überrollt' zu werden, halten sich deshalb zunächst an äußere Sachverhalte, bis sie genügend Vertrauen zum Therapeuten haben, um ihn auch an bislang verborgenen Gedanken und Gefühlen teilhaben zu lassen.

  Beispiel:
  Eine Patientin klagt: Mein Mann hat kaum Zeit für mich.
  Aufgreifen äußerer Sachverhalte: Sicher hat er so viel zu tun.
  Doppeln: Ich fühle mich so einsam – so allein gelassen.

- In dem Bemühen, vor allem das aufzugreifen, was den Patienten gefühlsmäßig bewegt, berücksichtigt der Therapeut *alle Signale* – nicht nur den Inhalt der Worte, sondern auch Tonfall, Stimmlage, Sprechtempo, Pausen, Bruchstellen im Gesprächsverlauf, Sprach- und Atemrhythmus, Mimik und Gestik. Hilfreich ist, sich gelegentlich zu fragen: „Was höre ich in der Stimme des Patienten?"; „Was drückt seine Körperhaltung aus?" Auch die *Dinge*, mit denen sich ein Patient umgibt (Fotos, Bücher, ein Stofftier), besitzen eine *Sprache*, teilen etwas über seine Vorlieben, Interessen oder ihm nahe stehende Personen mit.

- Der Therapeut achtet auch deshalb auf das *nonverbale Verhalten* des Patienten, weil es ihm Rückmeldung darüber gibt, ob und inwieweit er sich tatsächlich in ihn hat einfühlen können. Die meisten Patienten runzeln spontan die Augenbrauen, rücken mit ihrem Körper leicht nach hinten und/oder verschränken die Arme vor dem Oberkörper, wenn sie sich missverstanden fühlen. Reaktionen dieser Art sollten nicht vorschnell als Ausdruck von Widerstand interpretiert werden, da sie auch Zeichen dafür sein können, dass der Therapeut zu viel eigenes Material mit dem vermengt hat, was er meint, beim Patienten ‚erfühlt' zu haben. Maßstab für die ‚Richtigkeit' einer Doppel-Äußerung ist das Erleben des *Patienten*, nicht das des Therapeuten.
- Der Therapeut wartet vor seiner nächsten Äußerung die Reaktion des Patienten ab, um ihm Gelegenheit zu geben, „das Gesagte aufzugreifen oder zu korrigieren" (Lammers 2004, S. 233). Auch ein nur teilweise zutreffendes Doppeln kann weiterhelfen, weil der Patient dazu angeregt wird, zu sagen, wie er sich wirklich fühlt, wie eine bestimmte Situation auf ihn wirkt.
- Ein Doppel-Ich wird vom Patienten oft nicht mehr als andere Person erlebt, sondern als eigene ‚innere Stimme'. Auf diese Stimme zu hören, fällt leichter, wenn das Doppel-Ich in möglichst *kurzen Sätzen* spricht und sich darum bemüht, immer nur einen Gedanken auf einmal auszudrücken.
- Das Doppel-Ich vermeidet Fremdwörter und abstrakte Redewendungen, verwendet stattdessen möglichst *anschauliche und konkrete Formulierungen* oder auch *Bilder* und *Vergleiche*. Bilder verdeutlichen die emotionale Welt des Patienten meist umfassender und differenzierter als abstrakte Begriffe.

  Beispiel:
  Patient: Meine Frau und ich verstehen uns nicht mehr so gut wie früher. Ich komme einfach nicht mehr an sie heran.
  abstrakt: So eine Entfremdung in letzter Zeit …
  anschaulich: Als ob eine Mauer zwischen uns steht …

- Wenn unklar ist, was im Patienten vorgeht, werden ihm *halbe Sätze* angeboten, die er aufgreifen und seinem Erleben entsprechend vervollständigen kann: „Ich fühle mich so …"; „Wenn ich an … denke, dann fühlt sich das an, als ob …"

- Oft reicht es aus, den letzten Satz des Patienten wörtlich zu wiederholen. Durch die *Wiederholung* wird seiner Aussage Nachdruck verliehen, die darin enthaltene Empfindung verstärkt und vertieft. Auch ein lauter Seufzer kann einfühlsam sein – etwa dann, wenn der Patient einen Seufzer unterdrückt oder in seiner Lautstärke zurücknimmt.
- Wichtig für das Erleben intensiver Verbundenheit zwischen Patient und Doppel-Ich ist nicht nur der Inhalt einer Doppel-Äußerung, sondern auch die Art und Weise, *wie* dieser Inhalt vermittelt wird: *Tonfall*, *Stimmlage* und *Lautstärke* sollten nach Möglichkeit mit Art und Intensität der beim Patienten wahrgenommenen Gefühle übereinstimmen.

Die Fähigkeit, sich in einen Menschen einzufühlen, beruht auf dem Phänomen *neurobiologischer Resonanz*: „Wenn wir die Gefühle eines anderen Menschen miterleben, werden in uns selbst Nervenzellnetze in Resonanz versetzt, also zum Schwingen gebracht, welche die Gefühle des anderen in unserem eigenen seelischen Erleben auftauchen lassen" (Bauer 2005, S. 51). Das heißt, wir können das, was unser Gegenüber erlebt, nachvollziehen, weil „etwas ihm Entsprechendes in uns selbst aktiviert wird" (ebd. S. 88). Wenn aber ein Therapeut noch nie schwer krank gewesen ist? Wenn er also nicht über die entsprechenden neuronalen Muster verfügt, deren Aktivierung es ihm ermöglichen könnte, die Gefühle des Patienten zu verstehen? Wie bereits erwähnt: Neuronale Kartierungen entstehen nicht nur dann, wenn wir selbst bestimmte Erfahrungen machen, sondern auch dann, wenn wir eine *andere* Person bei diesen Erfahrungen *beobachten* oder davon *hören* (vgl. 5.1). Die beim anderen wahrgenommenen Signale aktivieren in unserem Gehirn neuronale Schemata, und zwar genau die gleichen, die zuständig wären, wenn wir selbst die wahrgenommene Handlung vollzogen, wenn wir selbst die entsprechende Erfahrung gemacht hätten. Daraus folgt, dass ein Therapeut nicht unbedingt selbst krank gewesen sein muss, um sich in seine Patienten einfühlen zu können. Er kann sich mit Erfahrungen im Falle schwerer Krankheit auch dadurch vertraut machen, dass er Selbsterfahrungsberichte von Betroffenen liest, vor allem aber dadurch, dass er ihnen zuhört, mit seinen Ohren und mit seinen Augen, nach Details berichteter Erlebnisse fragt und sich auf das Gehörte einlässt – mit seinem Verstand ebenso wie mit seinem Herzen.

Doch mag die Fähigkeit zu emotionaler Resonanz auch noch so groß sein: Einfühlung in schwerkranke Menschen ist immer nur begrenzt möglich (vgl. 9.2.2). Dies als Tatsache anzunehmen und nicht als persönliches Versagen zu bewerten, ist eine wesentliche Voraussetzung dafür, sich neben, hinter und vor einen Patienten stellen zu können, statt sich eigenen Schuldgefühlen oder Versagensängsten zuzuwenden. „Helfen kann einem keiner – man kann höchstens auf Verständnis hoffen, das ist das Einzige, das wirklich hilft" – diese Aussage einer Brustkrebspatientin beschreibt, was viele schwerkranke Menschen empfinden. Auch wenn das Verständnis für einen Patienten „sowohl seine organischen als auch seine psychologischen Grenzen" hat (Moreno 1945, S. 61): Allein schon die Erfahrung, dass jemand da ist, der sich um Verständnis *bemüht*, der nicht davonläuft, sondern „geduldig und mitduldend" *dableibt*, trägt einen Wert in sich (Zweig 1981, S. 15).

Doppeln kann als eine Form der Beziehungsaufnahme, der Begleitung sowie des stellvertretenden Handelns verstanden werden. Die Bedeutung dieser verschiedenen Formen im Rahmen der Sterbebegleitung soll im Folgenden beschrieben werden.

7.1.2 Doppeln – eine Form der Beziehungsaufnahme

Freut euch mit den Fröhlichen und weint mit den Traurigen.
(Römer 12, 15)

Zum Doppel-Ich des Patienten zu werden – nicht als einmalige, technische Intervention, sondern als Ausdruck einer *durchgängigen Haltung* – stellt eine konkrete Möglichkeit intensiver Beziehungsaufnahme dar. Während *Einfühlung* als Vorgang definiert wird, bei dem sich ein Mensch imaginativ „in den anderen und dessen jeweilige Lebensumstände hineinversetzt, d. h. fühlend des anderen Rolle annimmt" (Leutz 1974, S. 17), geht *Doppeln* noch darüber hinaus, wird zum Miteinander-Fühlen, Miteinander-Denken und Miteinander-Handeln. Der Aspekt des *Miteinanders* kann angesichts der Einsamkeit im Falle schwerer Erkrankung nicht genug hervorgehoben werden. Die Gründe für diese Einsamkeit sind vielfältig, zumindest teilweise bedingt durch die Unsicherheit unserer Gesellschaft angesichts von Krankheit und Leid (vgl. 3.2). Viele ‚Gesunde' nehmen Trauer, Angst und Verzweiflung eines Kranken zwar wahr, lassen es jedoch beim Wahrnehmen bewenden, ohne das, was sie wahrgenommen haben, auch auszusprechen. Manche fürchten, die Trauer des Patienten womöglich noch zu verstärken, sprächen sie ihn darauf an. Einige vermeiden Gespräche über die Gefühle des Patienten, weil sie nicht daran erinnert werden möchten, dass auch sie selbst einmal krank werden könnten. Wieder andere sehen es als ihre Aufgabe an, den Patienten aus seiner düsteren Stimmung zu befreien, sprechen ihm deshalb Mut zu oder wechseln das Thema: „Komm, jetzt reden wir mal über fröhliche Dinge!" Mit Äußerungen dieser Art hebt sich der Gesunde vom Kranken ab, vermittelt ihm das Gefühl, mit einem Makel behaftet zu sein in einer Welt, die auf Erfolg, Glück und Gesundheit eingestellt ist. Auch plakativ formuliertes Verständnis wie „Ich verstehe, wie Ihnen zumute ist!" oder Mitleidsbekundungen wie „Ach, Sie Arme! Das ist ja kein Leben mehr!" belassen den Kranken in seiner Einsamkeit. Zu deutlich spürt er den unsichtbar ausgestreckten Arm, mit dem ihn der Gesunde auf Abstand hält. Trotz verbaler Mitleidsbekundungen bleibt dieser in der Rolle des Zuschauers, zumindest kann das vom Kranken so empfunden werden.

Beispiel:

Ärztin: Guten Tag, Frau F.. Ich möchte Ihnen jetzt die Operation erklären, die morgen bei Ihnen ansteht. Ist das in Ordnung?

Pt.: Ja, natürlich. Dort am Fenster steht ein Stuhl.

Ärztin: Ach, das dauert nicht lange. Ich setze mich mal schnell zu Ihnen aufs Bett (setzt sich, legt ihre Akte auf den Beistelltisch). Hatten Sie schon andere Operationen?

Pt.: Ja! Ich habe alle Operationen hier auf einen Zettel geschrieben (greift nach einem Zettel auf dem Nachttisch und gibt ihn der Ärztin).

Ärztin: Das sind ja so viele!

Pt. (traurig): Ja …

Ärztin (blickt auf den Zettel): Du meine Güte, das ist ja schrecklich (steht vom Bett auf)! Also, jetzt muss ich mir doch den Stuhl holen. Vor lauter Mitleid mit Ihnen bekomme ich jetzt auch schon Rückenschmerzen. Also, jetzt erkläre ich Ihnen mal die Operation (holt ein Merkblatt aus ihrer Akte und erklärt das Vorgehen bei der Operation).

Zum Doppel-Ich des Patienten zu werden, bedeutet, die Position des Zuschauers zu verlassen und zu versuchen, seine Gefühle nicht nur von außen zu betrachten, *sondern von innen heraus* nachzuvollziehen.

Beispiel:

Pt.: Am liebsten möchte ich tot sein, denn so hat mein Leben keinen Sinn mehr.

Th. (als Doppel-Ich): Durch meine Krankheit habe ich so viel verloren. So viel, was mir wichtig war und immer noch ist. Ich kann das einfach noch nicht fassen!

Pt.: Genau! Das ist einfach zu viel für mich im Moment, um es zu verkraften. So schnell kann ich da gar nicht mit fertig werden!

Th. (als Doppel-Ich): Ich brauche Zeit, viel Zeit …

Pt.: Ja! Das ist es wohl! Zeit brauche ich! Dass mich keiner bedrängt, mich damit abzufinden. Ja! Und die Zeit, die muss ich mir wohl selbst auch zugestehen?

Auch wenn es immer nur annäherungsweise gelingen kann, das Erleben eines anderen Menschen in seiner Vielfalt und Komplexität zu erfassen, führt doch bereits das Bemühen darum, sein Leben auf *seine* Weise, mit *seinen* Augen zu sehen, zu einem intensiven Austauschvorgang: „Es ist etwas, das vom einen zum anderen und wieder vom anderen zurück zum einen geht. Es ist eine besondere Art der Verwobenheit (inter-weaving) der Gefühle. Nicht nur, dass das Doppel in das Denken (mind) eindringt, (in die Handlungen und Bewegungen, wie bizarr sie auch immer sein mögen), sondern auch der Patient beginnt, in das Denken des Doppels einzudringen und sie fangen an, sich gegenseitig zu beeinflussen" (Moreno 1952, in: Petzold 1979, S. 154). In diesem Prozess wechselseitiger Einflussnahme erfährt der Patient, dass er bei der Auseinandersetzung mit seinen Gefühlen nicht allein ist. Der Therapeut wiederum erkennt, dass viele Fragen, die der Patient sich stellt, auch *seine* Fragen sind, und vieles von dem, was ihm als ‚Zuschauer' unerträglich erscheint, für den, der er es *von innen* her erlebt, eine andere Bedeutung hat. Häufiges Doppeln fördert somit Sensibilität und Sicherheit des Therapeuten in der Begegnung mit Schwerstkranken und Sterbenden.

Die Situation schwerkranker Menschen wird überwiegend mit Gefühlen der Trauer, Angst und Verzweiflung assoziiert, während Gefühle wie Freude, Zuversicht und Zufriedenheit leicht übersehen werden. Doppeln jedoch ist Ausdruck *durchgängiger* Bereitschaft, zum zweiten Ich des Patienten zu werden, unabhängig von seiner jeweiligen Befindlichkeit. Das heißt: das Doppel-Ich greift ‚dunkle' Gefühle ebenso auf wie ‚helle' Gefühle. Die Erfahrung, dass jemand sich mit ihm freut, ist für den Patienten ebenso wichtig wie die Erfahrung, dass jemand mit ihm zusammen traurig ist.

Der Weg zur Einfühlung in einen anderen Menschen führt immer auch über eine Auseinandersetzung mit eigenem Erleben, mit eigenen Antworten auf Fragen wie: „Was würde mir in der Situation des Patienten durch den Kopf gehen? Wie würde ich mich fühlen? Was würde ich jetzt brauchen, mir wünschen?" Fragen dieser Art können einen Prozess emotionaler Gleichsetzung mit dem Patienten auslösen, der gewöhnlich als *Identifizierung* beschrieben wird – ein Vorgang, der in der Arbeit mit Schwerstkranken und Sterbenden belastend sein kann. Eine zu starke Identifizierung (auch über das jeweilige Gespräch hinaus) schwächt das

Erleben persönlicher Identität, sodass es schwer fällt, zwischen eigenen Gefühlen und denen des Patienten zu differenzieren (vgl. 9.2.3). Wirklich hilfreich ist Doppeln jedoch nur dann, wenn es dem Therapeuten gelingt, trotz empathischer Nähe zum Patienten deutlich von ihm getrennt zu bleiben, seine Identifikation mit ihm also nicht ‚allumfassend' ist. Bildlich gesprochen: Wenn er mit einem Bein in der Welt des Patienten steht, mit seinem anderen Bein jedoch in der eigenen Welt verankert bleibt.

7.1.3 Doppeln – eine Form der Begleitung

Es mag sein, dass wir Fragen stellen nach Warum und Wozu, aber wir erwarten nicht eigentlich Antwort. Lauft nicht weg, wartet! Alles, was ich wissen will, ist, dass da jemand sein wird, um meine Hand zu halten, wenn ich das nötig habe.

(eine Lehrkrankenschwester kurz vor ihrem Tod, in: Kübler-Ross 1978b, S. 57)

Die Begleitung schwerkranker und sterbender Menschen wird mit einem Bild aus dem musikalischen Bereich veranschaulicht. Hier bedeutet *begleiten*: „die zweite Partie spielen oder einen Solisten *so* unterstützen, dass die eigentliche Melodie besser und schöner zur Geltung kommt" (Sporken 1982, S. 42). Einfühlendes Doppeln kann mit dem gleichen Bild umschrieben werden und erfüllt damit eine wesentliche Funktion der Sterbebegleitung. Auch beim Doppeln geht es darum, dass der Therapeut die „zweite Partie" übernimmt und lediglich das zum Ausdruck bringt, was der Patient empfindet. Wenn ein Patient verbal oder nonverbal Gefühle der Trauer, Wut, Angst oder Verzweiflung äußert, ist die Versuchung groß, selbst die Melodie vorzugeben, statt der Melodie des Betroffenen zu folgen. Dies geschieht etwa dann, wenn der Therapeut tröstet (= vertröstet), Erklärungen anbietet, moralisiert, diagnostiziert oder ausweicht:

- „Sie haben die erste Operation so gut überstanden! Sicher wird es auch dieses Mal gut gehen" (vertrösten).
- „Vielleicht hat das alles auch sein Gutes. Sie haben zum Beispiel gesagt, dass Sie seit der Erkrankung viel bewusster leben" (Erklärungen anbieten).
- „Sie sollten nicht nach dem *Warum* fragen, lieber versuchen, das Beste aus Ihrer Situation zu machen" (moralisieren).

- „Offensichtlich fällt es Ihnen noch schwer, sich mit Ihrer Krankheit abzufinden“ (diagnostizieren).
- „Sicher haben Sie in Ihrem Leben auch schon sehr viel Schönes erlebt. Könnten Sie mir davon erzählen“ (ausweichen)?

Äußerungen dieser Art mögen zwar mehr oder weniger zutreffen, doch entzieht sich der Therapeut der Betroffenheit vom Leid des Patienten. Im Gegensatz zu dieser eher therapeutenzentrierten Haltung geht es beim Doppeln nicht um das, was der Therapeut dem Patienten sagen sollte, sondern darum, ihm zuzuhören, sich ganz auf ihn zu konzentrieren, ohne dabei an Lösungen zu denken, die seiner (des Therapeuten) Sicht der Dinge entsprechen und ihn selbst beruhigen könnten.

Beispiel:

Patient: Manchmal denke ich, es wäre am besten, jemand würde mir eine Spritze geben und ich wäre tot!

Ermunterung des Patienten

Th.: Sie dürfen die Hoffnung nicht aufgeben!

Pt.: Na, Sie haben gut reden! Wie soll denn das nur weitergehen?

Doppeln

Th. (kniet sich neben das Kopfende des Bettes, legt die Hand auf die Schulter des Patienten): Meine Situation …, sie erscheint mir so ausweglos im Moment …

Pt.: Genau! Wenn ich doch nur einen Ausweg finden könnte (sehnsüchtig)!

Th.: … dann würde ich auch gerne noch leben.

Pt.: Ja, ja! Eigentlich will ich ja wirklich noch leben! Ich will ja gar nicht tot sein, aber dass ich mir nun gar nicht mehr selbst helfen kann …

Th.: … dass ich auf andere angewiesen bin, das bedrückt mich so furchtbar!

Pt.: Ja! Eigentlich hab ich vor allem Angst, dass ich meiner Frau zur Last falle, dass diese Pflege einfach zu viel für sie werden könnte.

Th.: Ich bin mir nicht sicher, ob ich ihr wirklich zur Last falle, aber allein die Vorstellung …

Pt.: … allein die Vorstellung ist kaum zum Aushalten. (Kleine Pause) Am besten wäre vielleicht, wenn ich einmal mit ihr darüber spreche. Vielleicht fällt uns etwas ein, was sie entlasten könnte.

Mit seiner Aufforderung („Sie dürfen die Hoffnung nicht aufgeben!") geht der Therapeut das Problem von außen an, übernimmt er selbst die ‚erste Partie'. Als Doppel-Ich solidarisiert er sich mit dem Patienten und begleitet ihn auf dem Weg einer Klärung seiner Gefühle. Immer wieder betonen schwerkranke Menschen, wie wichtig es für sie ist, sich über ihre Situation, ihre Ängste und Zweifel aussprechen zu können. Dieser Wunsch scheint vordergründig im Widerspruch damit zu stehen, dass viele Patienten versuchen, sich ihre Trauer und Angst nicht anmerken zu lassen. Manche erscheinen fast ‚euphorisch', als erfassten sie gar nicht die Ernsthaftigkeit ihrer Situation. Wenn aber Betroffene nicht über die Lebensbedrohlichkeit ihrer Krankheit und damit verbundene Ängste sprechen, so zum Teil deshalb nicht, weil sie niemanden belasten wollen, von dem sie spüren oder annehmen, dass er selbst Angst davor hat und einem solchen Gespräch hilflos gegenüberstünde. Der an Lungenkrebs erkrankte (und verstorbene) Christoph Schlingensief (2009, S. 196) schreibt: „Das war doch früher mal anders, es gab doch Zeiten, wo man sich mit seiner Wunde nicht so verstecken musste. Zumindest hat man das Gefühl, dass die Leute sie lieber nicht sehen wollen und ihre eigene nicht zeigen wollen." Oft ist es der *Patient*, der die Kraft aufbringen muss, anderen Menschen die Furcht vor einem Gespräch zu nehmen. Bei der Frage offener Auseinandersetzung geht es demnach nicht nur darum, inwieweit der Patient, sondern inwieweit der *Therapeut* ein solches Gespräch aushalten, inwieweit er es ‚verkraften' kann, wenn der Patient seine Situation nicht zu akzeptieren vermag, am Sinn seines Lebens verzweifelt oder um Hilfe beim vorzeitigen Sterben bittet. Ein Therapeut, der auch Gedanken und Gefühle *dieser* Art ausspricht, signalisiert dem Patienten damit seine Bereitschaft, ihn in all seinen Empfindungen zu begleiten.

Manche Menschen zeigen in der Einschätzung ihrer Erkrankung eine ambivalente, ja sogar widersprüchliche Haltung. Hat ein Patient eben noch seine Situation sachlich eingeschätzt, kann er kurz darauf von Zukunftsplänen berichten, die vollkommen unrealistisch sind und in krassem Gegensatz zu der zuvor gezeigten ‚Krankheitseinsicht' stehen. Der Umgang mit diesen Widersprüchlichkeiten ist für die Umwelt mitunter schwer. Doch ist die Seele nicht immer so folgerichtig und in sich widerspruchsfrei gegliedert wie eine mathematische Gleichung. In seiner Funktion als Doppel-Ich teilt der Therapeut *beide* Empfindungen mit dem Patienten, begleitet ihn sowohl in seiner Erkenntnis der Todesnähe als auch in seinen Überlebensphantasien, lässt ihm seine Hoffnung (ohne dabei unrealistische Erwartungen zu wecken), hilft ihm *zugleich*, sich mit vorgegebenen Einschränkungen auseinanderzusetzen. Einem Patienten in der Zweigleisigkeit seines Denkens zu folgen, bedeutet, ihn als *ganzen* Menschen mit *allen* Gefühlen ernst und anzunehmen, ihm *seinen* Umgang mit der Krankheit zu lassen, statt ihn mit Widersprüchlichkeiten zu konfrontieren oder ihm nahe zu legen, sein Schicksal zu akzeptieren (vgl. 5.1–5.3).

Entgegen der in unserer Gesellschaft mehr oder minder explizit ausgesprochenen Forderung „Lerne leiden, ohne zu klagen!" gibt der Therapeut als Doppel-Ich den Klagen des Patienten eine Stimme, wodurch dieser ermutigt wird, auch bislang unterdrückte Gefühle wie Angst, Hader, Wut und Verzweiflung offen zu zeigen. Wenn ein Patient verzweifelt fragt: „Warum tut Gott mir das an?", braucht er keine Vorlesung in Theologie, vielmehr die Erfahrung, dass jemand seine Empfindungen versteht und mit ihm fühlt (vgl. 2.1).

> Symbol aller leidenden Menschen ist Hiob. Wie Hiob mit seinem Leiden umgeht, wie seine Freunde reagieren und welches Verhalten er sich von seinen Freunden wünscht, gibt uns Hinweise darauf, wie wir selbst den Klagen leidender Menschen begegnen können. Hiob verliert seinen Besitz und seine Kinder. Als er auch noch schwer erkrankt, hadert er mit Gott, klagt ihn an und verwünscht den Tag seiner Geburt. Auf die Nachricht von Hiobs Unglück besuchen ihn seine drei Freunde. Zunächst sagen sie gar nichts, halten sieben Tage schweigend bei ihm aus, laufen nicht weg vor seinem Schmerz: „Und saßen mit ihm auf der Erde sieben Tage und sieben Nächte und redeten nichts mit ihm; denn sie sahen, dass der Schmerz sehr groß war" (Hiob 2, 13). Dann fangen sie an zu reden, beschwichtigen Hiob, rufen ihn zur Ordnung und erheben den moralischen Zeigefinger. Die Antworten der Hiobfreunde sind Bemerkungen, die auch wir mitunter geben, um uns dem Leid zu entziehen. Doch statt ihm zu

> helfen, verstärken diese Antworten Hiobs Verzweiflung und Einsamkeit. Schließlich spricht er aus, was die meisten Kranken sich wünschen: „Wenn ihr doch einmal richtig hören wolltet! Denn damit könntet ihr mich wirklich trösten! Ertragt mich, dass ich rede“ (Hiob 21, 2–3)!

Einen schwerkranken Menschen zu begleiten, bedeutet, auf rationale Argumente zu verzichten, sich in seine Situation einzufühlen, nachzuempfinden, was er mit seinen Worten und seinem Schweigen, seiner Mimik und Gestik ausdrücken möchte, und das Verstandene an seiner Stelle auszusprechen: „Das ist alles so ungerecht!“; „Das ist einfach zu viel!“ Zum Doppel-Ich des Patienten zu werden, stellt eine Möglichkeit dar, ihm nahe zu sein, auch ohne viele Worte. Langes Reden, viele Fragen können von ihm als anstrengend erlebt werden – vor allem dann, wenn er starke Schmerzen hat und/oder seine Verständigungsmöglichkeiten eingeschränkt sind. Fragen stellen eine Anforderung an den Kranken, denn sie wollen beantwortet werden. Eine kurze Doppel-Äußerung dagegen ebnet ihm den Weg, zu sprechen oder zu schweigen – in der Gewissheit, dass der Therapeut versteht, wie ihm gerade zumute ist. Fast immer lösen die Tränen eines Menschen den Impuls aus zu trösten: „Herr M., ich habe gehört, dass Sie heute Besuch von Ihrer Frau bekommen. Sicher freuen Sie sich schon darauf!“ Als Doppel-Ich setzt sich der Therapeut still neben Herrn M., hält eine Weile schweigend seine Hand, fügt eventuell leise hinzu: „Ich könnte immer nur weinen und weinen …“ Einen Menschen zur Seite zu haben, der Tränen *aushalten* kann – eben darin liegt ein großer Trost:

> Getrost! Es ist der Tränen wert, dies Leben,
> So lang uns Pilgern die Sonne Gottes scheint,
> Und Bilder bessrer Zeit in unsere Seelen schweben.
> Und ach! mit uns ein fremdes Auge weint.
> (Friedrich Hölderlin: Trost)

Ist ein Patient emotional sehr erregt, etwa während er weint, und nicht dazu in der Lage, Worte aufzunehmen, reicht es aus, ihn leicht zu berühren, den eigenen Atemrhythmus seinem Atem anzupassen und eine Weile mit ihm gemeinsam zu atmen. Durch das Miteinander-Atmen beruhigt sich der Patient, sein Atem wird regelmäßiger, tiefer. Zugleich kann er spüren, dass er nichts zu erklären braucht in einer Situation, in der für Worte kein Raum ist.

Zum Doppel-Ich des Patienten zu werden, hält den Therapeuten dazu an, sich in der Interaktion mit ihm mit der ‚zweiten Partie‘ zu begnügen und auf eigene

Vorstellungen guter Krankheitsbewältigung zu verzichten (vgl. 5.3), verringert somit die Gefahr, wie die Freunde Hiobs zu werden, zu denen dieser letztlich nur noch sagen kann: „So ist's! Was seid ihr doch für kluge Leute! Mit euch stirbt ganz bestimmt die Weisheit aus! … Ihr selbst seid ratlos, deckt es zu mit Lügen; Kurpfuscher seid ihr, die nicht heilen können! Es wäre besser, wenn ihr schweigen würdet, dann könnte man euch noch für weise halten" (Hiob 12,2/13, 4–5).

7.1.4 Doppeln – eine Form des stellvertretenden Handelns

Warum kommt denn keiner und streichelt mich, wischt mir das Gebrochene vom Hals und aus den Haaren, tropft ein bissl Tee in den Mund, schaut mir in die Augen?

(Wander 1981, S. 217)

Moreno leitet das Doppeln aus der Mutter-Kind-Interaktion während der frühesten Lebensphase des Kindes ab (vgl. 8.1.2, 8.2.1). In dieser Phase erlebt das Kind die Mutter als Teil seiner selbst. Die Mutter errät und versteht seine Bedürfnisse, Freuden und Nöte, „verrichtet alle Handlungen, die das Kind selbst noch nicht auszuführen vermag, die aber zur Befriedigung seiner lebenswichtigen Bedürfnisse notwendig sind. Dadurch steuert das Kind die Welt quasi nach seinem Willen" (Leutz 1974, S. 45). Aus der Beobachtung der Mutter-Kind-Interaktion lassen sich Hinweise für das Doppeln im Allgemeinen, für das Doppeln bei Schwerstkranken im Besonderen gewinnen: „Bei ihrer Kooperation mit dem Kind wird sich die Mutter umso geschickter verhalten, je mehr sie von ihren eigenen Gefühlen, Überlegungen und Bedürfnissen abzusehen vermag und sich unvoreingenommen der Einfühlung in das Kind und seine jeweilige Lage überlässt" (ebd. S. 45 f.). Entsprechend gilt für das Doppeln: Bei seiner Kooperation mit einem Patienten wird sich der Therapeut umso geschickter verhalten, je mehr er von seinen eigenen Gefühlen, Überlegungen und Bedürfnissen abzusehen vermag und sich unvoreingenommen der Einfühlung in den Patienten und seine jeweilige Lage überlässt.

Auch wenn der Therapeut als Doppel-Ich nur einen Teil der Funktionen erfüllen kann, die eine Mutter für ihr Kind übernimmt, ist der Aspekt *stellvertretenden Handelns* in der Sterbebegleitung besonders wichtig. Da der Patient seine Interessen und Absichten aufgrund nachlassender Kräfte oft nicht mehr in Handlung umsetzen kann, ist er tatsächlich auf eine Person angewiesen, die das für ihn leistet, was er selbst nicht mehr zu leisten vermag (vgl. 6.2). Als Doppel-Ich wird der Therapeut zum verlängerten Arm des Patienten, zum handlungsfähig gebliebenen Teil seiner Person, stellt er sich nicht nur hinter, sondern auch *vor* ihn, zum Beispiel dann, wenn bestimmte Verordnungen, Vorschläge oder andere Verhaltensweisen von Ärzten, Pflegenden und Angehörigen seinen Wünschen zuwiderlaufen, er sich einer Auseinandersetzung aber nicht (mehr) gewachsen fühlt. In diesem Fall kann der Therapeut als ‚zweites Ich' des Patienten eben das aussprechen oder ausführen, was dieser selbst sagen oder tun würde, hätte er noch die Kraft dazu: „As only a part of his ego is spent in the process of unification, *a part of it is free to act in behalf of the other person beyond what he can do for himself*" (Moreno 1945, S. 64).

7.1.5 Fallbeispiel

Folgendes Beispiel verdeutlicht die Anwendung einfühlenden und stützenden Doppelns während eines Gesprächs mit einem Patienten und seiner Ehefrau.

Herr M. – zweimal an einem Hirntumor operiert – leidet darunter, dass seine Frau seit seiner Erkrankung stark überfordert ist, über ihre Belastungen aber nicht mit ihm spricht. Sie führt den Haushalt, versorgt die beiden Kinder im Grundschulalter, fährt ihren Mann zu Arzt- und Behandlungsterminen. Zusätzlich bemüht sie sich darum, den kleinen Betrieb weiterzuführen, nur mit Hilfe einer zusätzlich eingestellten Hilfskraft. Sie arbeitet bis spät in die Nacht, klagt jedoch nie darüber, auch dann nicht, wenn ihr Mann sie auf ihr erschöpftes Aussehen hin anspricht. Ihm gegenüber verhält sie sich überfürsorglich, schonend, fast bevormundend. Angelegenheiten, die den Betrieb, die Kinder und den Haushalt betreffen, entscheidet sie allein, ohne ihn einzubeziehen. Herr M. hat sich inzwischen resigniert zurückgezogen, nachdem er einige Mal vergeblich versucht hat, mit seiner Frau zu reden. In einem Einzelgespräch sagt Herr M.: „Seit der letzten Operation kann ich mich nicht mehr gut ausdrücken. Außerdem brauche ich viel zu viel Zeit mit dem Formulieren. Meine Frau redet mich glatt an die Wand. Sicher, sie meint es gut. Das ist es ja gerade! Da kann ich mich noch weniger wehren."

Ein von beiden Ehepartnern gewünschtes Dreiergespräch beginnt damit, dass Frau M. ermutigend auf ihren Mann einredet, von seinen Fortschritten spricht und Pläne für die Zukunft macht. Ihn selbst lässt sie kaum zu Wort kommen, beendet ihre Ausführungen hin und wieder mit einem suggestiven: „Nicht wahr, das siehst du doch auch so?" Herr M. zuckt hilflos die Schultern, wirft mir einen Blick zu, als wolle er ausdrücken: „Sehen Sie? Wie ich gesagt habe! Da kann man nichts machen!" Ich stehe von meinem Stuhl auf und wende mich an Frau M.: „Frau M., ich möchte eine Weile versuchen, als zweites Ich Ihres Mannes zu sprechen." Dann stelle ich mich hinter Herrn M. und sage als sein Doppel-Ich:

Th.: Sie meint es so gut mit mir. Manchmal viel zu gut!

Frau M.: Ja, sag ruhig, was du denkst. Aber, dass du dich nur nicht so aufregen musst! Hinterher hast du sonst wieder Kopfschmerzen!

Doppel-Ich: Ich mag es überhaupt nicht, wenn ich so geschont werde!

Herr M. (nickt heftig): Ja genau! Alles dreht sich nur noch um die Krankheit!

Doppel-Ich: Ich fühle mich dann immer noch kränker und trau mir selbst auch schon nichts mehr zu!

Herr M.: Das ist es! Richtig klein fühl ich mich – und dabei könnte ich doch noch mitreden in vielen Dingen!

Frau M.: Sicher! Aber die ganze Verantwortung, die lastet doch jetzt auf mir! Und ich will dich doch nicht unnötig belasten. Ach, manchmal weiß ich selbst nicht mehr, wie ich mich verhalten soll! Die Ärzte sagen mir dauernd, dass du dich nicht aufregen sollst.

Herr M.: Ja, also … (sucht nach Worten, schweigt)

Doppel-Ich: Ich wünsche mir von dir …

Herr M. (greift den Satz sofort auf): Ja, ich wünsche mir von dir, dass du mir auch von *deinen* Sorgen erzählst. Dass du mir ehrlich sagst, was so läuft im Betrieb, und dass du mir vor allem auch sagst, wie es dir geht mit dem allem.

Doppel-Ich: Ich möchte nicht ausgeschlossen werden …

Herr M.: Ja! Vor meiner Krankheit haben wir immer über alles gesprochen, auch über uns beide. Alles haben wir gemeinsam durchgestanden.

Frau M. (betroffen): Ja! Du hast Recht! Das hat sich irgendwie geändert. Wir sprechen kaum noch richtig miteinander.

Herr M. (wird immer sicherer in Tonfall, Mimik und Gestik): Sieh mal, ich bin zwar krank, aber dich belastet das doch auch! Wenn du mir nie sagst, was du wirklich denkst, und immer so tust, als ob alles ganz toll geht und du das ganz locker schaffst – das macht mir schon was aus! Manchmal hab ich Schuldgefühle. Ich sehe doch, wie du schuften musst …

Doppel-Ich: Und wenn du mich an deinen Sorgen teilhaben lässt …

Herr M.: … dann hätte ich das Gefühl, dass ich dir vielleicht auch noch etwas geben kann, zumindest kann ich dir zuhören.

Frau M. (weint): Ich hab gar nicht gewusst, dass du das merkst, wie elend mir oft ist. Und ich dachte, dass ich dich trösten muss, aber du *mich*?

Herr M. nimmt seine Frau in den Arm und streichelt ihr sanft über den Rücken. Er wirkt ruhig und gelassen – trotz der Tränen seiner Frau glücklich (oder gerade deshalb). Nach einer Weile besprechen wir, wie Herr M. wieder mehr in das Familien- und Betriebsleben einbezogen werden, wie das Ehepaar in Zukunft miteinander umgehen kann. Beiden Partnern ist wichtig, den anderen wieder an eigenen Gedanken und Gefühlen teilhaben zu lassen.

Wie der Gesprächsausschnitt zeigt, stelle ich mich als Doppel-Ich nicht zwischen Mann und Frau, vielmehr *hinter* den Patienten, gebe ihm auf diese Weise Halt und Kraft, seine Wünsche zu formulieren, statt sich – wie bisher – zurückzuziehen. Hätte ich in meiner Funktion als Therapeutin die Ehefrau gebeten, ihrem Mann doch auch einmal die Chance zu geben, sich ‚stark' zu zeigen, hätten wir *über* seine möglichen Stärken ‚verhandelt', ihn genau dadurch aber in der Rolle des passiven Kranken belassen, über dessen Kopf hinweg Entscheidungen getroffen werden (vgl. 8.2.2.2). Auch ist es für die Ehefrau weitaus überzeugender, die Wünsche ihres Mannes aus *seinem* als aus meinem Mund zu hören. Durch meine Doppel-Äußerungen wird ein Prozess *unmittelbarer* Kommunikation zwischen den Eheleuten in die Wege geleitet – ein Prozess, der sich auch ohne meine Gegenwart fortsetzt und stabilisiert (wie nachfolgende Gespräche zeigen).

7.1.6 Auswirkungen von einfühlendem und stützendem Doppeln

7.1.6.1 Förderung von Selbstauseinandersetzung

Am Modell des Therapeuten (genauer: seiner Doppel-Äußerungen) lernt der Patient, sich mit seiner *gesamten* Situation auseinanderzusetzen, auch mit bislang unterdrückten Gedanken und Gefühlen. Bereits das Aussprechen eigener Empfindungen entlastet, reduziert Angst, Spannung und Verzweiflung (Ziegler 1990). Darüber hinaus ändern sich häufig die Bedeutungen, die bestimmte Ereignisse und Umweltwahrnehmungen für den Patienten haben, neue Aspekte werden erkannt, Problemsituationen und die eigenen Reaktionen darauf werden umfassender und differenzierter wahrgenommen. Die Erfahrung, in den eigenen Bedürfnissen und Absichten verstanden zu werden, ist zum einen entlastend, fördert zugleich das *selbstexplorative Verhalten* des Patienten.[22] Gesteigerte Selbstex-

---

22 Selbstexploration wird definiert als „die Erforschung des eigenen Selbst" (Alterhoff 1983, S. 145), als aktive Auseinandersetzung mit eigenen Ansichten und Bewertungen, Bedürfnissen und per-

ploration wiederum erleichtert es ihm, bisherige Ziele zu hinterfragen und neue Schwerpunkte zu setzen, die an seinen Fähigkeiten, aber auch an seinen Grenzen orientiert sind.

7.1.6.2 Förderung von Selbstannahme

Im Prozess des Doppelns rückt die Krankheit des Patienten in den Hintergrund, der *ganze* Mensch mit seinen individuellen seelisch-geistigen Vorgängen wird wahrgenommen und bedingungslos angenommen. Da ein Zusammenhang besteht zwischen der Akzeptierung durch andere und Selbstakzeptierung, fördert diese Erfahrung die Selbstannahme des Patienten (Truax & Carkhuff 1967): Je mehr sich ein Mensch von anderen angenommen fühlt, auch mit seinen ‚kranken' und schwachen Anteilen, umso eher wird er sich mit sich selbst versöhnen, sich auch selbst (wieder) annehmen und bejahen können. Wie Untersuchungen zeigen, verbessert eine gesteigerte Selbstwertschätzung nicht nur die emotionale Befindlichkeit des Menschen, sondern auch seine *kognitive Leistungsfähigkeit*, sodass er sich mit anstehenden Belastungen aktiver und kreativer auseinandersetzen kann als bisher (Seligman 2003).

7.1.6.3 Förderung von Vertrauen in das eigene Dasein

Insbesondere stützendes Doppeln vermag das Vertrauen des Patienten in sein Dasein wieder zu stärken, da er – mit einem Doppel-Ich zur Seite – sein Leben auch dann noch eigenen Bedürfnissen entsprechend gestalten kann, wenn seine Kräfte nachlassen (vgl. 8.2.1). Die Erfahrung, dass jemand da ist, der für ihn ausdrückt, was er selbst nicht formulieren kann oder nicht auszusprechen wagt, vermittelt ihm ein Gefühl der Sicherheit in einer Situation, in der viele Sicherheiten seines Lebens unwiederbringlich verloren sind. Einsamkeit und Isolation verringern sich, die Verhaltensweisen der Umwelt wie Rationalisierung, Vertröstung, innerer und äußerer Rückzug mit sich bringen: „Doppelgängermethode ist die wichtigste Therapie für einsame Leute" (Moreno 2008, S. 200).

Neurowissenschaftlichen Untersuchungen zufolge werden Verlauf und Ergebnis einer Therapie entscheidend durch Erfahrungen bestimmt, die der Patient im Hinblick auf sein Bedürfnis nach emotionaler Nähe und Zuwendung macht

sönlichen Zielvorstellungen sowie damit, wie man sich selbst sieht und wie man gerne sein möchte.

(Grawe 2004). Einfühlendes und stützendes Doppeln befriedigen dieses Bedürfnis in hohem Maße: Über die Freisetzung chemischer Botenstoffe (z. B. Endorphine, Oxytocin, Dopamin und Prolactin) werden neuronale Erregungsmuster im Gehirn des Patienten gebildet, die den Erregungsmustern bei Angst entgegenwirken und sein körperlich-seelisches Wohlbefinden verbessern.

7.1.6.4 Unterstützung im Erleben eigener Identität

Viele schwerkranke Menschen haben hin und wieder das Empfinden, ihr *Ich* löse sich im Meer der Schmerzen und anderer Missempfindungen auf. Doppel-Äußerungen können das Erleben eigener Identität (wieder) stärken. Unter *Identität* wird das Zusammenwirken folgender Komponenten verstanden (Petzold 1984):

- Identifikation = ich erkenne mich selbst
- Identifizierung = ich werde erkannt
- Identifikation der Identifizierung = ich erkenne, dass ich erkannt werde

Im Prozess des Doppelns sind alle drei Komponenten wirksam:

- Das Doppel-Ich hilft dem Patienten, seine Gedanken und Gefühle auszusprechen und zu klären, enthüllt ihm „gewisse Seiten seiner selbst, die er sich nicht selbst aufdecken (reveal) kann, und es vermittelt ihm auf diese Weise unerlässliche Komponenten seiner Psyche“ (Toeman, in: Petzold 1979, S. 172): Der Patient erkennt sich selbst.
- Das Doppel-Ich begibt sich imaginativ in die Welt des Patienten – im Bemühen darum, nicht nur die Inhalte des Gesagten, sondern auch damit verbundene Gefühle und Bewertungen zu erfassen: Der Patient wird in seiner Ganzheit erkannt.
- Indem das Doppel-Ich ausspricht, was es glaubt, verstanden zu haben, oder seine Wahrnehmungen in Handlungen umsetzt, vermittelt es dem Patienten die Erfahrung, dass seine Empfindungen einfühlbar und verständlich sind: Der Patient erkennt, dass er erkannt wird.

Im Prozess einfühlenden und stützenden Doppelns erlebt der Patient unmittelbar, dass er durch seine Erkrankung kein identitätsloses Nichts geworden ist, sein Wert als Mensch vielmehr bestehen bleibt – trotz und mit geschwächter körperlich-geistiger Leistungsfähigkeit (vgl. 5.2).

7.1.6.5 Orientierungshilfe für therapeutische Interventionen

Was ist ‚adäquat', was ist ‚hilfreich' im Umgang mit Schwerstkranken und Sterbenden? Auf diese Frage gibt es keine allgemeingültige Antwort, nur viele verschiedene Antworten (vgl. 5.3). Häufiges Doppeln erleichtert es, Wege zu finden, die der Person und Situation des jeweiligen Patienten entsprechen:

- Doppeln fördert die Wahrnehmung des Therapeuten für die Vorstellungen des Patienten über seine Situation und seine damit verbundenen Gefühle. Dadurch wird die Grundlage geschaffen für eventuelle weitere Interventionen (Informationsvermittlung, Abbau unrealistischer Erwartungen, Vermittlung von Gesprächen mit einem bestimmten Arzt, Seelsorger oder Angehörigen), die vor allem an den Bedürfnissen und Gefühlen des Patienten orientiert sind, nicht nur an seinen ‚objektiven' Daten.
- Doppeln verringert die Gefahr, ‚Verhaltensauffälligkeiten' des Kranken vorschnell als Folge organischer Abbauprozesse oder als ‚missglückte Anpassungsversuche' zu interpretieren, begünstigt vielmehr eine Haltung, die zunächst einmal überprüft, inwieweit diese Reaktionen auf konkrete *äußere* Anlässe zurückzuführen sind, die durchaus verändert werden könnten und sollten.

Weitere Auswirkungen des Doppelns werden in Kapitel 8.2.1.2 unter dem Aspekt der *Rollentheorie* Morenos beschrieben und theoretisch begründet.

7.2 Rollenwechsel und Rollentausch

7.2.1 Beschreibung

> *Man ist schon ein bisschen über und jenseits der tatsächlichen Situation, wenn man fähig ist, sie aus dem Abstand des objektiven Beobachters zu sehen.*
>
> (Franz Schoenberner 1966, S. 14)

Weitere Haupttechniken des Psychodramas sind *Rollenwechsel* und *Rollentausch*. In der Literatur werden die beiden Begriffe oft austauschbar verwandt, wobei sich die Bezeichnung *Rollentausch* durchgesetzt hat. Der Schwerpunkt liegt jedoch auf unterschiedlichen Aspekten im Erleben der betroffenen Person:

- Mit *Rollentausch* wird der Vorgang bezeichnet, bei dem ein Mensch seine eigene Rolle für eine kurze Zeit verlässt und die einer anderen – realen oder vorgestellten – Person übernimmt. Er identifiziert sich mit dieser anderen Person, d. h. er versetzt sich in deren Lage und versucht, wie diese zu denken, zu fühlen und zu handeln oder sich dies vorzustellen.
- Beim *Rollenwechsel* nimmt der Betreffende eine andere Rolle aus seinem *eigenen* Rollenrepertoire ein. Hier geht es also nicht um die nachahmende Darstellung eines konkreten Gegenübers, sondern um die Aktivierung einer persönlichen, inneren Erfahrung, die im Rollenwechsel ihren offenen Ausdruck findet.

Abgekürzt bezeichnet *Rollenwechsel* ein einseitiges Geschehen, im Gegensatz zum *Rollentausch*, der „einen zweiseitigen Prozess" beschreibt, „in dem zwei Personen gegenseitig ihre Rollen tauschen und die Rolle der jeweils anderen Person spielen" (Lammers 2004, S. 235). Vor der Verdeutlichung konkreter Varianten, in denen Rollenwechsel und Rollentausch bei schwerkranken Menschen eingesetzt werden können, zunächst einige *allgemeine Hinweise zur Durchführung*:

- Rollenwechsel und Rollentausch werden dem Patienten stets als Angebot vorgeschlagen, das er annehmen, aber auch ablehnen kann. ‚Widerstände' gegen dieses Angebot werden nicht negativ gewertet, sondern als Ausdruck dafür verstanden und akzeptiert, dass sich der Patient zum gegebenen Zeitpunkt nicht mit dem betreffenden Thema auseinandersetzen will, zumindest nicht auf diese Art.
- Die Aufforderung zum Rollenwechsel/Rollentausch erfolgt nicht einfach als ‚technische Intervention', sondern aus dem aufrichtigen Bemühen heraus, dem Patienten dabei zu helfen, seine ganz persönliche Form der Auseinandersetzung mit seiner Situation zu finden.
- Durch Veränderung der Position im Raum werden Rollenwechsel und Rollentausch äußerlich sichtbar gemacht, etwa durch einen Wechsel des Stuhls. Sie können jedoch auch ohne Positionsveränderung, lediglich in der Imagination des Patienten, durchgeführt werden, zum Beispiel dann, wenn dieser bettlägerig ist oder im Rollstuhl sitzt. Entscheidend ist der *innerlich* vollzogene Standortwechsel!
- Rollenwechsel und Rollentausch werden in der ursprünglichen Rolle des Patienten (und auf seinem ursprünglichen Platz) beendet.
- Rollenwechsel und Rollentausch werden meist dann zum Abschluss gebracht, wenn der Patient bisherige Bewertungen in Frage gestellt, alternative Sichtwei-

sen entwickelt, sich Mut zugesprochen oder Hinweise für sein Verhalten gegeben hat. Die Dauer eines Rollenwechsels/Rollentauschs in der Einzelarbeit schwankt gewöhnlich zwischen zwei und fünf Minuten.

7.2.2 Der innere Therapeut

Wir sind dann am erfolgreichsten, wenn wir dem Arzt, der in jedem Patienten steckt, die Chance geben, in Funktion zu treten.

(Albert Schweitzer, in: Cousins 1981, S. 72)

Patienten, die sich selbst überwiegend in der Rolle des hilflos-abhängigen Kranken erleben, neigen dazu, eigenen Erfahrungen als Maßstab für ihr Handeln zu misstrauen und den Therapeuten als ‚allwissende Autorität' anzusprechen. Dies äußert sich u. a. in wiederholten Fragen um Rat („Was würden Sie mir in dieser Situation raten?"), Bitten um Bestätigung („Finden Sie nicht auch, dass ich diesen Weg einschlagen sollte?"), Abwertungen der eigenen Person („Sie werden das natürlich viel besser beurteilen können als ich!") oder häufigen Entschuldigungen und Rechtfertigungen („Bitte, entschuldigen Sie, aber ich kann mich nicht gut ausdrücken."). In einer solchen Situation ist es hilfreich, den Patienten in die Position der ‚Autoritätsperson' zu bringen, beispielsweise dadurch, dass er dazu aufgefordert wird, die Therapeutenrolle einzunehmen, während der Therapeut die Rolle des Patienten übernimmt. Um ihm die Übernahme der Therapeutenrolle zu erleichtern, tauscht der Therapeut mit dem Patienten den Stuhl, wiederholt dessen letzte Äußerungen zusammenfassend in der Ich-Form.

Das folgende Transkript gibt einen Ausschnitt aus einem Gespräch mit einer neunundzwanzigjährigen Patientin wieder, die drei Jahre zuvor an einem Gehirntumor operiert worden ist. Schnell und erregt berichtet Frau E., dass aufgrund der Computertomographie vor zwei Tagen ein Rezidiv diagnostiziert worden ist.

Th.: Was mich bewegt, wie sehr Sie sich bemühen, das ganz sachlich zu schildern, auch wenn …

Pt. (unterbricht): Ja! Ich versuch, mich wahnsinnig zusammenzureißen (hat Tränen in den Augen).

Th.: Auch so, dass Sie sich sagen: ‚Meine Tränen, die darf ich nicht rauslassen.'

Pt.: Ja, ja – das ist wahr!

Th. (sehr vorsichtig): Was, was würde das für Sie bedeuten, wenn Sie weinen?

Pt.: Dass, ich weiß nicht, dass ich dann nicht aufhören könnte, dass es dann noch schlimmer wird?

Th.: So die Angst: ‚Ich könnte mich dann verlieren?'

Pt.: Ja, genau! Ich hab eine Wahnsinnsangst, das nicht mehr überdenken zu können. Und dann, wenn ich heul, überhaupt, wenn ich heulen würde, dann fallen mir die Ohren zu, dann ist die Nase zu, lauter so'n Zeug!

Th.: ‚Ich hab dann gar nichts mehr in der Hand.'

Pt.: Ja, genau! Ich muss mich jetzt ganz arg zusammenreißen.

Th.: ‚Ich muss mich jetzt zusammenreißen und …'

Pt. (redet sehr schnell weiter): Also ich, ich glaub aber … , sagen Sie mal, Frau Frede, auf der einen Seite müsste ich doch ein wenig – *stolz* ist jetzt nicht der richtige Ausdruck, aber ich könnte doch eigentlich zufrieden mit mir sein, wie ich mich im Moment zusammenreiße oder nicht?

Th.: Frau E., ich möchte meine Antwort ein paar Minuten aufschieben, möchte Sie zuvor darum bitten, sich vorzustellen, da sitzt die Frau Frede. (Th. steht auf, rückt ihren Stuhl etwas näher an die Pt. heran und zeigt darauf): Mögen Sie jetzt bitte einmal den Platz wechseln und …

Pt. (wechselt den Stuhl): … als wenn *ich* die Frau Frede wäre?

Th.: Ja. Und dort (Th. weist auf den nun leeren Stuhl der Pt.) sitzt die Birgit (Vorname der Patientin) und fragt (Th. tritt hinter den Stuhl der Pt.): ‚Frau Frede, ich kann doch eigentlich zufrieden mit mir sein, wie ich mich jetzt zusammenreiße? Was meinen Sie?'

Pt. (in der Th.-Rolle): Ja, was soll ich sagen? Auf der einen Seite vielleicht schon, aber Sie haben doch eigentlich auch ein Recht, dass Sie heulen. Sie dürfen auch weinen können! Weil – eh – das steht einem ja zu, wenn man so etwas gesagt kriegt!

Th. (in der Pt.-Rolle): Ja, aber ich hab irgendwie Angst, dass ich mich dann verliere. Meine Ohren gehen zu, die Nase … Glauben Sie denn, ich könnte dann auch wieder aufhören?

Pt. (in der Th.-Rolle): Ja, also, das glaub ich schon (zögernd).

Th. (in der Pt.-Rolle): Sie trauen mir das zu?

Pt. (in der Th.-Rolle, jetzt entschieden und überzeugt): Ja! Ich traue Ihnen das zu! Ich glaube ganz bestimmt, dass Sie wieder aufhören können! Wenn irgendein Mensch kommt, der Ihnen hilft, dann hören Sie wieder auf! Ich könnte mir gut vorstellen, wenn Sie sehr weinen würden und Ihre Freundin kommen würde, dass die Sie beruhigen könnte. Ihre Eltern auch … Sie *werden* wieder aufhören!

Auf ein Zeichen der Therapeutin nehmen beide wieder ihre früheren Plätze ein.

Pt. (lächelt, wirkt deutlich entspannter als zu Beginn des Gesprächs): Irgendwie tut das gut, zu wissen, ich darf auch weinen!

Th.: Ja, Frau E., ich glaube, dass Sie sehr stolz auf sich sein können – und dass Sie genauso stolz auf sich sein können, wenn Sie weinen!

Pt.: Ja, ich hab da wohl ein bisschen viel von mir verlangt!

Statt mit dem Patienten die Rolle zu tauschen, kann der Therapeut ihn darum bitten, sich (in einem *Rollenwechsel*) einmal vorzustellen, ein Kollege zu sein, mit dem er ein *kollegiales Gespräch* führen möchte:[23] „Ich werde Sie jetzt einmal als Kollegen ansprechen. Dort (Th. weist auf einen leeren Stuhl) sitzt unser gemeinsamer Patient. Ihm geht es zurzeit nicht gut, und ich bin froh, dass wir uns einmal über ihn unterhalten können. Sie kennen ihn ja schon wesentlich länger und auch viel besser als ich. Wie sehen Sie seine Situation? Was meinen Sie, was ihm jetzt gut täte, was wir ihm sagen könnten?" Durchführung und Auswirkung der kollegialen Interaktion sollen an einem Beispiel verdeutlicht werden:

Frau I. (achtundzwanzig Jahre alt) leidet nach zweimaliger Hirntumoroperation an einer spastischen Paraparese beider Beine sowie an einer schweren Ataxie.[24] In den beiden letzten Wochen hat sich ihr körperliches Befinden verschlechtert. Sie hat abgenommen, ist schneller erschöpft. Gangunsicherheit und ataktische Beschwerden treten stärker hervor. Sie selbst nimmt diese Veränderungen sehr bewusst wahr und ist zunehmend besorgt. Sobald sie jedoch über ihre Ängste zu sprechen beginnt, wird sie vom Pflegepersonal, von Ärzten, Physio- und Ergotherapeuten beruhigt, auf zukünftige Erfolge vertröstet und zu weiterem Üben angehalten: „So schlecht war's doch gar nicht. Mit gutem Willen und Üben wird es sicher bald wieder besser werden."

Bei unserem vierten Gespräch wirkt Frau I. bedrückt. Schweigend schaut sie auf ihre Hände.

Th.: Sie sehen so traurig aus im Moment …

Pt.: Ja, das bin ich wohl auch. Es geht ja auch gar nicht mehr vorwärts mit mir. Was soll nur werden?

---

23 Die Technik der *kollegialen Interaktion*, auch als *Psychodramatisch-Kollegiales Bündnis* bezeichnet, ist von Gretel Leutz (1980, 1981, 2006) entwickelt und ausführlich beschrieben worden.

24 Paraparese = doppelseitige, motorische Schwäche, unvollständige Lähmung zweier symmetrischer Extremitäten (Pschyrembel 1998). Ataxie = Störung der Bewegungskoordination, des geordneten Zusammenwirkens von Muskelgruppen mit der Folge, dass z. B. der Gang torkelnd, der Stand unsicher wird, Zielbewegungen mit Fingern oder Füßen nicht mehr sicher sind (ebd.).

Th.: Sie spüren überhaupt keinen Fortschritt mehr und das macht Ihnen Angst?

Pt. (nickt heftig): Ja, ja! Und vor allem, es glaubt mir ja keiner! So, als würde ich mir keine Mühe geben, als würde ich mir das alles nur einbilden!

Th.: Zu den körperlichen Beschwerden jetzt noch die Belastung: ‚Es versteht keiner, dass ich wirklich einfach nicht *kann*. Auch wenn ich mich noch so anstrenge?'

Pt.: Genau! Ich *kann* einfach nicht mehr! Und da heißt es immer: ‚Üben, üben! Sie werden sehen, dann geht es wieder aufwärts.' Ach! (Sie winkt resigniert ab.)

Th. (als Doppel-Ich): ‚Ich kann's schon nicht mehr hören – diesen Satz! Und ich fühl mich nicht ernst genommen in meiner Wahrnehmung und in meinen Gefühlen …'

Pt.: Ja! (Nach einer kleinen Pause, zögernd): Ich glaube, dass da wieder etwas wächst in meinem Kopf. Ja, ich hab's ja noch keinem gesagt, ich kenne die Zeichen doch genau. So fing es vor der zweiten Operation auch an!

Th.: Sie befürchten, dass der Tumor wieder wächst …

Pt. (unterbricht): Ja, ich kenne doch meinen Körper!

Th. (als Doppel-Ich): ‚Und ich kann meinem Körper vertrauen?'

Pt.: Ja!

Th.: Frau I., ich möchte Sie jetzt gern einmal als Kollegin ansprechen. Dort (Th. zieht einen leeren Stuhl heran und stellt ihn seitwärts neben die Pt.) sitzt unsere gemeinsame Patientin, Frau I.. Ihr geht es zurzeit nicht gut, und ich bin froh, dass wir uns besprechen können. Sie kennen sie ja schon wesentlich länger und viel besser als ich. Wie sehen Sie ihre Situation? Haben Sie eine Idee, was wir ihr sagen könnten? Was ihr gut täte?

Pt. (als Kollegin – im Folgenden mit Pt./K. abgekürzt): Na, ich würde sofort eine Computertomographie machen lassen. Dann herrscht endlich Klarheit, Gewissheit. Man wüsste endlich Bescheid!

Th.: So oder so! Ganz egal, wie das Ergebnis ausfällt, Frau I. muss wissen, wo sie dran ist?

Pt./K.: Ja! Dieses ständige Grübeln, diese Ungewissheit … das ist nichts für Frau I.. Sie hat ja schon allen Appetit verloren, isst kaum noch etwas. Wenn sie endlich Gewissheit hätte, würde sich auch der Appetit wieder bessern.

Th.: Und wenn tatsächlich ein neues Tumorwachstum festgestellt würde …

Pt./K.: … dann würde sie damit fertig werden! Immerhin hat sie es die beiden ersten Male auch verkraftet. Dann müsste sie genau überlegen und entscheiden, ob sie sich nochmals operieren lässt. Das käme darauf an, was genau die Untersuchung ergibt. Auf jeden Fall ist die Wahrheit besser zu ertragen als diese ständige Unsicherheit und das Grübeln. Das macht Frau I. noch ganz verrückt. Und, wissen Sie, manchmal – insgeheim – wünscht sich Frau I. fast, dass das CT den Nachweis bringt, dass ihre schlechten Leistungen nicht an ihrem mangelnden Willen liegen, dass sie wirklich nichts dafür kann.

Th.: Dann müssten wir uns also um eine Computertomografie kümmern. Sie haben großes Vertrauen zur Patientin, dass sie mit dem Ergebnis wird umgehen können. Vielleicht könnten Sie ihr das einmal sagen (Th. weist auf den leeren Stuhl)?

Pt./K. (zum leeren Stuhl gewandt): Ja, ich habe Vertrauen zu Ihnen, dass Sie damit fertig werden. Dass der Tumor es nicht schafft, Sie zum Resignieren zu bringen, auch wenn es körperlich schlechter geht!

Th.: Frau Kollegin, was könnte Frau I. denn helfen, die Zeit bis zur Untersuchung zu überbrücken?

Pt./K. (zunächst nachdenklich, dann entschieden): Also, bis zum CT wäre auf jeden Fall Ablenkung gut! Gemeinschaft mit anderen. In der letzten Zeit hat sie sich viel zu viel von den Mitpatienten zurückgezogen. Das muss anders werden. Sie könnte zum Beispiel nachmittags ruhig einmal wieder ins Klinikcafé gehen.

Th.: Ich weiß aus früheren Gesprächen mit Frau I., dass es ihr sehr viel ausmacht, wenn ihr beim Essen etwas hinfällt oder sie beim Trinken etwas verschüttet, weil die Hände zittern. Das ist einer der Gründe, warum sie sich zurückgezogen hat.

Pt./K.: Ja, das stimmt. Sie ist da sehr empfindlich.

Th.: Was würden Sie ihr sagen?

Pt./K.: Nun, ich würde ihr sagen …

Th. (unterbricht): Bitte, Frau Kollegin, könnten Sie es unserer Patientin direkt sagen (Th. weist auf den leeren Stuhl)?

Pt./K.: Das ist *Ihr* Leben! Wenn es einen anderen stört, dass Sie etwas verschütten, also – der wäre auf die Dauer sowieso kein Freund für Sie! Es geht jetzt um *Sie* und dass Sie sich jetzt auch einmal wieder etwas Gutes tun, dass Sie wieder etwas unternehmen statt sich auf Ihr Zimmer zu verkriechen!

Th.: Ich habe noch eine Frage. Sie erwähnten vorhin den mangelnden Appetit und die innere Unruhe der Patientin …

Pt./K. (unterbricht – jetzt sichtlich für ihre Rolle als Kollegin ‚erwärmt'): Ja, also ich würde ihr einen appetitanregenden Saft verordnen. *Nuran* heißt er, glaube ich. Der ist ihr früher schon einmal gut bekommen. (Der Blickrichtung der Th. folgend wendet sie sich an den leeren Stuhl und spricht die dort imaginierte Pt. aus der Therapeutenrolle heraus direkt an): Und außerdem essen Sie sehr gerne

Schokoladenplätzchen. Sie könnten sich von einem Mitpatienten welche besorgen lassen und ruhig auch einmal zwischendurch davon essen. Und wegen der Unruhe … na ja, also die wird wohl nicht ganz weggehen. Die müssen Sie wohl einfach aushalten. Sie könnten aber abends oder auch tagsüber wieder Ihre Musikkassette hören. Mit Musik konnten Sie sich bisher immer ganz gut entspannen. (Pt. wendet sich wieder an die Th.): Der Kassettenrecorder von Frau I. ist kaputt, und sie hat sich bisher nicht getraut, jemanden wegen der Reparatur zu fragen. Das sollte sie jetzt endlich tun.

Th. (greift nach Zettel und Stift): Ich möchte die verschiedenen Punkte schriftlich festhalten, damit wir nichts davon vergessen. Also, das Wichtigste: CT machen lassen. Dann: Nuran-Saft bei den Schwestern bestellen. Schokoladenplätzchen besorgen. Den Hausmeister bitten, den Kassettenrecorder zu reparieren oder reparieren zu lassen. (Pt. nickt mehrmals.) Möchten Sie unserer Patientin abschließend noch etwas sagen, Frau Kollegin?

Pt./K. (sehr bestimmt): Die Krankheit kann Sie schwächen, aber nicht besiegen! Das klingt zwar unlogisch, ist es aber nicht!

Th. (stellt den leeren Stuhl wieder zur Seite): Nun sind Sie wieder Frau I. … Was bedeuten die Worte für Sie, die Sie sich in der Rolle meiner Kollegin zugesprochen haben?

Pt.: Ja! Die Krankheit kann mich schwächen, aber nicht besiegen. (Nach einer kleinen Pause): Das glaubt kein Mensch, was bei diesem Gespräch herausgekommen ist. Keiner würde es glauben, der nicht dabei gewesen ist. (Sie strahlt): Unglaublich!

Während Frau I. zu Beginn unseres Treffens in sich zusammengesunken sitzt, mit leiser Stimme spricht, richtet sie sich im Laufe der kollegialen Interaktion mehr und mehr auf, Tonfall und Stimmlage sind energisch und selbstbewusst. Noch am gleichen Tag wendet sie sich mit der Bitte um eine Computertomografie an ihren Arzt. Mit Frau I's Einverständnis spreche auch ich mit dem Arzt über die Dringlichkeit einer Untersuchung und den Wunsch der Patientin nach einem offenen Gespräch. Der appetitanregende Saft wird vom Arzt verordnet, der Kassettenrecorder vom Hausmeister repariert, eine Tüte mit Schokoladenplätzchen von einer Freundin besorgt. Die Computertomografie ergibt tatsächlich eine Verschlechterung gegenüber dem letzten Befund. Eine erneute Operation wird nicht empfohlen, stattdessen die Möglichkeit einer Bestrahlungsserie erwogen. Frau I. reagiert auf das Untersuchungsergebnis in der von ihr vorausgesagten Weise. Wichtig für ihr Selbstwerterleben ist, durch den CT-Befund ‚rehabilitiert' zu sein (im Sinne der lateinischen Bedeutung von ‚rehabilitieren' = Ehre wiederherstellen): Nicht ihrem mangelnden Willen, sondern dem Tumorgeschehen ist anzulasten, dass ihr Gang schlechter geworden ist. Auch erlebt sie es als eine Art Genugtuung, dass sie die Erste gewesen ist, die die Ursache erkannt und Maßnahmen zur Diagnostizierung eingeleitet hat.

7.2.3 Der innere Freund – der innere Erzieher

Blick in dein Inneres! Da drinnen ist eine Quelle des Guten, die niemals aufhört zu sprudeln, wenn du nicht aufhörst, nachzugraben.

(Marc Aurel)

Ist der Patient auf persönliche Fehlleistungen und Defizite fixiert, verteidigt er die negative Sicht seiner Person auch im Falle positiver Erfahrungen, kann der Therapeut ihn darum bitten, sich für einen Moment vorzustellen, sein eigener bester Freund zu sein. Dann spricht er den Patienten in der Rolle dieses Freundes an, fragt ihn, den *Freund*, was er von dem Patienten halte, was er ihm sagen wolle. Mitunter übernimmt der Therapeut die Rolle des Patienten, wünscht sich von seinem ‚Freund' Rückmeldung und Rat. Fast jeder Patient ist erstaunt, wie ermutigend und warmherzig er sich selbst gegenüber sein kann, wenn er als Freund zu sich spricht.

Ein Patient, der in einem sozialen Beruf arbeitet (oder gearbeitet hat), kann zur bewussten Übernahme seiner Berufsrolle aufgefordert werden:

Frau U., Erzieherin von Beruf, setzt sich ständig unter Druck, vor allem deshalb, weil sie möglichst schnell wieder arbeiten will. Krankheitsbedingte Beeinträchtigungen versucht sie zu kompensieren, oft unter Missachtung ihrer Leistungsgrenzen. Ihre Ansprüche an die eigene Leistungsfähigkeit sind so hoch, dass kaum etwas von dem, was sie tut, ihrem Idealbild standhalten kann. Die Folge sind wiederholte Misserfolgserfahrungen, für die sie sich kritisiert und abwertet. Als sie zum wiederholten Male hart mit sich ins Gericht geht, bitte ich sie, sich einmal vorzustellen, die Erzieherin der Maria (Vorname der Patientin) zu sein. Ich selbst übernehme die Rolle der Maria: „Ich komme zu Ihnen, weil Sie meine Erzieherin sind und mich schon sehr lange kennen. Heute möchte ich Ihnen von meinen Schwierigkeiten erzählen."

Der *Rollenwechsel* von Frau U. erfolgt ohne Positionsveränderung, da es mir sinnvoll erscheint, sie auf ihrem *eigenen* Platz eine Rolle einnehmen zu lassen, in der sie sich

> kompetent und sicher fühlt. Ich selbst dagegen setze mich während meines *Rollentauschs* auf einen anderen Stuhl, um es Frau U. zu erleichtern, das, was ich sage, auf die *Maria* zu beziehen.

In der Ich-Form wiederhole ich die Selbstvorwürfe der Patientin. Sie hört eine Weile schweigend zu, bis sie mich plötzlich unterbricht: „Also, Maria, findest du nicht, dass du ein wenig übertreibst, wenn du dich so schlecht machst? Du hast doch schon so viel erreicht! Immerhin hast du eine sehr schwere Operation hinter dir! Das sollte dir ein anderer erst einmal nachmachen – so schnell wieder auf die Beine zu kommen!" Als Maria beharre ich auf meiner ‚Wertlosigkeit': „Nun ja, das mag ja stimmen, aber es ist doch nun einmal so, dass ich jetzt nichts mehr wert bin und mich deshalb besonders anstrengen muss." Die Antwort kommt schnell: „Für mich bist du noch genauso viel wert wie früher! Eigentlich bewundere ich dich sogar für das, was du geschafft hast, dass du dich nicht hast unterkriegen lassen von der Krankheit." Ich setze mich zurück auf meinen (Therapeuten-)Stuhl, bitte Frau U., ihren letzten Satz noch einmal in der Ich-Form zu wiederholen, und beende damit den Rollenwechsel. Andächtig, fast erstaunt, wiederholt Frau U.: „Ich bewundere mich für das, was ich geschafft habe?!" Ihr zuvor hartes und angespanntes Gesicht wird weich. Nach kurzem Schweigen sagt sie: „Mir fällt gerade auf, dass ich mit meinen Kindern nie so umgehen würde, wie ich mit mir selbst umgehe! Den Kindern spreche ich immer gut zu, auch wenn mal etwas schief gelaufen ist. Dauerndes Meckern verschlimmert nur alles." – „Frau U.", frage ich, „angenommen, Sie wendeten sich selbst gegenüber die gleichen Erziehungsprinzipien an, mit denen Sie bei Ihren Kindern Erfolg haben, was könnte dann passieren?" Frau U. lacht: „Ja, was könnte passieren? Schlechter würde es auf keinen Fall! Ich als meine Erzieherin? Irgendwie ist das eine schöne Vorstellung. Also, wenn die Maria zu meiner Gruppe gehörte, würde ich ihr Mut machen und ihr versichern, dass sie in Ordnung ist, dass sie sich nicht immer einen solchen Druck machen soll." Auch in der Folgezeit fragt Frau U. ihre ‚Erzieherin' wiederholt um Rat – während unserer Gespräche, aber auch allein, ohne meine Anwesenheit. Das helfe ihr, so die Patientin, Abstand von belastenden Erfahrungen zu gewinnen und wieder ruhiger zu werden.

Setzt sich ein Patient mit existentiellen Lebensfragen auseinander, beispielsweise mit der Frage nach dem Sinn seines Lebens und Leidens, und gerät dabei in eine Sackgasse verzweifelten Grübelns, kann es befreiend für ihn sein, die Rolle einer Person einzunehmen, die ihm wichtig ist: ein geschätzter Lehrer, ein geliebter Großvater, eine bewunderte Person aus Geschichte oder Literatur, … Zunächst lasse ich dem Patienten Zeit, sich in die Rolle dieser Person hineinzuversetzen.

Dann bitte ich ihn, aus dieser Rolle heraus mit mir über den Patienten, Herrn X., zu sprechen: „Herr X. und ich wissen im Moment nicht weiter. Vielleicht können Sie uns helfen? Ich weiß, dass Herr X. sehr viel von Ihnen hält. Sie kennen die Fragen, die ihn bewegen. Vielleicht gibt es irgendetwas, das Sie ihm sagen möchten?“

Auch Patienten mit Beeinträchtigungen der intellektuellen Beweglichkeit und der Auffassungsfähigkeit verstehen das Prinzip des Rollenwechsels meiner Erfahrung nach recht schnell, reagieren aus der anderen Rolle heraus und sind dazu in der Lage, aus ihrem Erinnerungsarchiv etwas zu aktivieren, das ihnen hilft, die Belastungen der Gegenwart zu tragen. Ich spreche auch dann von *Rollenwechsel*, wenn der Patient die Rolle einer realen Person einnimmt, da der Schwerpunkt darauf liegt, die Rolle eines Freundes, Großvaters oder Lehrers im *eigenen Rollenrepertoire* zu verwirklichen. Wird dabei zunächst auf konkrete Personen zurückgegriffen, so deshalb, um die Verwirklichung *persönlicher* Rollenmöglichkeiten zu erleichtern. Das, was dem Patienten bisher von außen an freundschaftlichen, großväterlichen Einstellungs- und Verhaltensweisen entgegengebracht worden ist, wird von ihm gemäß seiner eigenen Auffassung von diesen Rollen übernommen und im Rollenwechsel zur persönlich gelebten Erfahrung.

7.2.4 Die inneren Kraftquellen

Die Dunkelheit können wir nicht vertreiben, aber wir können ein Licht anzünden.

(Sprichwort)

Spielt in konventioneller Therapie vielfach die Frage der Verursachung seelischen Leidens eine Rolle, geht es in der Begegnung mit schwerkranken Menschen vor allem darum, wie sie ihre individuellen Eigenschaften und Fähigkeiten bei der Auseinandersetzung mit ihren *gegenwärtigen* Belastungen einsetzen können. Das „Mandala-Malen“ (Juchli 1985, S. 98 f.) und der anschließende Rollenwechsel mit einem der gemalten Symbole können die Eigenkräfte des Patienten aktivieren, sein Vertrauen zu sich selbst (wieder) stärken:[25]

25 „*Mandala* (ein Wort aus dem Sanskrit) bedeutet Kreis, Zentrum, Rad. Der Kreis ist Symbol der Ganzheit und der Einheit. Im weitesten Sinne überschreitet das Mandala immer auch die passive Form des ruhenden Rund, indem es zum Rad wird, dessen Gesetz die Bewegung ist, die Aktivität und Lebendigkeit. Damit wird es zum Sinnbild, zum Ausdruck unseres Lebens“ (Juchli 1986, S. 7).

Der Therapeut zeichnet einen Kreis auf einen Bogen Papier und unterteilt ihn in drei gleich große Bereiche. Nach einer kurzen Entspannungsanleitung bittet er den Patienten: „Lenken Sie Ihre Aufmerksamkeit für eine Weile auf all das, was Sie als dunkel in sich und Ihrem Leben empfinden – auf Ihren Schmerz, Ihre Trauer, Ihre Angst. … Und nun versuchen Sie, dem, was Sie empfinden, Ausdruck zu geben – mit einer Farbe, einer Form, einem Wort oder Satz. Zeichnen, malen oder schreiben Sie in einen der drei Bereiche des Kreises, was Ihnen spontan in den Sinn kommt. … Dann lehnen Sie sich wieder zurück. Achten Sie auf Ihre Atmung. Sie atmen ruhig und regelmäßig. … Bitte, richten Sie nun Ihre Aufmerksamkeit auf all das, was Sie als hell und heil in sich erleben. Geben Sie dem, was Ihnen einfällt, im zweiten Bereich des Kreises Ausdruck, wiederum mit einer Farbe, einem Symbol oder Wort. … Nun entspannen Sie sich wieder. … Bitte, erinnern Sie sich jetzt an das, was Ihnen in Ihrem Leben Kraft gegeben hat, mit Schwierigkeiten umzugehen. Was ist es, was Ihnen in Krisensituationen hilft? Ist es etwas von außen? Oder eine Kraft, die von innen kommt? Spüren Sie dem nach und wählen Sie eine Farbe, eine Form oder ein Wort, das dazu passen könnte. Malen oder schreiben Sie Ihr Symbol in den dritten Bereich des Kreises. … Dann lehnen Sie sich wieder zurück. Ihr Atem geht ruhig und regelmäßig."

Zunächst wartet der Therapeut ab, ob der Patient von sich aus etwas zu seinem Bild sagt, dann fragt er nach: „Woran bleibt Ihr Blick haften, wenn Sie auf Ihr Bild schauen?" Zeigt der Patient auf ein bestimmtes Symbol (ein Herz, eine Blume, einen Baum, einen Ring, …), fordert der Therapeut ihn auf, diesem Symbol eine Stimme zu geben: „Was könnte dieses Herz (diese Blume, …) Ihnen sagen?" Prinzipiell ist ein Rollenwechsel mit *jedem* Symbol möglich, doch sollte die Rolle, die der Patient zuletzt einnimmt, einen *positiv* erlebten Anteil symbolisieren.

Mit dieser Übung wird dem Patienten vermittelt, dass es nicht darum geht, die ‚dunklen', leidvollen Aspekte seines Lebens auszuklammern, vielmehr darum, sie zur Kenntnis zu nehmen, gleichermaßen aber auch die ‚hellen', freudvollen Anteile wahrzunehmen (vgl. 5.2). Philosophische Diskussionen über ‚das Positive und Negative im Leben' sind meist fehl am Platze – unabhängig vom Bildungshintergrund des Betroffenen. Das Mandala-Bild macht die *Ganzheitlichkeit* des Lebens unmittelbar anschaulich. Wiederholt habe ich erlebt, dass der Rollenwechsel mit positiven Symbolen einem Patienten (wieder) bewusst macht, dass es auch in seinem Leben Bereiche gibt, die tragend und stützend sind – trotz aller und mit allen Belastungen!

Schmerzliche Erfahrungen können einem Patienten nicht ausgeredet werden. Als hilfreich aber erweist sich, mit genau *diesen* schmerzlichen Erfahrungen zu *beginnen*. Ein solches Verhalten stürzt den Betroffenen keineswegs in noch tiefere

Verzweiflung (wie oft befürchtet), stärkt vielmehr seine Hoffnung darauf, dass es einen Menschen gibt, der das, was mit ihm geschehen ist, in seiner ganzen Größe wahrnehmen und anerkennen kann. Der Weg zu den Kraftquellen eines Menschen fängt bei seiner Verzweiflung an. Hierzu ein Beispiel:[26]

Eine 22jährige Patientin ist wegen eines Neurofibrosarkoms in der Halswirbelsäule mehrfach operiert, bestrahlt und mit Chemotherapie behandelt worden. Zu Beginn unseres zweiten Gesprächs sagt sie (nicht klagend, doch unendlich traurig): „Mein Leben ist nichts wert. Ich bin noch jung, habe noch nichts erreicht und werde wohl auch nichts mehr erreichen."

Th. (legt ein Blatt Papier, einen Bleistift und Farbstifte vor die Pt.): Frau C., in unserem ersten Gespräch haben Sie erwähnt, dass Sie gerne zeichnen. Könnten Sie Ihre augenblicklichen Gefühle einmal in einem Bild ausdrücken?

Die Patientin greift sofort zum Bleistift, zeichnet – in sich versunken und sehr konzentriert – eine Rose mit kräftigen Blütenblättern, die auf sandigem Boden steht, von Unkraut umgeben. Auf einigen Blättern der Rose liegen große Wassertropfen. Die Stimmung ist düster. (Pt.: Es scheint keine Sonne.) Um die Rose herum malt die Patientin einen feinen schwarzen Strich. Es sieht so aus, als ob ein durchsichtiges Glas von oben über die Blume gestülpt worden sei. Nachdem wir das Bild eine Weile betrachtet haben:

Th.: Sie haben eine Landschaft gemalt – mit einer Blume. Stellen Sie sich nun einmal vor, es kommt jemand vorbei. Ein Wanderer. Was sagt er wohl, wenn er die Rose sieht?

Pt.: Er wundert sich, dass diese Rose hier wachsen kann. Er sagt: Es ist alles so hässlich, so dürr und sandig hier. Das ist ja wie ein Wunder, dass diese Rose unter solchen Bedingungen überleben kann. (Schaut überrascht auf, lächelt mit Tränen in den Augen): Komisch, jetzt erinnere ich mich, dass mir eine Freundin und meine Zimmernachbarin hier in der Klinik etwas Ähnliches gesagt haben: Es ist wie ein Wunder, dass du unter diesen Bedingungen überlebt hast – deine schlimme Kindheit, dann die schwere Krankheit, von Krankenhaus zu Krankenhaus. Und dabei bist du lieb geblieben, gar nicht hart und verbittert. Nun ja, wie diese Rose eben …

26 Das Beispiel wurde erstmals veröffentlicht in: „Förderung von Hoffnung durch Psychodramatherapie" (Frede 2006, S. 344 f.).

Th.: Ihre Freundinnen bewundern und achten Sie, genau wie ein Wanderer diese Rose bewundern würde. (Pt nickt.) Und die Rose? Wenn Sie sich vorstellen, die Rose auf dem Bild könnte sprechen? Was würde die Rose sagen?

Pt.: Ich habe hier wirklich keinen guten Platz. Aber ich erfreue Wanderer, die vorbeikommen und dann in dieser Gegend eine schöne Blume sehen. Ich habe nur zwei kleine Dornen (zeigt darauf). Ich kann mich nicht gut wehren. Doch ich habe einen unsichtbaren Schutz um mich. Den sieht man nur, wenn man genau hinschaut. Aber ich weiß, dass er da ist.

Th.: Einen Schutz?

Pt.: Ja, ich weiß einfach, dass Gott um mich ist. (Verlässt für einen Moment die Rolle der Rose): Gott ist nicht wie wir Menschen. Deshalb hier so dieser Strich um die Rose (zeigt auf das, was wie ein umgekehrtes Glas aussieht). Ich weiß nicht, wie ich das anders malen soll. (Wieder in der Rolle der Rose): Gott weiß, dass ich hier keine guten Bedingungen habe. Aber hier ist eben mein Platz. Auch wenn ich ab und zu weine (zeigt auf die Tropfen).

Th.: Sie weinen, Rose …

Pt.: Ja, ich weine, ich muss hier in dieser hässlichen Gegend bleiben. Aber es ist *wichtig*, dass ich hier stehe. Und wenn nur *einer* vorbeikommt und sich freut, dann hat es doch schon einen Sinn!

Th.: Es ist wichtig, dass Sie da sind. *Sie* sind wichtig?

Pt. (nickt): Ja!

Th. (nach kurzem Schweigen): Jetzt spreche ich Sie wieder als Frau C. an. Was meinen Sie zu dem, was die Rose gesagt hat?

Pt. (lächelt): Vielleicht bin ich doch von Nutzen. Ist ja nicht viel, was ich noch tun kann, aber das, was ich kann, das muss ich tun. Man kann auch unter schlechtesten Bedingungen überleben, ohne böse zu werden (entschieden). Das ist auch schon etwas!

Th.: Das ist sehr viel! Und längst nicht selbstverständlich. Das ist etwas Besonderes. Menschen, die Ihnen begegnen, bemerken das – und vielleicht werden sie in einer ähnlichen Situation an Sie denken. Ich zum Beispiel *werde* an Sie denken, sollte ich auch einmal krank werden!

Im Rollenwechsel mit dem fiktiven Wanderer betrachtet die Patientin ihre Situation von außen, vermag sie dadurch in einem neuen Licht zu sehen. Was ihr in der eigenen Rolle nicht möglich gewesen ist, gelingt im Rollenwechsel: darauf zu hoffen, dass ihr Leben „wichtig" ist – trotz und mit ihrer Krankheit. Sich selbst kann sie glauben, was sie vielleicht als Vertrösten erlebt hätte, böte ein anderer ihr diese Sichtweise an. Im Rollenwechsel erinnert sich Frau C. an anerkennende

Rückmeldungen ihrer Mitmenschen – Aussagen, die es ihr nun erleichtern, sich auch selbst anzunehmen. Nicht äußere Dinge wie beruflicher Erfolg oder Reichtum sind maßgebend für ihren Wert als Mensch, sondern die Tatsache, dass sie inmitten widriger Umstände nicht bitter und böse geworden, sondern „lieb" geblieben ist, freundlich und offen für ihre Mitmenschen. Eben darin erfüllt sich der Sinn ihres Lebens.[27] Darüber hinaus konkretisiert die Patientin ihre ganz *persönliche* Gottesvorstellung. Diese Vorstellung vermittelt einen Trost, der nicht weiter hinterfragt werden kann, der tragfähig ist, weil sie ihn aus ihrem eigenen Inneren heraus entwickelt, nicht von außen übernommen hat.

7.2.5 Gott

> *Dies führt über zum Gedanken an Gott als oberste Berufungsinstanz, die den Einzelnen frei und stark machen kann, auch wenn die ganze übrige Gesellschaft gegen ihn ist. Diese – wichtigste – psychologische Funktion Gottes wird von den Psychologen nicht gesehen.*
>
> (Noll 1984, S. 79)

Auch ohne an eine bestimmte Konfession gebunden zu sein, wenden sich viele Schwerkranke und Sterbende verstärkt, erneut oder zum ersten Mal in ihrem Leben an Gott – mit der Bitte um Beistand, aber auch mit dem Ausdruck von Hader, Auflehnung und Verzweiflung (vgl. 2.1). Bereits die Erfahrung, sich über religiöse (spirituelle) Themen aussprechen zu können, sowohl in ‚negativen' als auch ‚positiven' Gefühlen ernst genommen zu werden, erleichtert und schafft mitunter erst die Voraussetzung dafür, dass ein Gespräch mit einem Seelsorger vermittelt werden kann, sofern der Betreffende dies wünscht. Wenn ein Therapeut über Glaubensfragen spricht, geht es dabei nicht um die Übernahme seelsorgerlicher Funktionen, vielmehr darum, sich auf *alle* Aspekte der Person des Patienten einzulassen, einschließlich seiner Beziehung zu Gott. Fragt ein Patient den Therapeuten nach seiner eigenen Einstellung zu religiösen Inhalten, fragt er ihn nicht als Seelsorger, sondern als *Menschen*. Und als Mensch kann er auch antworten,

27 Aristoteles (Nikomachische Ethik) zufolge besteht ein „erfülltes Leben" darin, auch Schicksalsschläge tragen zu können, in der Lage zu sein, „aus dem Gegebenen immer das Schönste zu machen" (Schmid 2005, S. 181). Das schöne Leben ist nicht unbedingt eines, das man ein leichtes Leben nennt. Es ist vielmehr eines, wozu der Betreffende Ja sagen kann: „Erst in der Bedrängnis leuchtet das Schöne" (ebd. S. 194). Wie die Rose im Bild der Patientin.

indem er ihm seine *persönlichen*, subjektiven Vorstellungen mitteilt, einschließlich der Begrenztheit seines Wissens in diesen Dingen. Angesichts der Grenzen menschlicher Erkenntnis kann ein Therapeut vor allem eines tun: *dableiben* und sich mit dem Patienten in der Erfahrung existentieller Betroffenheit solidarisieren.

Über die Solidarisierung hinaus liegt in der Aufforderung zum *Dialog mit Gott* eine *konkrete* Möglichkeit, einem Patienten bei der Klärung seiner persönlichen Gottesvorstellung zu helfen: „Herr B., ich stelle mir gerade vor, Gott nähme teil an unserem Gespräch. Vielleicht auf diesem Stuhl hier. … Sie können ihm sagen, was Sie belastet, ihm Ihre Fragen stellen." Nachdem der Patient seine Gedanken und Gefühle ausgesprochen hat: „Was würde Gott Ihnen wohl antworten? Wenn Sie ihn hören könnten, was würde Er sagen? Oder würde Er gar nicht viel sagen, vielleicht nur eine bestimmte Geste machen?" Bei einem Rollenwechsel mit Gott geht es nicht um Anmaßung ‚göttlicher Allwissenheit', vielmehr darum, auf die Stimme Gottes in sich selbst zu hören. Im Dialog klärt sich die persönliche Beziehung des Patienten zu Gott, vergegenwärtigt er sich *sein* Bild von ihm – das einzige Bild, das bleiben und von dem eine ‚heilende' Wirkung ausgehen kann.

Mitunter geschieht es, dass sich ein Patient im Prozess der Lebensbilanzierung an seinen Fehlern, Grenzen und Schwächen aufreibt, sich selbst und sein Leben verurteilt. Hier kann der Rollenwechsel mit folgenden Worten eingeleitet werden: „Wenn Sie Ihre Geschichte Gott (Jesus) erzählten, was würde Er dazu sagen? Wenn Sie Gott (Jesus) direkt fragten, ob Sie mit Ihrem Leben, Ihrer Schuld vor ihm bestehen können, was, glauben Sie, würde Er Ihnen antworten?" Im Dialog mit Gott bringen viele Patienten zur Sprache, woran sie sich in der eigenen Rolle nicht (mehr) haben erinnern können: dass Jesus *gerade* zu den Kranken und Sündern kommt, dass Schuld nicht annulliert und ausgelöscht, wohl aber vergeben werden kann. Im Rollenwechsel wird dem Patienten die Botschaft von der Liebe Gottes und seiner Barmherzigkeit wieder zugänglich, sodass er sich mit sich selbst versöhnen, zumindest darauf hoffen kann, von Gott bejaht und angenommen zu sein (vgl. das Beispiel in Kapitel 8.2.3.1).

Schwankt der Patient zwischen persönlichen Bedürfnissen und Erwartungen seiner Umwelt, trägt der Rollenwechsel dazu bei, sich vermehrt (wieder) auf das zu besinnen, was dem eigenen Wesen und persönlichen Wertvorstellungen entspricht. Ein transkribierter Gesprächsausschnitt verdeutlicht das Vorgehen:

Der zweiundvierzigjährige Herr K. ist innerhalb von acht Jahren zweimal an einem Gehirntumor operiert worden. Schon immer tief religiös hat der Glaube für ihn seit Beginn der Erkrankung noch an Bedeutung gewonnen. Nach seiner vorzeitigen Berentung möchte er die Abendschule besuchen, doch belastet ihn die Frage, ob dieses Vorhaben auch im Sinne Gottes sei. Sein Konflikt wird noch dadurch verschärft, dass Angehörige, Freunde und Bekannte ausnahmslos von diesem Schulbesuch abraten – meist mit der Begründung, dass er sich schonen und sein Leben genießen solle.

Th.: Herr K., wenn Sie sich vorstellen, dass Gott auf diesem Stuhl hier sitzt und Sie ihn ansprechen … Bitte, fragen Sie ihn einmal direkt …

Pt.: Sollte ich jetzt wirklich diese Schule besuchen? Oder sollte ich die Zeit lieber nutzen, um mich mehr mit dir zu beschäftigen, um zum Beispiel in der Bibel zu lesen?

Th.: Vielleicht fällt es Ihnen zunächst etwas schwer; ich möchte Sie dennoch bitten, sich auf diesen Stuhl hier zu setzen. (Th. zeigt auf den symbolisch für Gott hingestellten Stuhl, auf den sich nach kurzem Zögern der Pt. setzt.)

Th. (stellt sich hinter den nun leeren Stuhl des Pt. und wiederholt sinngemäß seine Frage): Wird mich die Schule nicht von dir ablenken?

Pt. (im Rollenwechsel – nachdenklich, sehr konzentriert): Gott würde mir sagen: Fang das ruhig erst einmal an! Ich werde dich schon auf den rechten Weg führen.

Th. (in der Pt.-Rolle): Ja, aber woher weiß ich, ob es nicht zu viel wird?

Pt. (im Rollenwechsel): Da werde ich dir durch körperliche Anzeichen das Maß setzen. Ich werde dir rechtzeitig Zeichen geben, wenn du besser mit der Schule aufhören solltest.

Th. (in der Pt.-Rolle): Vertraust du mir denn, dass ich diese Zeichen höre?

Pt. (im Rollenwechsel): Ich werde diese Zeichen so deutlich setzen, dass du sie hörst. Und du *wirst* sie hören!

Th. (setzt sich auf ihren Stuhl, signalisiert dem Pt., auch wieder seinen ursprünglichen Platz einzunehmen): Wie geht es Ihnen mit dieser Antwort?

Pt. (lebhaft): Ja! Ich glaube wirklich, dass Gott mir ein Zeichen gibt! Und auch sagt, was er von mir will! Das war jetzt sehr wichtig für mich, das so zu sehen! (Nach einer kurzen Pause): Jetzt hoffe ich nur – angenommen, ich krieg den Tumor wieder –, dass dann niemand zu mir sagt: ‚Siehst du, das hast du nun davon! Nun hast du den Tumor wiedergekriegt!' Das hat nämlich einer zu mir gesagt, als ich nach der ersten Operation noch weitergearbeitet habe. Dieser Ausspruch hat mich sehr erschreckt!

Th.: Sie befürchten, wenn Sie jetzt die Schule besuchen und erneut krank werden, dass dann wieder so ein Satz kommen könnte. Ist das Ihre Angst?

Pt.: Ja!

Th.: Und was könnten Sie dann sagen?

Pt.: Ja, da fehlen mir die Argumente.

Th.: Sie haben vorhin in der Rolle von Gott gesprochen, sich selbst gegenüber das Vertrauen ausgesprochen, dass Sie seine Zeichen wahrnehmen werden. Können Sie sich vorstellen, was Gott zu einer solchen Äußerung sagen würde?

Pt.: Gott? Der würde dazu schweigen (entschieden)! Der würde auch zu mir sagen, dass ich dazu schweigen sollte und den Satz abtun sollte als Satz von einer Umwelt, die nicht versteht. Das gäbe sowieso nur eine Rechtfertigung, kein Gespräch.

Th.: Und Sie sich jetzt fragen: ‚Will ich mich da überhaupt rechtfertigen?'

Pt. (bestimmt): Nein! Will ich gar nicht! Das ist mein Leben! Solchen Leuten gegenüber brauche ich mich gar nicht zu verteidigen!

In seiner *eigenen* Rolle fehlen dem Patienten die Argumente. In der Rolle *Gottes* gibt er sich unmittelbar und spontan eine Handlungsanweisung. Da diese Empfehlung aus seinem eigenen Inneren kommt, ist zu erwarten, dass sie für seinen Alltag eher handlungsrelevant wird, als wenn er sie von einem Außenstehenden erhalten hätte (vgl. 7.2.9.1, 7.2.9.5).

Der Patient besucht die Abendschule noch über ein Jahr lang – bis kurz vor seinem Tod. Seinen Briefen ist zu entnehmen, dass er durch den Schulbesuch an persönlicher Sicherheit und Selbstvertrauen gewinnt. Stärkend vor allem ist die Erfahrung, für seine Tapferkeit geachtet und bewundert zu werden, seinen Mitschülern den Umgang mit schwerer Krankheit ‚vorleben' zu können. In der Schule gewinnt er neue Freunde, wodurch er dem *sozialen Tod* zu entgehen vermag. Nach seinem Tod helfen die Freunde seiner Frau bei organisatorischen Angelegenheiten, sprechen mit ihr über ihren Mann, stehen ihr bei ihrer Trauer zur Seite. Wie Frau K. mir einige Zeit nach dem Tod ihres Mannes schreibt, sind diese Hilfen für sie von großer Bedeutung. Vor allem erfülle es sie mit Dankbarkeit und Stolz, dass ihr *Mann* für diese Unterstützung nach seinem Tod gesorgt habe – sein letztes Geschenk an sie.

7.2.6 Der Tod

Der Tod ist bei jeder Therapie zu Gast. Sein Vorhandensein zu leugnen, vermittelt die Botschaft, er sei zu schrecklich, um erörtert zu werden.

(Irvin D. Yalom 2002, S. 137)

Eine eigene Krankheit erinnert uns wie kaum eine andere Erfahrung an die Endlichkeit unseres Lebens. Der Tod ist *immer* gewiss – einem jedem Menschen. Doch verliert diese Gewissheit im Falle schwerer Erkrankung ihre abstrakte, theoretische Qualität, wird zur unmittelbaren Bedrohung, die nicht mehr verdrängt oder auf ein fernes Irgendwann verschoben werden kann. In unserer Gesellschaft wird das Todesthema im Allgemeinen vermieden, sodass viele Patienten niemanden haben, mit dem sie darüber sprechen könnten. Auch manche Therapeuten scheuen sich davor, über den Tod zu reden – und übertragen ihre Scheu auf den Patienten. Meine eigene Erfahrung: Nur wenige Patienten schneiden das Thema *Tod* von sich aus an, sind aber dankbar, wenn ihr Gegenüber es tut. Hilfreich zur Auseinandersetzung mit der eigenen Todesvorstellung ist ein *Dialog mit dem Tod* (vgl. Frede 2007):

Th. (weist auf einen leeren Stuhl): Ich stelle mir gerade vor, der Tod säße bei uns, vielleicht hier auf diesem Stuhl. Sie können ihm all das sagen, was Sie im Moment bewegt, was Sie über ihn denken.

Zögert der Patient, kann der *Therapeut* den Dialog mit dem Tod beginnen, indem er in der Ich-Form sinngemäß wiederholt, was der Patient verbal und/oder nonverbal geäußert hat.

Th. (tritt neben den Pt. und doppelt – zum leeren Stuhl gewandt, der den Tod repräsentiert): Einerseits habe ich Angst vor dir, Tod. Manchmal aber sehne ich mich nach dir, zum Beispiel dann, wenn die Schmerzen sehr stark sind …

Th. (setzt sich wieder auf den eigenen Platz, zum Pt. gewandt): Wenn der Tod antworten könnte, was würde er sagen?

Je selbstverständlicher ein solcher Dialog für den Therapeuten ist, umso leichter fällt er dem Patienten. Nicht jeder Mensch setzt sich von sich aus offen mit dem Tod auseinander, *jeder* aber hat eine bestimmte *Vorstellung* von ihm, die im

Rollenwechsel konkretisiert und in Beziehung zur eigenen Situation gesetzt werden kann.

Gewöhnlich setzt sich das Bild vom Tod aus *verschiedenen* Aspekten unterschiedlichster Bedeutung zusammen. Kann sich der Patient mit den einzelnen Seiten seiner Todesvorstellung vertraut machen, verlieren sie ein wenig von ihrer lähmenden Macht über ihn. Der Prozess des Vertrautmachens wird erleichtert durch Erstellen eines *Assoziationsdiagramms* (Frede 2009):

Der Therapeut legt ein Blatt Papier vor den Patienten und erklärt das Vorgehen: „Für die meisten Menschen hat der Tod verschiedene Bedeutungen. Einige Aspekte sind positiver, andere eher negativer Art. Man kann mit dem Tod die Vorstellung von Verlust und Zerfall verbinden, aber auch von Erlösung und Ruhe. Wir könnten uns einmal anschauen, wie *Sie* den Tod sehen, welche Gedanken und Gefühle *Sie* mit dem Tod verbinden, was für *Sie* von Bedeutung ist, wenn Sie an den Tod denken. Bitte, nehmen Sie dieses Blatt und schreiben Sie das Wort *Tod* in die Mitte. Wenn Sie an den Tod denken, was kommt Ihnen in den Sinn? Was fühlen Sie? … Es gibt hier kein richtig oder falsch, nur Ihre ganz *persönlichen* Vorstellungen. Schreiben Sie einfach auf, was Ihnen einfällt. Machen Sie um jeden Einfall einen Kreis und verbinden Sie ihn durch einen Strich mit dem Mittelpunkt *Tod*. Jeder Aspekt steht in einem eigenen Kreis. Eigenschaften, die Sie als zusammengehörig erleben, können Sie durch eine Linie miteinander verbinden. … (Nachdem der Patient alle Einfälle notiert hat): Stellen Sie sich nun einmal vor, der Tod könnte sich an unserem Gespräch beteiligen. Aus welcher dieser Eigenschaften heraus würde er Ihnen etwas sagen?"

Meist kristallisieren sich zwei oder drei Aspekte heraus, die für den Patienten besonders wichtig sind. Indem er diese Anteile ‚personifiziert' (in der Ich-Form für sie spricht), kann er in einen Dialog mit ihnen treten. In jedem Fall bestimmt allein der *Patient*, mit welchen Sichtweisen des Todes er sich intensiver befasst.

Die Arbeit mit dem Diagramm schafft einen gewissen Abstand zur eigenen Todesvorstellung, der es erleichtert, zuvor undurchschaubare Ängste zu klären. Beispielsweise kann sich eine diffuse Todesangst zur konkreten Furcht vor dem *Sterben* wandeln. Während die Angst gegenüber einigen Aspekten des Todes ungemindert bestehen bleibt, haben andere Aspekte etwas Tröstliches. Die bedrohlichen Anteile des Todes werden dadurch nicht ausgelöscht, erhalten jedoch einen anderen Stellenwert. Im Rollenwechsel entwickelt der Patient nicht nur sein Todesbild, sondern auch seine *persönlichen Reaktionen* darauf. Bei einigen Patienten führt die Verkörperung des Todes dazu, dass sie ihn zwar nicht annehmen, sich aber mit ihm aussöhnen können: „Ach, du kannst ja auch nichts dafür, dass du mich holen musst", sagt eine Patientin zum Tod. Andere Patienten lehnen sich nach wie vor gegen den Tod auf, betrachten ihn als Feind, erkennen jedoch im Dialog mit ihm, dass er zwar ihr Leben beenden, ihre Identität aber nicht zerstören kann. Ein Hirntumorpatient drückt diese Erfahrung folgendermaßen aus: „Du kannst mich töten, aber besiegen kannst du mich nicht." Wieder andere Patienten formulieren im Dialog mit dem Tod nicht nur bestimmte Ängste, sondern auch positive Erfahrungen. Beispielsweise seien sie durch die Nähe des Todes mutiger geworden, Dinge zu sagen, die sie früher eher verschwiegen hätten, könnten neue Schwerpunkte setzen, träten bestimmter für ihre *eigenen* Wertvorstellungen und Interessen ein. Nicht selten sind Patienten nach einem Gespräch mit dem Tod erstaunt über die neue Sicht, die sie nicht nur vom Tod, sondern auch von sich selbst gewonnen haben.

7.2.7 Ein ‚dominierendes' Gefühl

Gebt Worte eurem Weh: Schmerz, der nicht spricht,
Raunt ins beschwerte Herz sich, dass es bricht.
(Shakespeare: Macbeth)

Jede schwere Erkrankung ist mit Trauer, Angst, Wut und Verzweiflung verbunden – mal mehr, mal weniger. Die gesellschaftliche Anerkennung klaglosen Leidens führt jedoch dazu, dass der offene Ausdruck dieser Gefühle als Zeichen misslungener Krankheitsverarbeitung aufgefasst wird. Die Folge: Der Patient bekommt Angst vor seiner Trauer und Angst. Vor allem auch deshalb, weil er sie nicht einfach ‚abstellen' kann. Man kann sich zwar dazu anhalten, dreimal täglich Entspannungsübungen zu machen, nicht aber dazu, keine Angst mehr zu haben. Angst ist jedoch nicht nur negativ oder ein physiologisches Relikt aus der Steinzeit. Angst ist *Energie* – Energie, die man *nutzen* kann, zum Beispiel dafür, sich für persönliche Ziele einzusetzen, sich zu wehren, wenn ein anderer die eigenen Grenzen überschreitet. Dichter, Schriftsteller und Philosophen aller Zeiten und Kulturen sehen in Gefühlen der Trauer und Angst eine Quelle der Inspiration, einen Ermöglichungsgrund für Erkenntnis. Unabhängig von positiven Deutungen dieser Art: Trauer und Angst im Falle schwer Erkrankung sind nicht ‚dysfunktional', vielmehr ganz spontane Reaktionen auf erfahrenen Verlust und wahrgenommene Bedrohung. Die Auseinandersetzung mit diesen Gefühlen fällt leichter, wenn sie nicht pathologisiert, sondern als normale Antworten auf eine

Wirklichkeit verstanden werden, die nicht nur Gesundheit und Glück, sondern auch Krankheit und Unglück enthält.

Therapeuten können und sollen die Angst eines Menschen nicht aus der Welt räumen, sollten ihm aber dabei helfen, „die ihm von seiner Existenz her aufgegebene Angst um sein Dasein zu tragen und zu ertragen“ (Condrau 1991, S. 87). Ein Aspekt dieser Hilfe besteht darin, die Angst (oder Trauer) des Patienten zu *personifizieren*: Der Therapeut ‚setzt‘ das Gefühl symbolisch auf einen leeren Stuhl, fordert den Patienten dann zu einem Gespräch mit ihm auf: „Sie sagen, die Angst ist immer da, auch jetzt. Stellen Sie sich vor, sie ist für eine Weile nicht mehr *in*, sondern *außerhalb* von Ihnen, sitzt zum Beispiel hier auf diesem Stuhl, sodass Sie mit ihr sprechen können. Was möchten Sie ihr sagen?“ Nachdem der Patient seine Angst angesprochen, sich vielleicht auch etwas von ihr gewünscht hat (beispielsweise, dass sie verschwinden möge), bittet ihn der Therapeut, sich auf den Stuhl der Angst zu setzen: „Geben Sie der Angst eine Stimme. Was antwortet die Angst dem … (Vorname des Patienten)?“

Im Dialog mit ihrer Angst, Trauer, Wut oder Verzweiflung können viele Patienten klären, unter welchen Bedingungen sich das betreffende Gefühl abschwächen oder anderweitig ändern könnte. Manche sprechen die Unabänderlichkeit eines Gefühls aus (z. B. der Angst vor erneutem Tumorwachstum), können es jedoch – bei Rückkehr in die eigene Rolle – leichter annehmen. Oft werden Trauer und Angst allein schon durch ihre Verkörperung als weniger bedrohlich erlebt. Ein zunächst diffuses Gefühl (ein unbestimmbarer Druck, eine scheinbar grundlose Angst) wird konkreter, dadurch überschau- und handhabbarer. Mitunter erkennen Patienten auch die wechselseitige Bedingtheit positiver und negativer Gefühle, nehmen wahr, dass ein zuvor ausschließlich negativ bewertetes Gefühl wie die Rückseite einer Medaille ist, deren Vorderseite eine positiv empfundene Eigenschaft oder Fähigkeit ist, auf die sie nicht verzichten möchten.

> Eine Patientin, die zu Beginn des Gesprächs über ihre Empfindsamkeit klagt und sie unbedingt „loswerden“ möchte, sagt in der Rolle dieser Empfindsamkeit zu sich selbst: „Also, wenn ich nicht wäre, wärst du bestimmt nicht so einfühlsam. Und du könntest dich auch nicht so intensiv freuen – selbst über Kleinigkeiten. Da musst du mich schon in Kauf nehmen. Immerhin bringe ich dir auch Vorteile!“

Das folgende Transkript verdeutlicht Indikation, Einsatz und Wirkweise eines Dialogs mit einer als „quälend“ erlebten Angst: Frau M., neununddreißig Jahre alt, ist vor einem Jahr an einem Hirntumor operiert worden. Ob sie wieder wird arbeiten können, ist ungewiss. Im Vordergrund der Beschwerden stehen Merk- und Konzentrationsstörungen, eine deutlich reduzierte Belastbarkeit, Passivität und Antriebsarmut, massive Zukunftsängste und depressive Verstimmungen, verbunden mit dem Gefühl allgemeiner Sinn- und Wertlosigkeit. Zuhause wie auch in der Klinik lebt Frau M. zurückgezogen, fast isoliert. In ihrer Körperhaltung wirkt sie kraftlos, wie gebeugt unter einer zu großen Last. In unserem dritten Gespräch spricht Frau M. über ihre Angst:

Pt.: Diese Angst ist so tief in mir. So ein quälendes Gefühl.

Th.: Wo sitzt dieses Gefühl in Ihrem Körper?

Pt. (zeigt spontan auf ihren Magen): Hier, hier im Bauch. Hier sitzt das.

Th.: Jetzt auch wieder?

Pt.: Ja!

Th.: Sollen wir uns dieses Gefühl einmal näher anschauen?

Pt. (sieht die Th. zögernd an): Ja. Ja, doch.

Th. (zieht einen leeren Stuhl heran, stellt ihn in einigem Abstand vor die Pt.): Bitte, könnten Sie sich auf diesen Stuhl hier setzen … Und nun möchte ich Sie bitten, die Inge (Vorname der Patientin) für einen Moment zu vergessen und nur die Angst zu sein, diese Angst von der Inge. (Pt.: Hm, ja.) Wenn Sie jetzt in der Ich-Form reden, dann *sind* Sie die Angst. … Als Angst könnten Sie zum Beispiel sagen: Ich bin die Angst von der Inge und … ich quäl die ganz schön …

Pt.: Ich bin die Angst von der Inge und in mir ist Revolution, möcht ich das nennen.

Th.: Wie meinen Sie das? Ich möchte die Angst von der Inge gerne näher kennen lernen …

Pt. (zögernd): Ja. Ich bin immer da, wenn die Inge unsicher ist, wenn sie nicht weiß, wie sie etwas machen soll, wenn sie irgendwohin kommt, wo sie unbekannt ist, und wenn Dinge auf sie zukommen, die sie nicht absehen kann.

Th.: Dann schleichen Sie sich da so ein? Und machen der Inge einen Klumpen im Magen. (Pt.: Ja!) Was bezwecken Sie damit? Wollen Sie die Inge piesacken?

Pt.: Ich will sie bewegen, einen Ausweg zu suchen. Von allein ist sie sehr bequem.

Th.: Hm. Sie braucht so jemanden, der …

Pt.: … der ihr manchmal einen Stoß gibt.

Th.: Ja, aber offensichtlich einen ziemlich großen Stoß? Also, ich hab das so verstanden, dass Sie eine sehr große Angst sind?

Pt. (zum ersten Mal laut und energisch): Ja, muss ich auch sein. Denn es dauert sehr lange, bis sie den Stoß versteht.

Th.: Dann ist es eigentlich gut, dass Sie so groß sind?

Pt.: Ja, ich glaube schon.

Th.: Sonst würde die Inge gar nicht auf Sie hören? Und was würde passieren, wenn die Inge nicht auf Sie hören würde?

Pt.: Ja, dann würde die einfach vor sich hin leben und wichtige Entscheidungen verpassen und vielleicht irgendwann zugrunde gehen (wieder leise, zögernd).

Th.: Dann sind Sie lebensnotwendig für die Inge?

Pt. (nachdenklich): Ja, ja. Von der Sicht ja!

Th.: Dann könnte die Inge Ihnen doch eigentlich dankbar sein, dass Sie da sind?

Pt.: Ja, müsste sie! Aber sie ist es ja nicht.

Th.: Ja, ist sie nicht. Das ist eigentlich undankbar? Oder wie erleben Sie das als Angst?

Pt.: Ja, die Angst ist immer ungeliebt!

Th.: Obgleich Sie ja eigentlich eine ganz wichtige Aufgabe haben, die Inge so anzustippen.

Pt.: Ja, ja … und nicht nur zu ärgern.

Th.: Sie wollen die Inge gar nicht ärgern?

Pt.: Nein, ich will ihr helfen!

Th.: Hm. Meinen Sie, dass die Inge das weiß, dass Sie, die Angst, ihr helfen wollen?

Pt.: Ich glaube nicht! Sonst wäre sie nicht so gegen mich.

Th.: Haben Sie der Inge das schon einmal gesagt, dass Sie ihr helfen wollen?

Pt. (sehr leise): Nein. … Ich habe gedacht, sie erkennt das …

Th. (weist auf den ursprünglichen Stuhl der Pt.): Mögen Sie sie einmal fragen?

Pt.: Ja, Inge, weißt du, dass ich dir helfen will? Und dir nicht schaden möchte?

Th.: Wenn Sie sich jetzt bitte wieder auf Ihren Stuhl, den Stuhl der Inge, setzen … Was können Sie der Angst antworten?

Pt.: Das wusste ich nicht, dass du mir helfen willst. Ich fühle mich dann immer sehr bedrängt und unwohl.

Th.: Und Sie wollen die Angst loswerden? (Pt. nickt heftig.) Können Sie das der Angst einmal sagen?

Pt.: Ich möchte nicht, dass du so in mich fährst. Ich möchte frei von dir sein – immer.

Th.: Die Angst hat mir vorhin erzählt, dass sie Sie antickt, damit Sie etwas tun. Hat die Angst recht damit?

Pt. (betroffen): Ja!

Th. (tritt hinter den leeren Stuhl der Angst): Ich spreche jetzt einmal als Angst.

Die Angst fragt Sie jetzt: Ja gut, du willst mich los sein. Das habe ich jetzt gehört. Aber wenn ich gehe, dann ist keiner mehr da, der dich antickt! Dann bist du bequem, lebst so dahin …

Pt. (zögernd): Das wird schon irgendwie gehen.

Th. (als Angst): Ja wie denn?

Pt.: Wenn ich dann auf die Nase falle, dann werd ich vielleicht wach. Und wenn dann was passiert, dann muss ich das eben verdauen.

Th. (als Angst): Traust du dir das zu?

Pt.: Das weiß ich nicht, ob ich das schaffe.

Th. (als Angst): Na ja, solange bleib ich lieber noch bei dir. Weil, also im Moment bin ich der Meinung, du brauchst mich noch.

Pt.: Ja, aber warum kommst du denn gleich immer so gewaltig, so heftig?

Th. (bittet die Pt., sich auf den Stuhl der Angst zu setzen, tritt selbst hinter den nun leeren Stuhl der Pt.): Ja, aber warum kommst du denn immer gleich so gewaltig, so heftig?

Pt.: Weil du's ja sonst nicht merkst. Du bist ja gar nicht aufmerksam genug. Du achtest ja nicht auf die Dinge, die wichtig sind.

Th. (fordert zum erneuten Rollenwechsel auf, tritt selbst zur Seite und fragt die Pt., auf den nun wieder leeren Stuhl der Angst weisend): Und was können Sie der Angst darauf antworten?

Pt.: Ich sehe eben nicht alle Dinge als wichtig an, die anderen wichtig erscheinen …

Th. (fordert wiederum zum Rollenwechsel auf): Was sagt die Angst dazu?

Pt.: Ja, aber du musst auch andere Dinge beachten. Darfst nicht nur Dinge aus deinem kleinen Gesichtsfeld sehen. Du musst den Überblick behalten oder bekommen. Deshalb will ich dir ja helfen (immer energischer). Deshalb komme ich ja und stoße dich an.

Th.: Dann wird die Inge mit Ihnen leben müssen?

Pt.: Im Moment ja.

Th.: Im Moment? Bis wann? Könnten Sie das genauer sagen?

Pt.: Ich meine, nicht bis morgen oder übermorgen. Ich will versuchen, dass ich weniger werde – so die Angst.

Th.: Wie könnten Sie weniger werden?

Pt.: Ich werde meine Hinweise etwas in der Stärke vermindern.

Th.: Das heißt, Sie möchten weiter da sein als Angst, nur nicht mehr so stark?

Pt.: Ja, ich möchte auf jeden Fall im Hintergrund bleiben, damit ich im Notfall einspringen kann, werd mich aber dämpfen.

Th.: Hm. Haben Sie vielleicht eine Idee, wie Sie das machen könnten, sich etwas zu dämpfen? Oder vielleicht kann Ihnen die Inge dabei helfen?

Pt.: Ja, sie kann mir dabei helfen, schon dass sie nicht einfach so vor sich hin lebt, sondern aufpasst, was rund um sie herum passiert, dann brauche ich auch nicht zu oft einzugreifen. Und wenn sie sich mit ihrer Umwelt auseinandersetzt und mit den Problemen dieser Umwelt, dann wird die Angst immer weniger werden.

Th.: Ich kann mir vorstellen, dass die Inge das erst lernen muss …

Pt.: Ja, sie soll mit kleinen Schritten anfangen. Sie soll sich nicht gleich vornehmen, die Welt zu verändern, sondern einfach in ihrem täglichen Bereich ihre Umwelt genauer beobachten …

Th.: Sie kennen die Inge am besten. Vielleicht können auch Sie ihr ein bisschen helfen und ihr einen Vorschlag machen, womit sie anfangen könnte. Was genau könnte sie mehr beobachten?

Pt.: Die nächsten Menschen, die täglich um sie herum sind.

Th.: Jetzt auch hier in der Klinik?

Pt.: Ja, auch hier! Damit sie sieht, wie es anderen geht, und dass sie merkt, dass es ihr gut geht im Vergleich zu anderen, und dass sie glücklich sein kann über ihren Zustand im Moment, und dass sie darüber dann auch einen Teil ihrer Angst vor der Zukunft vergisst oder verliert.

Th.: Sie bitten die Inge, nicht immer nur in sich zu gucken, sondern auch…

Pt.: … mehr nach außen zu gucken. Sie igelt sich nämlich sehr gerne ein.

Th.: Und das gefällt Ihnen nicht?

Pt.: Nein! Das zwingt mich, in Aktion zu treten.

Th.: Nun hat die Inge das sehr lange so gemacht. Sich eingeigelt. Meinen Sie, sie könnte das schaffen, sich mehr nach außen zu wenden?

Pt.: Wenn sie sich bemüht, dann kann sie es schaffen.

Th.: Ob Sie ihr noch einmal ganz genau sagen könnten, was Sie von ihr möchten?

Pt.: Ich möchte, dass du deine Mitmenschen besser beobachtest, auch hier in der Klinik, auf deine Mitmenschen eingehst. Auf die, die dich ansprechen, und auch auf die anderen, die sich zurückziehen – so, wie du dich zurückgezogen hast. Und wenn du dich nicht so einigelst und auf andere zugehst, dann wirst du es schaffen, ein Stück von deiner Angst zu verlieren! Ich werde mich zurückziehen, sobald ich sehe, dass du es alleine schaffst. Ich vertraue dir, dass du es schaffst.

Th. (bittet die Pt., sich wieder auf ihren ursprünglichen Stuhl zu setzen): Frau M., können Sie auf diesen Vorschlag der Angst eingehen?

Pt.: Ja, ich will auf den Vorschlag eingehen. Ich will noch heute damit anfangen, so gut ich kann.

Th.: Wie fühlen Sie sich bei dem Vorschlag der Angst?

Pt.: Ich bin etwas aufgeregt, aber auch ein bisschen stolz, dass mir das zugetraut wird, mich an die anderen zu wenden!

Th.: Vielleicht könnten Sie sich zunächst einmal eine Zeitgrenze setzen – so bis nächste Woche, und dass Sie dann noch einmal mit Ihrer Angst sprechen, wie das so geworden ist mit diesem Vorschlag.

Pt.: Ja, das ist gut!

Eine kurze Pause tritt ein. Frau M. wirkt gelöst und entspannt, schließlich schaut sie die Therapeutin an.

Pt.: Ihre Gespräche, die öffnen Türen, die man sonst eben nicht aufschließt.

Zum Zeitpunkt der Entlassung haben sich Selbstwert- und Kompetenzerleben der Patientin deutlich verbessert. Angst und Unsicherheit sind so weit zurückgegangen, dass sie nicht mehr als belastend empfunden werden. Ihre Beeinträchtigungen bewertet Frau M. nicht mehr als persönliches Versagen, kann sie vielmehr als krankheitsbedingt anerkennen. Auffallend sind ihre vermehrte Kontaktfähigkeit und ihr Interesse am Schicksal anderer Menschen. Drei Monate nach ihrer Entlassung schreibt mir Frau M., dass die positiven Veränderungen angehalten haben. Stimmungsschwankungen träten zwar hin und wieder noch auf, doch fühle sie sich ihnen nicht mehr hilflos ausgeliefert: „Dann führe ich ein Gespräch mit der anderen Inge. Das hilft!!!"

7.2.8 Ein Konfliktpartner

Die konkrete Anwendung des Rollentausches auf zwischenmenschliche Situationen dürfte die originellste und im Hinblick auf die Therapie und Forschung weittragendste Erfindung Morenos sein.

(Leutz 1974, S. 137)

Bei Konflikten mit einer Bezugsperson kann der Therapeut den Patienten darum bitten, für einen Moment die Rolle des Konfliktpartners zu übernehmen und im wiederholten Rollentausch mit ihm in Dialog zu treten. Hier spreche ich von *Rollentausch*, da es sich um die nachahmende Darstellung eines konkreten Interaktionspartners handelt. Geht es um einen Konflikt der *Vergangenheit* (beispielsweise mit einer verstorbenen Person), bietet sich der Rollentausch an, um bestimmte Belastungen aufzuarbeiten, sich mit Gefühlen der Ohnmacht und Scham, der Wut oder Schuld auseinanderzusetzen. Schuldgefühle lassen sich nicht einfach auflösen. Doch kann das Aussprechen tatsächlicher und/oder vermeintlicher ‚Verfehlungen' entlasten, den Druck mildern, unter dem der Betroffene steht. Die Frage: „Was würden Sie *heute* anders machen, was möchten Sie Ihrem Partner *heute* sagen?" dient nicht der Nivellierung von Schuld, aber einer inneren Distanzierung von vergangenen Worten und Taten. Aus dem Abstand heraus können viele Patienten erkennen, dass das, was zählt, ihre Gedanken und Gefühle *jetzt* sind – eine Erfahrung, die es ihnen erleichtert, sich nicht nur mit dem Konfliktpartner, sondern auch mit sich selbst zu versöhnen.

Bei Konflikten in der *Gegenwart* kann ein Rollentausch helfen, den eigenen Standpunkt zu klären, sich zugleich in die Vorstellungswelt des Gegenübers einzufühlen, eventuell auftretende Widerstände sowohl aus der eigenen als auch aus der Position des anderen heraus zu erkennen und realistischer einzuschätzen. Diese umfassende Sicht verbessert das Verständnis des Patienten für den gegebenen Konflikt, bereitet ihn auf eine Klärung in der Realsituation vor, vermittelt ihm Sicherheit im Hinblick auf sein eigenes Verhalten bei der nächsten Begegnung.

Besteht die Möglichkeit zu einem gemeinsamen Gespräch mit dem Konfliktpartner (einem Angehörigen, einer Pflegeperson, ...), werden beide – der Patient und sein Gegenüber – dazu aufgefordert, für einen Moment die Rollen miteinander zu tauschen, sich in den anderen hineinzuversetzen und aus dessen Rolle heraus zu reagieren (vgl. 8.2.2.3). Während des Rollentauschs lernen die Partner den Konflikt auch aus der Perspektive des anderen kennen – wichtigste Voraussetzung für eine Klärung: „Durch diese ganzheitliche zwischenmenschliche Erfahrung wird eine objektivere Beurteilung der Lage ‚jenseits von Gut und Böse' ermöglicht" und die „Bereitschaft zur Versöhnung" erhöht, verbunden mit dem Bemühen um eine Lösung, die der gegebenen Situation und den Bedürfnissen aller Beteiligten gerecht wird (Leutz 1974, S. 138).

7.2.9 Auswirkungen von Rollenwechsel und Rollentausch

... dass die Wahrheit, die jemand selbst entdeckt, weitaus größere Macht besitzt als eine Wahrheit, die von anderen geliefert wird.

(Yalom 2008, S. 138)

7.2.9.1 Veränderung der persönlichen Bewertung krankheitsbedingter Unkontrollierbarkeitserfahrungen

Wenn ein Patient krankheitsbedingte Unkontrollierbarkeitserfahrungen als eigenes Versagen interpretiert, wird sich an dieser Bewertung wenig ändern, wenn ihm der Therapeut (oder irgendjemand sonst) versichert, dass andere Menschen mit dieser Erkrankung ähnliche Schwierigkeiten haben, er sich seiner Misserfolge wegen also nicht schuldig fühlen dürfe. Äußerungen dieser Art können die innere Einsamkeit des Patienten sogar noch vertiefen, Zorn und Ärger dem ‚Gesunden' gegenüber auslösen, der ‚gut reden' hat. Selbst wenn der Patient dem Therapeuten (vernunftmäßig) zustimmt, muss dies nicht gleichbedeutend mit einer tatsächlichen Einstellungsänderung sein. Die Möglichkeit einer Pseudo-Einsicht wird durch Rollenwechsel/Rollentausch zwar nicht ausgeschlossen, aber verringert, da der Patient sich seinen Weg selbst weist.

Rollenwechsel und Rollentausch ermöglichen es dem Patienten, seine eigene Rolle für einen Moment zu verlassen und einen anderen als den bisherigen Standpunkt zu vertreten. Er gewinnt Abstand von sich und seiner Situation, wird zum Beobachter seines eigenen Fühlens, Denkens und Handelns. Die Position des Beobachters macht fast immer gelassener, allein schon deshalb, weil das Ich nicht mehr identifiziert ist mit dem Gefühl der Trauer, Wut oder Angst: ‚Ich *habe* Angst, aber ich *bin nicht* diese Angst. Ich *habe* diesen Gedanken völliger Wertlosigkeit, aber ich *bin nicht* dieser Gedanke. Denn es gibt einen Teil in mir, der dieses Gefühl, diesen Gedanken beobachtet' (Wilber 2006). Aus dem inneren Abstand heraus fällt es dem Patienten meist leichter, eigene Bewertungsprozesse zu erkennen, neue Erklärungen für bestimmte Versagenserlebnisse zu entwickeln und sich durch eigene Argumente selbst davon zu überzeugen, dass er für krankheitsbedingte Unkontrollierbarkeitserfahrungen nicht persönlich verantwortlich ist. Die *persönliche Hilflosigkeit* des Betroffenen verändert sich, wird zur *universellen Hilflosigkeit*, bei der Kontrolle als prinzipiell unmöglich erkannt wird.

Moreno (2008, S. 189) beschreibt und demonstriert den Rollenwechsel auch *„als Lehr- und Lerntechnik"*. Menschen lernen besser und nachhaltiger, wenn sie das zu Lernende nicht nur hören, sondern selbst erklären. Danach ist zu erwarten, dass der Patient die im Rollenwechsel/Rollentausch formulierte und laut vorgetragene Sichtweise eher übernimmt und beibehält, als wenn er das Gleiche vom Therapeuten gehört hätte (vgl. 7.2.9.5). Diese Annahme wird bestätigt durch Ergebnisse der Einstellungsforschung, wonach sich Menschen ein Argument, auf das sie selbst gekommen sind, eher zu Eigen machen, als wenn ihnen dieses Argument aufgedrängt wird: Argumentieren allein ist wenig effektiv, um Einstellungen beim Zuhörer zu verändern. Dagegen treten Einstellungsänderungen umso wahrscheinlicher dann auf, wenn der Betreffende eine bestimmte Ansicht *aktiv* mit seinen *eigenen* Worten formuliert (Meyers 1980). Im Rollenwechsel/Rollentausch gibt sich der Patient selbst die Antwort auf seine Fragen, findet er selbst die Worte, die er gerade jetzt am meisten braucht.

Durch die aktive Eigenbeteiligung wirken Rollenwechsel und Rollentausch emotional stark erregend. Wie die Einstellungsforschung zeigt, sind therapeutische Änderungen vor allem dann von Dauer, wenn – über rationale Einsicht hinaus – die *emotionalen Bewertungsmuster* des Patienten einbezogen werden können. Auch neurowissenschaftlichen Untersuchungen zufolge funktioniert das Lernen „immer dann am besten, wenn es ein bisschen ‚unter die Haut geht', wenn also die emotionalen Zentren im Gehirn aktiviert werden und all jene Botenstoffe vermehrt gebildet und freigesetzt werden, die das Knüpfen neuer Verbindungen zwischen den Nervenzellen fördern" (Hüther 2011, S. 164f.).

7.2.9.2 Förderung der Fähigkeit zu differenzierter und spezifischer Situationseinschätzung

Rollenwechsel und Rollentausch erfordern eine intensive Beschäftigung mit eigenen Gedanken und Gefühlen, wodurch diese konkretisiert und in Beziehung zu bestimmten Situationen gebracht werden können. Die Tendenz zur Generalisierung („Ich bin ja doch nichts mehr wert!") geht zurück – zugunsten einer differenzierteren Selbsteinschätzung.

In der Rolle einer guten Freundin sagt eine Patientin zu sich selbst: „Ja, das stimmt, deinen Beruf, den kannst du nicht mehr ausüben. Aber ich habe den Eindruck, dass du jetzt viel mehr leistest als früher: täglich, stündlich mit deiner Krankheit zu leben, ohne Feierabend, ohne Urlaub! Ich bewundere dich, wie du das so schaffst – und auch dafür, dass du dir von der Krankheit nicht deinen Humor wegnehmen lässt!"

Hat ein Patient sein Hilflosigkeitserleben bisher auf alle oder viele Lebensbereiche verallgemeinert, können ihm insbesondere das Mandala-Malen und der anschließende Rollenwechsel mit einzelnen Symbolen helfen, seine Situation umfassender und genauer zu sehen. Indem er den Symbolen des ‚hellen' Bereichs eine Stimme gibt, sie im Rollenwechsel verlebendigt, kann er sich ihre Kräfte (wieder) bewusst zu Eigen machen – Kräfte, die ein Gegengewicht darstellen gegenüber Gefühlen der Hilf- und Hoffnungslosigkeit.

Im Dialog mit seiner Angst distanziert sich der Patient von ihr, kann sich zugleich mit ihr vertraut machen. Im Prozess des Vertrautwerdens verändert sich die zunächst globale und unspezifische Angst, wird nicht selten zur konkreten Furcht vor einer ganz bestimmten Situation, beispielsweise zur Furcht, bei fortschreitender Krankheit an technische Apparate ausgeliefert zu sein. Während er sich seiner diffusen Angst hilflos ausgeliefert fühlte, kann er die spezifische Furcht beeinflussen, zumindest teilweise: durch Erstellen einer Vorsorgevollmacht und einer Patientenverfügung, durch ein Gespräch mit dem Arzt über mögliche Symptome des Sterbens (Schmerzen, Atemnot, Verwirrtheit, ...) und ihre Behandlung.[28]

Im Moment der Durchführung von Rollenwechsel und Rollentausch erlebt der Patient ein hohes Maß an Selbstbestimmung (vgl. 7.2.9.4). Er ist nicht mehr hilfloses Opfer, von seinen Gefühlen überwältigt, sondern ein Mensch, der diese Gefühle handhaben und damit umgehen kann. Wenn es auch viele Ereignisse gibt, auf die er keinen Einfluss (mehr) hat, erfährt er hier unmittelbar eine Situation, die er zu bewältigen vermag! In diesem Sinne können Rollenwechsel und Rollentausch dazu beitragen, eine *globale und chronische* in eine *spezifische und akute Hilflosigkeit* zu verändern.

28 Physische und neuropsychiatrische Symptome des Sterbens und ihre Behandlung werden z. B. von G. D. Borasio (2011) beschrieben. Informationen zur Vorsorgevollmacht, Patienten- und Betreuungsverfügung geben Broschüren des Bundesjustizministeriums (www.bmj.de).

7.2.9.3 Unterstützung bei der Wahrnehmung und Nutzung des verbliebenen Freiraums

Hilf- und Hoffnungslosigkeit gehen meist mit einer eingeschränkten Wahrnehmung des verbliebenen Freiraums einher. Spontaneität und Kreativität sind ‚blockiert'. Durch häufigen Rollenwechsel wird der Patient aus seiner Lähmung herausgenommen, werden Phantasie und Erfindungsreichtum angeregt, wodurch er wieder Zugang zu seinen kreativen Möglichkeiten gewinnen kann. Nicht selten geschieht es, dass der Betroffene aus der anderen Rolle heraus etwas sagt, das er vielleicht auch vorher schon wahrgenommen, jedoch nicht bewusst reflektiert hat. Vergessenes wird wieder verfügbar; Erfahrungen, an die er nicht mehr gedacht hat, werden aktiviert (allein dadurch, dass er über sie spricht); Erinnerungen werden wach an das, was ihm bei früheren Krisen seines Lebens geholfen hat.

- In der Rolle ihrer Großmutter sagt eine Patientin zu sich selbst: „Du hast dich immer bemüht, das Beste aus allem zu machen. Jetzt mach weiter so, auch wenn du nicht verstehst, was der Sinn von dem Ganzen ist. Irgendwann, wenn das hier alles vorbei ist, wirst du es wissen. Auch dir wird es dann gut gehen. Und jetzt mach weiter! ‚Ich bin bei dir alle Tage, bis an der Welt Ende' – das steht doch irgendwo in der Bibel. Daran musst du denken!"
- Ein Patient gibt sich in der Rolle seines verstorbenen Vaters folgenden Rat: „Vor allem darfst du die Hoffnung nicht aufgeben! Was in der Zukunft ist, weiß sowieso kein Mensch. Aber jetzt – diesen Moment – den hast du in der Hand! *Jetzt* kannst du noch gehen. Also nutz das aus! Und selbst wenn du in einem Jahr vielleicht nicht mehr gehen kannst, so kannst du dir dann immerhin sagen, dass du die Zeit voll ausgeschöpft hast! Und darauf kannst du stolz sein!"

Hoffnung setzt „ein gewisses Maß an ‚Kreativität', an schöpferischen Kräften" voraus (Kner 1979, S. 9). Durch die Förderung und Wiederentdeckung eigener Kreativität im Umgang mit sich selbst tragen Rollenwechsel und Rollentausch dazu bei, dass der Patient wieder hoffen kann – nicht auf Wiedererlangung seiner körperlichen Funktionstüchtigkeit, aber darauf, dass es ‚etwas' in ihm gibt, worauf er auch in äußerster Verzweiflung zurückgreifen kann, was ihm hilft, die Belastungen seiner Situation zu tragen! Die Inhalte dieser Hoffnung sind bei jedem Menschen anders, da sie mit dem jeweiligen Lebenshintergrund zusammenhängen. Im Rollenwechsel/Rollentausch verwirklicht der Patient *seine* Hoffnung – und nur diese Hoffnung ist letztlich tragfähig. Die Erfahrung, sich selbst Vertrauen zusprechen zu können, stärkt sein subjektives Kompetenzerleben, fördert sein Empfinden innerer Freiheit – trotz objektiv eingeschränkter Kontrollmöglichkeiten und begrenztem äußeren Freiraum.

7.2.9.4 Stärkung des Vertrauens in persönliche Möglichkeiten aktiver Lebensgestaltung

Mit zunehmender Verschlechterung seiner körperlichen und geistigen Leistungsfähigkeit verliert der Mensch immer mehr die Verfügungsgewalt über sich selbst und damit oft auch das Vertrauen in die eigene Handlungs- und Entscheidungskompetenz. Wahrnehmung und Nutzung der verbliebenen Einflussmöglichkeiten werden noch erschwert, wenn Angehörige, Ärzte und Pflegende für den Patienten handeln, ihn kaum oder gar nicht mehr in Entscheidungsprozesse einbeziehen. Im Rollenwechsel/Rollentausch erfährt der Patient durch unmittelbares Handeln, dass er auch noch ‚gesunde' Rollen ausüben, sich selbst beurteilen, ermuntern und Handlungsanweisungen geben kann. Bereits „diese unerwartete Verwirklichung eigener Möglichkeiten" wird vom Patienten „als Erfolg" erlebt (Leutz 1980, S. 182) – eine Erfahrung, die seine Kompetenzerwartung positiv zu beeinflussen vermag.

> Voller Stolz und Freude äußert eine Patientin nach einem Rollenwechsel: „Zuerst habe ich ja gedacht, dass ich das gar nicht kann! Das hätte ich vorher nie geglaubt, dass ich das so schaffe, mich aus dem Abstand heraus zu betrachten und mir selbst etwas zu sagen."

Im *kollegialen Gespräch* steht der Therapeut dem Patienten als Berater zur Seite, entscheidet dabei nicht für ihn, ermutigt ihn vielmehr darin, sich selbst die Richtung für sein Verhalten zu weisen. Durch das an ihn herangetragene Vertrauen, dass er, der Betroffene, am besten weiß, was in seiner Situation gut und richtig ist, wird sein Selbstwert- und Identitätserleben gefördert, sein Vertrauen in persönliche Möglichkeiten aktiver Lebensgestaltung gestärkt. Die ‚Autorität', die der Patient im Rollenwechsel annimmt, zeigt sich meist auch in einer Veränderung seines nonverbalen Verhaltens: Seine Stimme wird lauter und ausdrucksvoller, seine Haltung aufrechter, Mimik und Gestik drücken Bestimmtheit und Sicherheit aus.

7.2.9.5 Veränderung der subjektiven Bedeutsamkeit bisheriger Lebensziele – Neuorientierung an inneren Werten

In einer anderen als der eigenen Rolle fällt es dem Patienten meist wesentlich leichter, die Bedeutung von Lebenszielen zu hinterfragen, die früher sein Selbstwerterleben in hohem Maße bestimmt haben, sich im Prozess neuer Sinn- und Identitätsfindung vor allem an *eigenen* Werten zu orientieren statt an gesellschaftlichen Normen und Erwartungen seiner Umwelt. Viele Patienten weisen sich im Rollenwechsel/Rollentausch auch auf positive Aspekte der Erkrankung hin, bezeichnen sie zum Beispiel als Anlass für eine intensivere Lebensführung, als Hilfe, um zu erkennen, worauf es ankommt im Leben.

- In der Rolle des Bruders sagt eine Patientin zu sich selbst: „Gut finde ich, dass du diese überängstliche Höflichkeit abgelegt hast. Du bist jetzt viel offener und ehrlicher geworden. Das gefällt mir!"
- Ein anderer Patient weist sich in der Rolle eines Kollegen auf Folgendes hin: „Du hast zwar diese furchtbare Krankheit. Aber wie du und deine Frau das alles zusammen durchsteht, da könnte ich dich echt drum beneiden! Ich habe das Gefühl, dass ihr durch diese Geschichte noch enger zusammengewachsen seid!"
- Eine Patientin, die den Sinn ihres Lebens bisher ausschließlich über ihren Beruf definiert hat, fragt sich verzweifelt, was ihr Leben noch wert sei. In der Rolle ihrer ‚inneren Therapeutin' formuliert sie eine andere Sicht ihrer Situation: „Du hast durch die Krankheit nicht die Fähigkeit verloren, anderen zuzuhören, dich in andere einzufühlen! Auch wenn du oft traurig bist, kannst du immer noch auf andere eingehen und ihnen Mut zusprechen. Das muss doch einen Sinn haben, dass du diese Fähigkeit nicht eingebüßt hast! Früher hast du immer gedacht, dass nur deine berufliche Leistung zählt, dass du nur deshalb wichtig bist. Aber deine Arbeitskraft ist ersetzbar, dein Zuhören und deine Einfühlung nicht! Also liegt deine wahre Nützlichkeit eigentlich in *diesen* Fähigkeiten – nicht in deinen beruflichen Erfolgen!"

Entscheidend ist, dass die Initiative für den *Prozess der Neubewertung und Neuorientierung* vom Patienten selbst ausgeht und er bei der Suche nach neuen Sinnmöglichkeiten *aktiv* beteiligt ist! Wie die Einstellungsforschung gezeigt hat, kommt der *Improvisation* bei Einstellungsänderungen eine besondere Bedeutung zu: „Wenn jemand improvisieren muss, erfindet er ‚genau diejenigen Argumente, Beispiele und motivierenden Anreize, die ihm am überzeugendsten erscheinen …

(er) ... wird bewogen, den Inhalt ‚maßgerecht' auf die einmaligen Motive und Prädispositionen eines bestimmten Menschen zuzuschneiden, nämlich seiner selbst'" (Hovland et al. 1953, in: Frank 1985, S. 162 f.). Den „maßgerechten" Weg für den Umgang mit seinem Schicksal entwickelt der Patient im Rollenwechsel/Rollentausch, indem er seine persönlichen Werte, Überzeugungen und Erfahrungen verbalisiert.

Rollenwechsel und Rollentausch können unabhängig vom Wissensstand und der intellektuellen Leistungsfähigkeit eines Menschen eingesetzt werden, da sie jeweils das zum Ausdruck bringen, was seinem persönlichem Erfahrungs- und Bildungshintergrund entspricht. Auf diese Weise wird die Wahrscheinlichkeit dafür erhöht, dass tatsächlich der Person und Situation des Patienten gemäße Antworten auf ihn bewegende Fragen gefunden werden. Durch Rollenwechsel und Rollentausch wird bei dem Patienten ein Lernprozess in Gang gesetzt, der sich nach Beendigung der Therapie fortsetzen und stabilisieren kann. Noch während der Behandlung übt er eine Technik ein, die er auch allein – ohne Anwesenheit des Therapeuten – anwenden kann und die ihm dabei hilft, sein Erleben zu klären, sich selbst besser zu verstehen und Möglichkeiten für den Umgang mit einer Situation zu entwickeln, für die es keine allgemeingültigen Regeln gibt.

7.3 Rückmeldungen von Patienten zur Therapie

Empirische Befunde zur Wirksamkeit der Psychodrama-Therapie bei schwerkranken Menschen stehen aus. Zur Überprüfung meines eigenen Vorgehens habe ich Patienten, denen es trotz ihrer Beeinträchtigungen noch möglich ist, darum gebeten, mit eigenen Worten zu formulieren, welche Bedeutung die Gespräche für sie gehabt haben. Die häufigsten Antworten werden im Folgenden zitiert (vgl. auch die Rückmeldungen des Patienten im Fallbeispiel unter 7.4.1):

- Ich bin durch die Gespräche selbstbewusster geworden.
- Das Rollenspiel war eine große Hilfe für mich. Man konnte sich selbst die Antwort geben auf so viele Fragen.
- Ich sehe jetzt bestimmte Situationen anders und weniger einseitig.
- Die Gespräche machen innerlich stärker und ruhiger.
- Durch die Gespräche fühle ich mich psychisch befreit.
- Ich bin offener mir selbst gegenüber geworden. Die Gespräche machen innerlich frei.
- Ich denke jetzt nicht mehr nur an die dunklen Wolken.

- Ich habe die Erfahrung gemacht, dass ich trotz meiner Behinderung noch vieles erreichen kann, dass ich Gesunden viel geben kann und ihnen an Erfahrung sogar einiges voraushabe.
- Ich nehme jetzt ganz andere Aspekte bei meiner Umwelt, meiner Familie und bei mir selbst wahr.
- Ich fühle mich jetzt viel freier und froher.
- Ich habe in den Gesprächen meinen Wert als Mensch wiedererkannt.
- Wenn eine Hirnschädigung vorliegt, neigt man leicht dazu, unsicher zu sein und dies auch nach außen hin zu zeigen. Die Therapie hat mir u. a. geholfen, mit meiner Krankheit besser umzugehen bzw. sie als positive Lebenserfahrung zu sehen. Ich lebe jetzt bewusster.
- Die Gespräche helfen, sich selbst besser kennen zu lernen, auch, um mit vermeintlichen Schwächen umgehen zu lernen.
- Durch das Herausstellen von meinen Gefühlen und das Gespräch mit ihnen habe ich erfahren, dass ich mit meinen Gefühlen jetzt umgehen kann, statt sie – wie früher – zu unterdrücken. Ich fühle mich meinen Gefühlen nicht mehr so hilflos ausgeliefert. Ich sehe sie jetzt als Teile von mir, die ich annehmen kann. Fast zu jedem negativen Gefühl gibt es auch ein positives Gefühl in mir. Ich sehe das alles nicht mehr so einseitig!

7.4 Fallbeispiel

7.4.1 Das Erstgespräch

Peter A., fünfundvierzig Jahre alt, ist in den letzten acht Jahren dreimal an einem Astrozytom operiert worden. Die letzte Operation liegt fünf Monate zurück. Zuvor in einem technischen Beruf tätig, ist Herr A. nach der zweiten Operation vor vier Jahren berentet worden. Er ist verheiratet, hat keine Kinder. Herr A. wird mir vom Arzt mit dem Ziel überwiesen: „Psychologische Bearbeitung der Situation“. Im Vordergrund der Beschwerden stehen depressive Verstimmungen. Phasen starker innerer Unruhe und übersteigerter Aktivität wechseln ab mit Phasen tiefer Niedergeschlagenheit, Lust- und Antriebslosigkeit. Dem Angebot zu Gesprächen stimmt Herr A. sofort zu. Das folgende Transkript gibt das *erste Gespräch* von insgesamt siebzehn Gesprächen wieder.

Th.: Vielleicht mögen Sie ein wenig von dem erzählen, was Sie im Moment bewegt?

Pt.: Ich mein, ich hänge noch ein bisschen tief durch zur Zeit. Bin in einem Loch. Fühl mich einfach fertig im Moment. Keine Lebensperspektive mehr. Und das ist ja auch mein Versuch schon seit Monaten, aus diesem Loch herauszukommen!

Th.: In dem Loch, da hängen Sie, seitdem …

Pt. (setzt den Satz fort): … seitdem das mit dem Tumor wieder war. Da bin ich so reingestoßen worden in das Loch.

Th.: Können Sie einmal beschreiben, was das für ein Loch ist? Wenn Sie als Künstler ein Bild malen würden, wie sähe das aus?

Pt. (zunächst langsam, dann immer erregter): Das kann ich Ihnen beschreiben. Das ist wie eine Sandgrube, wie so eine Tierfalle, drei mal vier Meter, und dann so drei Meter tief eventuell. Und die Wände sind aus Sand. Und ich versuche immer, an der Wand hochzukommen irgendwie, oben rauszukrabbeln aus dem Loch, aber ich rutsche immer wieder ab. Ich komme ein Stückchen hoch, versuche, mich festzukrallen an den Wänden, rutsch dann wieder runter und bin wieder unten auf dem Boden des Lochs. Und dauernd sehe ich von unten nach oben Köpfe über den Rand gucken, die sagen: ‚Du musst das so und so machen, wenn du da rauskommen sollst. Meinetwegen im Glauben – du musst nur wieder richtig glauben lernen! Richtig beten lernen auch. Gott hilft dir bestimmt.' Aber ich weiß ja nicht, wie ich das machen soll. Das ist dann auch so schwer. Der eine Kopf sagt so, der andere wieder so.

Th.: Sie hocken da unten, bemühen sich, hochzukommen, aber da ist nur Sand. Sie finden keinen Halt, Sie rutschen ab und dann sitzen Sie wieder unten und sehen nur diese Köpfe, die Ihnen raten: ‚Glaube nur richtig, tue dies, tue das!' Und Sie? In diesem Loch, sind Sie da allein?

Pt. (hat die letzte Therapeutenäußerung durch häufiges „Ja!" bestätigt): Ganz allein, ja! Keiner, der einen hält, damit man ein bisschen höher käme, damit man eine Hand oben rüber bekäme über den Rand.

Th.: Und wie ist der Boden der Grube?

Pt.: Sandig!

Th.: Und haben Sie etwas bei sich in der Grube?

Pt.: Nein, ich habe nichts bei mir, gar nichts – nur Sand in den Händen.

Th.: Mich berührt das Bild sehr! Ich sehe es deutlich vor mir, so als ob Sie es gemalt hätten: Die Grube, der Sand und oben die Köpfe, die kluge Ratschläge geben. Und wie fühlen Sie sich in dieser Grube?

Pt. (heftig): Wütend!

Th.: Wütend!

Pt.: Ich sage immer: Was soll der Quatsch! Wenn du hier unten sitzen würdest, wie kämst du heraus? Das ist nicht so einfach!

Th.: Wütend gegen diese Köpfe da oben …

Pt.: Ja, die so Ratschläge geben und keine Ahnung haben. Kein Mitgefühl und keine Ahnung!

Th.: Sind das konkrete Köpfe, also konkrete Personen?

Pt.: Konkret nicht, das sind so erlebte Personen, ja, das kann man schon sagen, aber das ist mal der und mal der. Es sind mehrere. Das ist die Umwelt für mich. Mal ist es die eigene Mutter, mal ist es die Frau, mal ist es der Pastor, mal ist es ein Freund oder ein Bekannter. Das ist verschieden.

Th.: Das sind so die Köpfe, die über der Grube hocken – und Sie sind wütend …

Pt.: Und allein auch! Obwohl ich sie oft sehe, diese Köpfe, aber allein bleibe ich trotzdem. Ich möchte so gerne mal eine Hand haben, die runterkommt – zum Anfassen! Und ich bin wütend, natürlich, weil ja keine Hand kommt! Nur immer: ‚Wenn du meinen Rat befolgen würdest, dann wärst du ja schon längst draußen.'

Th.: Was möchten Sie am liebsten alles loswerden in Ihrer Wut? Herr A., hier sitzen jetzt alle Köpfe versammelt. (Th. stellt einen leeren Stuhl vor den Pt.): Was möchten Sie den Köpfen jetzt einfach mal sagen?

Pt.: Das sind dann meist Schimpfwörter von mir, ich sag: ‚Ihr Arschlöcher!' (Er lacht verlegen.)

Th. (stellt sich hinter den Stuhl des Pt. und doppelt): ‚Ihr Arschlöcher! Ihr habt gut reden! Ihr mit euren Ratschlägen!'

Pt. (nickt heftig): Ja, ja!

Th. (wieder auf dem eigenen Stuhl): Wenn Sie von Ihrem Gefühl ausgehen, welche Ratschläge liegen Ihnen jetzt am meisten im Bauch – im Moment gerade? Bitte, setzen Sie sich einmal auf diesen Stuhl hier und geben Sie den Köpfen eine Stimme. (Th. weist auf den Stuhl, der die Köpfe repräsentiert.)

Pt. (in der Rolle der Köpfe): Du musst versuchen, in die Ecken Löcher einzugraben, dass du über Eck reinsteigen kannst mit den Füßen.

Th.: Wenn Sie sich jetzt bitte wieder auf Ihren Stuhl setzen. Was können Sie antworten?

Pt. (wieder auf seinem Stuhl): Hab ich alles schon versucht! Dann bricht sie wieder aus, die Erde, dann bist du wieder unten, weil du auch mit den Händen keinen Halt findest. Das hab ich schon mindestens zehnmal ausprobiert.

Th. (als Doppel-Ich): ‚Du hast gut reden!'

Pt.: Ja, du hast gut reden! Aber oft versuche ich, auch wirklich mal einen Rat zu befolgen, damit der den Mund hält da oben. Vielleicht denk ich auch, der hat vielleicht Recht, und versuche, diesem Rat zu folgen. Geht dann immer nicht. Ich strampel mich da unten ab, und es hilft nichts. Das ist so mein Gefühl im Moment.

Th. (als Doppel-Ich): ‚Und ich wünsche mir …'

Pt.: Eine starke Hand, die ich auch erreichen kann.

Th.: Schauen Sie einmal hoch in Ihrer Phantasie – vom Boden der Grube zu den Köpfen hin. Von welchem Kopf wünschen Sie sich die Hand?

Pt.: Das ist mir eigentlich ganz egal, wer mir die Hand gibt. Ich will nur raus. (Nach kurzem Zögern): Am liebsten wäre mir allerdings eine ganz fremde Person, wenn ich ehrlich bin, damit ich nicht zu Dank verpflichtet sein muss. Die Abhängigkeit, die fürchte ich dann. Ja, das sollte ein Fremder sein, der wieder weggeht. Dem bin ich auch dankbar, aber eben nicht mein Leben lang verpflichtet. Aber bisher waren das ja immer alles nur so halbe Geschichten, mit Ratschlägen, aber nie so die richtige, griffige Hand. Ich habe immer das Gefühl, die anderen fürchten, dass sie auch mit hineingezogen werden in die Grube.

Th. (weist auf den Stuhl, der die Köpfe symbolisiert): Bitte, setzen Sie sich noch einmal auf diesen Stuhl hier. (Th. zeigt auf den nun leeren Stuhl des Pt.): Hier sitzt der Peter (Vorname des Patienten) in der Grube. (Th. stellt sich hinter den Stuhl des Pt. und wiederholt sinngemäß dessen letzte Äußerung): Hör doch auf mit deinen klugen Ratschlägen. Das nützt mir doch alles nichts. Ich wünsch mir einfach nur eine Hand, dass du mir eine Hand gibst und mich irgendwie hältst. Das wünsche ich mir.

Pt. (in der Rolle der Köpfe): Du bist doch viel zu schwer für mich. Das schaffe ich nicht. Nachher fall ich da selbst mit rein in die Grube. Dann sitzen wir beide drin und kommen nicht wieder raus.

Th. (in der Pt.-Rolle): Heißt das, dass du mir keine Hand geben willst?

Pt. (in der Rolle der Köpfe): Ich will, aber ich kann das wirklich nicht. Ich bin auch zu klein. Ich komme da nicht hin. Dann müsste ich mich so weit nach vorne beugen, dass ich Übergewicht bekomme. Und hier oben ist ja auch nur loser Sand, dann rutsch ich auch noch selbst mit ab. Das haut nicht hin.

Th. (in der Pt.-Rolle): Dann muss ich also hier unten sitzen bleiben?

Pt. (in der Rolle der Köpfe): Ich versuche mal, Hilfe zu holen für dich – dass ich einen Bekannten finde, der größer und stärker ist als ich, dass der das versucht. Aber ich kann es nicht.

Th. (in der Pt. -Rolle): Und denkst du, der hat keine Angst, mit in die Grube zu fliegen?

Pt. (in der Rolle der Köpfe): Ich muss ihn überreden. Vielleicht können wir es ja auch zu zweit schaffen: dass ich ihn festhalte, und er versucht, dich herauszuziehen. Aber ich allein – das traue ich mir nicht zu.

Th. (in der Pt.-Rolle): Und was soll ich solange machen hier unten?

Pt. (in der Rolle der Köpfe): Du musst eben warten, bis wir wiederkommen. Du kannst ja vielleicht schon mal etwas vorbereiten. An irgendeiner Stelle, die günstig ist für dich, so ein paar Treppen reinkratzen oder reinschaben.

Th. (in der Pt.-Rolle): Ich bin nur so furchtbar müde.

Pt. (in der Rolle der Köpfe): Ja mithelfen musst du schon. So nur auf Hilfe warten, das ist ja auch nicht das Richtige. Wenn du rauskommen willst, da musst du etwas tun. Und ich hol jetzt Hilfe, versuch es auf jeden Fall.

Th. (wieder auf dem eigenen Stuhl): Wenn Sie sich nun bitte wieder auf Ihren Stuhl setzen. (Pt. setzt sich zurück auf seinen Stuhl, Th. weist auf den Stuhl, der die Köpfe repräsentiert): Die holen Hilfe …

Pt.: Ja, hat er gesagt. Aber ob sie wiederkommen, das ist eine andere Frage.

Th. (als Doppel-Ich): ‚Ich habe Angst …'

Pt.: Ja! Ich hab das Gefühl, das war nur eine Ausrede, um wegzukommen aus der direkten Frage nach Hilfe, um Zeit zu gewinnen.

Th. (als Doppel-Ich): ‚Ich hab kein Vertrauen …'

Pt.: Ich hab Hoffnung, aber Vertrauen? Nein! Wenn die Person wiederkommt und nur Bescheid sagt, dass es noch läuft zurzeit, die Geschichte, dann hab ich vielleicht mehr Vertrauen. Aber wenn die jetzt nicht wiederkommt, dann ist das Vertrauen weg.

Th. (als Doppel-Ich): ‚Das ist mir so wichtig, dass da überhaupt jemand ist. Wenn die Köpfe ganz verschwinden, dann wäre ich ja ganz allein.'

Pt.: Ja, ja! Dann kann man ja fluchen und schreien, und keiner hört einen. Das wäre also das Schlimmste überhaupt – die Einsamkeit in der Grube.

Th.: Aber jetzt sind sie noch da – die Köpfe?

Pt.: Ja, ja! Ich versteh nur nicht, dass die Köpfe sich nicht zusammentun – zu *einer* Kraft! Aber jeder will es etwas besser wissen als der andere. Jeder will sich selbst profilieren bei den Ratschlägen: ‚Ich hab's dem gezeigt, wie man rauskommen kann.'

Th. (als Doppel-Ich): ‚Im Grunde geht's denen weniger um mich als darum, ihr Wissen zu zeigen.'

Pt.: Ja, ja und das wichtiger zu nehmen, als Hilfe zu geben.

Th. (als Doppel-Ich): ‚Und das macht mich noch einsamer da unten.'

Pt.: Ja, ja!

Th. (als Doppel-Ich): ‚Und ich, ich mach das Spiel mit. Befolge den einen Ratschlag, dann den anderen Ratschlag.'

Pt.: Ja, ja, ich versuch es immer wieder. Aber leider immer vergebens.

Th.: Wenn wir uns jetzt einmal dieses Bild gemeinsam von außen ansehen … (Th. bittet den Pt., aufzustehen, tritt mit ihm zusammen zurück und weist auf den nun leeren Stuhl): Dort sitzt jemand in einer Grube. Und außen herum sind viele

Leute, die verteilen kluge Ratschläge. Was würden Sie demjenigen, der da in der Grube sitzt, raten, was er jetzt tun soll?

Pt.: Sehr schwierig! Ich würde zunächst einmal meine Möglichkeiten überprüfen, wie ich dem helfen kann. Aber ich glaube, ich würde selbst keinen Ratschlag verteilen, der nicht wirklich fundiert ist, wie ich dem wirklich helfen kann. So irgendetwas reinrufen in die Grube, würde ich nicht. Ich würde von meiner Situation ausgehen, was ich mir, wenn ich da unten in der Grube säße, wünschen würde.

Th. (als Doppel-Ich): ‚Ich will keinen Ratschlag geben, nur um etwas zu sagen. Ich muss mich fragen, was das, was ich sage, für den da unten bedeutet.'

Pt.: Ja, das ist wichtig!

Th. (setzt sich wieder hin, bedeutet dem Pt., ebenfalls wieder auf seinem Stuhl Platz zu nehmen): Sollen wir beide zusammen versuchen, herauszufinden, was wirklich wichtig ist für Sie? (Pt. nickt.) Ich möchte Ihnen gerne sagen, wie es mir geht. Zuerst wollte ich sagen: ‚Ich will Sie da herausziehen.' Und dann hab ich daran gedacht, wie Sie gesagt haben, die haben vielleicht Angst, selbst in die Grube zu fallen. (Pt.: Hm, hm.) Und ich wollte sagen: ‚Ich möchte zu Ihnen in die Grube kommen.' Doch jetzt denke ich, das ist nicht ehrlich.

Pt.: Das denke ich auch so.

Th.: Es fällt mir zwar schwer, das zu sagen, aber es ist ja wirklich so, dass Sie allein in der Grube sind (Pt.: Ja!) und dass es einfach nur Gerede wäre, schnell zu sagen: ‚Ich steig da mit runter!' Ich möchte auch nicht zu denen gehören, die Ratschläge verteilen. (Pt. lächelt.) Aber ich möchte dableiben und Ihnen zunächst einmal einfach nur zuhören, um die Grube näher kennen zu lernen und gemeinsam mit Ihnen auszukundschaften. Sie sagen mir dann, was Sie dort sehen, denn Sie sehen die Grube viel besser als ich von da oben. (Pt.: Ja, ja!) Und wir beide dann gemeinsam überlegen: Was gibt es für Sie dort für Möglichkeiten, wobei ich mich dann mehr als Partner sehe, als …

Pt. (unterbricht): … als Ausführende, als verlängerte Hand.

Th.: Ja! Sie erzählen mir, wie es Ihnen dort unten geht, und ich erzähle Ihnen von dem, was ich von oben weiß. Dann schauen wir, wie das zusammenpasst.

Pt.: Das ist schon mal ein guter Partner da oben, der nicht einfach versucht, einem etwas überzustülpen, sondern der versucht, von oben her das, was möglich ist, zu tun für mich.

Th.: Fällt Ihnen irgendetwas ein, was ich Ihnen vielleicht geben könnte, hinunterwerfen in die Grube? Irgendetwas, was Sie dort brauchen?

Pt.: Ja, auf jeden Fall einen kleinen Spaten, zum Graben, damit ich nicht immer nur meine Hände benutzen muss, die schon ganz wund gescheuert sind von dem Sand. Und dann noch einen Hammer und einen Meißel oder irgend so etwas … Werkzeuge … und dann auch noch einen Strick, damit wir etwas Gemeinsames in der Hand halten. Der verbindet uns direkt. Sie können mich nicht damit herausziehen, dafür sind Sie zu schwach, aber vielleicht ist es ja möglich, dass Sie den Strick an einen Baum binden, und ich mich so langsam hochhangle.

Th.: Und was könnte das jetzt in unserem konkreten Leben sein? Was könnte zum Beispiel der Spaten sein? Was Sie jetzt ganz konkret brauchen?

Pt. (überlegt eine Weile): Ruhe! Dass ich nicht nur diese Köpfe sehe, sondern dass ich zu mir selbst zurückfinde und zu meinen Ideen auch stehe und dass ich damit arbeiten kann, mit *meinen* Ideen!

Th. (als Doppel-Ich): ‚Mein Spaten ist die Ruhe! Wenn ich dauernd nur herumhetze und einen Ratschlag nach dem anderen höre, habe ich ja gar keine Zeit, um zu schauen, was überhaupt in *mir* ist, welche Fähigkeiten und Möglichkeiten in mir selbst eigentlich liegen …‘

Pt. (ergänzt den Satz): … ob ich auch wirklich schon alles ausprobiert habe, was von mir aus geht und was von mir aus nicht geht. Deshalb ist es wichtig für mich, zu mir selbst zu finden und in Ruhe abzuwägen, in Gelassenheit, wie ich da am besten mich selbst befreien kann – mit einer Möglichkeit vielleicht, die ich jetzt noch nicht sehe.

Th. (als Doppel-Ich): ‚Dass ich eine Weile aufhöre, in der Grube herumzugraben, hektisch Ratschläge zu befolgen, dass ich …‘

Pt. (setzt den Satz fort): … zunächst mal eine Pause mache. Was kann ich überhaupt, was kann ich nicht? Da brauch ich erst gar nicht anzufangen, herumzubuddeln, das ist sinnlos. Es gibt keine Zauberei. Eine abstrakte Idee zu verfolgen, da ist's schade drum. Schade um die Energie, die vergeudet worden ist.

Th. (als Doppel-Ich): ‚Erst einmal eine Bestandsaufnahme, ehe ich etwas unternehme …‘

Pt.: Aber dauernd sind die Köpfe wieder da und rufen mir irgendetwas zu.

Th. (fordert den Pt. auf, sich auf den Stuhl zu setzen, der die Köpfe repräsentiert): Und rufen dem Peter zu?

Pt. (in der Rolle der Köpfe): Tu doch mal was! Wir sitzen hier oben und wollen dir helfen, und du sitzt da unten in der Ecke und träumst vor dich hin.

Th. (bittet den Pt. wieder auf seinen Stuhl): Was antworten Sie?

Pt.: Ihr seid nur da oben und glotzt und glotzt. Ihr wollt nur was sehen von oben! (Spricht vor sich hin): Das ist so fatal – diese Umwelt! Die macht einen so richtig … man möchte mit der Faust dreinschlagen! Diese Umwelt – die taucht in meinen Augen manchmal auf wie eine Fratze! Eine hämische Fratze. Und es ist oft so schade! Da denkt man, das war doch nun wirklich ein guter Bekannter, den man auch mochte, und dann so eine billige, flapsige Art!

Th. (als Doppel-Ich): ‚Da bin ich auch so furchtbar enttäuscht!'

Pt.: Ja! Dass er versucht, mich zu verstehen, *das* würde ich mir wünschen.

Th. (als Doppel-Ich): ‚Einfach nur, dass er mich versteht!'

Pt.: Ja!

Th.: Haben Sie das den Betreffenden schon einmal gesagt?

Pt.: Ja, aber dann sagen die wieder zu mir, denen ich es sage, das ist eine Einbildung: ‚Natürlich verstehen wir dich. Du bist ja nur so empfindlich, weil du in Not bist.'

Th. (als Doppel-Ich): ‚Das tut weh. (Pt.: Und wie!) Jetzt habe ich auch noch das Etikett, empfindsam zu sein.'

Pt.: Überempfindsam! Und auch … verhaltensgestört. ‚Das kann ich auch verstehen', sagen die, ‚dass du in dieser Situation nicht mehr normal denkst, dass du aggressiv bist.'

Th.: Was können wir beiden jetzt machen, Herr A., mit den Köpfen da? Wir haben vorhin beschlossen, Sie erzählen mir von der Grube, und ich erzähle Ihnen von hier oben, und wir brauchen Ruhe. Nur, jetzt sind da immer so ein paar Köpfe. Jetzt müssen wir zunächst einmal beschließen, was wir mit denen machen. Wir können uns ja zunächst nur mal die nächsten vierzehn Tage vornehmen. Was machen wir jetzt zwei Wochen lang mit diesen Köpfen? Dann können wir erneut schauen, wie die Situation ist.

Pt.: Ich würde vorschlagen, wir lassen die Köpfe ganz in Ruhe. Gar nicht mehr hinhören. Zwar akzeptieren, dass sie da sind, nur noch glotzen und glotzen, aber dass ich sie nur noch so als Karnevalsmasken sehe, aber keine Gestalt mehr dahinter, mit der ich verbinde, das ist der und der. Dass ich sie einfach nur als Hülsen betrachte.

Th.: Fällt Ihnen irgendetwas ein, das Sie ihnen sagen könnten, wenn Sie zum Beispiel hören: ‚Also, vierzehn Tage, das ist Zeitvergeudung. Tu was!' Vielleicht nur ein Satz, mit dem Sie dann antworten könnten?

Pt.: Lass mich in Ruhe!

Th.: Und ich muss ja auch einen Satz haben, wenn zu mir jemand sagt, ich müsste den Herrn A. mehr antreiben. Dann werde ich sagen: ‚Nein, ich will mit dem Herrn A. jetzt Ruhe haben!'

Pt.: Ja, das ist schön!! Wenn jemand da ist, der nur da ist! Als Ansprechpartner! Denn reden möcht ich ja auch! Aber ich würde mich nicht freuen über einen Ratschlag von Ihnen. Wenn Sie mich fragen: ‚Was machen Sie jetzt da unten?', dann werde ich Ihnen sagen, was ich da mache, aber ich will nicht hören von Ihnen: ‚Sie müssen mal das und das versuchen.'

Th.: Was Sie machen, das werden wir zusammen entscheiden! Und nicht ich von oben! Denn das kann ich auch gar nicht. Und ich habe auch noch einen Wunsch an Sie! (Pt.: Ja?) Menschen, die das nicht erlebt haben, was Sie erlebt haben, die verhalten sich manchmal ungeschickt. Ich möchte mich da nicht ausschließen, d. h. es könnte passieren, dass mir auch einmal ein vollkommen unpassender Satz herausrutscht. Deshalb möchte ich Sie darum bitten, wenn ich Ihnen versehentlich mit irgendetwas wehtun sollte, dass Sie mir das dann sagen.

Pt.: Ja, dass Sie dann sofort darüber nachdenken können?

Th.: Ja. Ich möchte einfach spontan sagen, was ich denke und fühle, und da könnte es mir passieren, dass ich Sie vielleicht manchmal nicht so verstehe, wie Sie es sich wünschen. Und dann ist es mir lieber, Sie sagen es mir gleich.

Pt.: Ja, dass ich dann auch offen sage, wenn mich etwas wütend macht?

Th.: Ja!

Pt.: Ja, dann müssen Sie auch etwas aushalten bei mir!

Th.: Das möchte ich auch!

Pt.: Mit aushalten?

Th.: Ja!

Herr A. und ich führen noch sechzehn weitere Gespräche, in denen es ihm zunehmend gelingt, sich mit seinen Gedanken und Gefühlen auseinanderzusetzen, sich selbst besser kennen und verstehen zu lernen, sich anzunehmen, auch mit seinen Beeinträchtigungen, und im Umgang mit seiner Situation seiner ‚inneren Stimme' zu vertrauen. Herr A. fasst die Gesprächsergebnisse mit folgenden Worten zusammen:

- Ich habe mich durch die Gespräche besser kennen gelernt, habe gelernt, meine Schwächen und Fehler so anzunehmen, wie sie sind, sie zu bejahen, da sie ein wichtiger Teil von mir sind.
- Ich habe mein Selbstwertgefühl und mein Selbstvertrauen durch die Gespräche wiedergefunden, sehe auch meine Zukunft positiver.
- Durch die Gespräche wurde mir klar, dass es viel an mir selbst liegt, was ich aus meinem Leben mache.
- Ich mache jetzt mehr das, was ich will, und lasse mich nicht mehr so viel von anderen beeinflussen.

7.4.2 Begründung des therapeutischen Vorgehens

Im Folgenden wird das therapeutische Vorgehen mit Bezug auf die Anthropologie Morenos und seine therapeutische Philosophie begründet.

1. **„Darum muss ich nach unserer Lage fragen, unsere Lage prüfen, unsere Lage erkennen, um aus dieser Lage hinauszuführen“ (Moreno 1923).**

Moreno zufolge werden Gefühle wie Niedergeschlagenheit, Resignation, Verzweiflung („Fühl mich einfach fertig im Moment. Keine Lebensperspektive mehr!“) nicht als Problem des Einzelnen angesehen, vielmehr als entscheidend beeinflusst von den zwischenmenschlichen Beziehungen und sozialen Strukturen, in denen er lebt. Nicht der Patient selbst wird als ‚schwierig‘ bezeichnet, höchstens die *Lage*, in der es sich befindet. Eine genaue Kenntnis dieser Lage ist deshalb unabdingbare Voraussetzung einer jeden Therapie (vgl. 3.1). Wenn Moreno betont, dass der Therapeut in die Lebenswelt des Patienten einsteigen muss, um ihn und seine Schwierigkeiten verstehen und ihm helfen zu können (vgl. 6.1), ist damit nicht nur der äußere, sondern auch der *psychologische* Raum gemeint, d. h. der Raum, in dem sich der Patient *gefühlsmäßig* gerade befindet. Dieser psychologische Raum kann sein Erleben und Handeln u. U. entscheidender prägen als seine äußere Umgebung. Gleich zu Beginn des Gesprächs umschreibt Herr A. seinen gefühlsmäßigen Ort mit einem Bild: „Bin in einem Loch.“ Dieses Bild greife ich auf und bitte um eine detaillierte Beschreibung.

> Da Herr A. aufgrund einer spastischen Hemiparese in seiner körperlichen Beweglichkeit eingeschränkt ist, lasse ich ihn seinen inneren Ort nicht ‚extrapsychisch‘ darstellen (unter Zuhilfenahme von Gegenständen aus meinem Zimmer), beschränke mich vielmehr auf die Gestaltung seines inneren Ortes in der *Imagination*. Der Rollentausch mit Positionsveränderung durch Wechsel des Stuhls ist Herrn A. möglich. Auf die Stuhllehnen gestützt kann er sich ohne Anstrengung von einem zum anderen Stuhl bewegen.

Nachfragen wie: „Wie ist der Boden der Grube?“, „Haben Sie etwas bei sich?“ dienen der Präzisierung seiner Vorstellungswelt, damit sich Herr A. in ihr ebenso sicher ‚bewegen‘ kann, als handle es sich um einen realen, mit allen Sinnen wahrnehmbaren Raum. Auch ich kann mir die Lage des Patienten nun deutlicher vorstellen, damit verbundene Gefühle besser nachvollziehen (vgl. 6.1).

2. **„Diese Aufrollung des Lebens im Schein wirkt nicht wie ein Leidensgang, sondern bestätigt den Satz: jedes wahre zweite Mal ist die Befreiung vom ersten … Man gewinnt zu seinem eigenen Leben, zu allem, was man getan hat und tut, den Aspekt des Schöpfers – das Gefühl der wahren Freiheit" (Moreno 1970).**

Durch „Aufrollung" seines Konflikts mit der Umwelt und Veranschaulichung seiner Erfahrungen in einem *Bild* gewinnt Herr A. Abstand von sich und seiner Situation. Indem er selbst dieses Bild hervorbringt und gestaltet, ist er nicht mehr Opfer der Lage, sondern ihr „Schöpfer". Das Erleben vermehrter Autonomie zeigt sich vor allem auch in seinem nonverbalen Verhalten: Er sitzt aufrechter, seine Stimme (zu Beginn der Stunde leise und monoton) wird lauter und kräftiger.

3. **„Wie kann man ihnen helfen, schöpferisch zu sein" (Moreno 2008)?**

Die im Gesprächsverlauf eingesetzten Techniken *Doppeln*, *Rollentausch* und *Rollenwechsel* verlebendigen die Erfahrungen des Patienten, helfen ihm, *seine* ganz persönliche Antwort auf die gegebene Situation zu finden, ohne Druck oder Anleitung von außen (vgl. 2.2). Entscheidend sind jedoch nicht die Techniken an sich, sondern das Herrn A. vermittelte Vertrauen, dass nicht ich als Therapeutin eine ‚Lösung' finden werde, diese sich vielmehr entwickeln wird durch Aktivierung seiner Ressourcen (vgl. 5.3).

4. **„Doppelgängermethode ist die wichtigste Therapie für einsame Leute" (Moreno 2008).**

Doppeln bedeutet, die Position des Zuschauers zu verlassen, die Gefühle des Patienten nicht nur von außen zu betrachten, sondern von innen heraus zu erfassen (vgl. 7.1.2). Statt ihm das Verhalten seiner Umgebung zu erklären, stelle ich mich als Doppel-Ich hinter ihn, greife seine Äußerungen auf und führe sie fort: „Ihr Arschlöcher! Ihr habt gut reden! Ihr mit euren Ratschlägen!" Herr A. sucht sich für sein Schimpfwort mit einem verlegenen Lachen zu entschuldigen. Ich dagegen bestätige es durch Wiederholung, mache auf diese Weise deutlich, dass ich ihn bei der Auseinandersetzung mit seinen Empfindungen nicht allein lasse. Dem gleichen Anliegen dienen die folgenden Doppeläußerungen, mit denen ich ausspreche, was Herr A. nur indirekt äußert – über Mimik und Gestik sowie durch die Art und Weise, wie er das Verhalten seiner Umwelt beschreibt:

Pt.: Aber ob sie wiederkommen, das ist eine andere Frage.

Th. (als Doppel-Ich): ‚Ich habe Angst …'

Pt: Ja! Ich hab das Gefühl, das war nur eine Ausrede, um wegzukommen aus der direkten Frage nach Hilfe, um Zeit zu gewinnen.

Th. (als Doppel-Ich): ‚Ich hab kein Vertrauen …'

Pt.: Ich hab Hoffnung, aber Vertrauen? Nein!

Indem ich Angst, Vertrauensverlust und Enttäuschung des Patienten verbalisiere, solidarisiere ich mich mit ihm, begleite ihn auf dem Weg einer Klärung seiner Gefühle, sodass er sie konkretisieren und differenzierter wahrnehmen kann. Eine weitere Funktion meiner Begleitung besteht darin, Herrn A. Sicherheit und menschliche Nähe zu vermitteln, zudem die Erfahrung, dass ich mich seinem Leid nicht entziehen, mich vielmehr darauf *einlassen* möchte. Angesichts der „Einsamkeit in der Grube" ist diese Erfahrung für Herrn A. von besonderer Bedeutung, auch entscheidend für sein Vertrauen zu mir, das sich bei unserer ersten Begegnung erst entwickeln muss: „Ja, das ist schön!! Wenn jemand da ist, der nur da ist!"

5. **„Nur ein Teil seines Ichs ist am Prozess der Vereinigung beteiligt, ein anderer Teil ist frei, um für die andere Person das zu leisten, was sie selbst nicht tun kann" (Moreno 1945).**

Über das Miteinander-Fühlen hinaus biete ich Herrn A. ein Miteinander-Handeln an, bezogen auf die konkrete therapeutische Situation:

Th.: Und wir beide dann gemeinsam überlegen: Was gibt es für Sie dort für Möglichkeiten, wobei ich mich dann mehr als Partner sehe, als …

Pt. (unterbricht): … als Ausführende, als verlängerte Hand.

Damit spricht Herr A. von sich aus meine Funktion als Hilfs-Ich an, stellvertretend in Bereichen zu handeln, die er durch sein eigenes Verhalten nicht mehr zu bewältigen vermag (vgl. 6.2, 7.1.4). Das Bild der Grube – Herr A. befindet sich *in* der Grube, ich stehe *oben*, halte von dort Kontakt mit ihm – veranschaulicht, dass eine Identifikation mit dem Patienten aufgrund „seiner organischen und seiner psychologischen Grenzen" niemals vollständig sein kann und auch nicht sein darf (Moreno 1945, S. 61). Die Trennung zwischen dem eigenen Ich und dem des Patienten ist von therapeutischem Nutzen, der bei vollständiger Identifikation verloren ginge.

6. **„Der Patient ist der Schöpfer und Hauptdarsteller. Seine Handlungen und Stimmungen deuten den Weg an" (Moreno 2008).**

Zentrale Techniken einer psychodramatischen Arbeit mit inneren Bildern (Imaginationen, Träumen, Phantasien) sind Rollenwechsel und Rollentausch:

- Die Aufforderung zum *Rollentausch* mit den „Köpfen" („Das ist die Umwelt für mich.") sowie zum Gespräch mit diesen „Köpfen" erfolgt mit dem Ziel, Herrn A. auf einen Dialog in der Realsituation vorzubereiten: Er macht sich mit der Position seiner Umwelt vertraut, wird zugleich sicherer im Hinblick darauf, wie er sich selbst in der gegebenen Situation verhalten könnte. Durch den Rollentausch gewinnt Herr A. Einsicht in mögliche Motive für die Reaktionen der „Köpfe" – nicht aus rationaler Überlegung heraus oder aufgrund therapeutischer Deutungen, sondern aufgrund seiner eigenen Gedanken und Gefühle in der Rolle der anderen: „Du bist doch viel zu schwer für mich. Das schaffe ich nicht. Nachher fall ich da selbst mit rein in die Grube. Dann sitzen wir beide drin und kommen nicht wieder raus."
- Als Herr A. resigniert feststellt „Ja, ja, ich versuch es immer wieder. Aber leider immer vergebens", bitte ich ihn, von seinem Platz aufzustehen, zurückzutreten und die imaginierte Szene einmal von außen zu betrachten. Auf diese Weise distanziert er sich von sich selbst, wird zum *Beobachter* seiner Person und Situation. Mit meiner Frage „Was würden Sie demjenigen, der da in der Grube sitzt, raten, was er jetzt tun soll?" vermittle ich ihm mein Vertrauen, dass er selbst am besten weiß, was gut und richtig für ihn ist (vgl. 5.3). Ratschläge meinerseits könnten seine innere Einsamkeit noch verstärken, denn damit gesellte ich mich zu den „Köpfen", wäre auch eine von denen, die „gut reden" haben. Der Grundsatz der Wertschätzung des Patienten als autonome Persönlichkeit erfordert, von persönlichen Vorstellungen der Problembewältigung abzusehen, stattdessen Bedingungen herzustellen, die es ihm erleichtern, eine eigenständige Antwort auf seine Situation zu finden. Diesem Anliegen einer Wahrung und Förderung persönlicher Autonomie dient der *Rollenwechsel* mit dem *inneren Ratgeber*, eingeleitet durch meine Frage: „Was können wir beiden jetzt machen, Herr A., mit den Köpfen da?" Die Antwort erfolgt umgehend und spontan: „Ich würde vorschlagen, wir lassen die Köpfe ganz in Ruhe. Gar nicht mehr hinhören."

  Das, was Herr A. im Dialog mit den „Köpfen" formuliert, ist zugleich eine Botschaft an mich: Keine Ratschläge!! Stattdessen: *Dableiben, Verstehen*. Als

Therapeutin entspreche ich zudem seinem Wunsch nach der Hand einer „ganz fremde(n) Person“: „Ja, das sollte ein Fremder sein, der wieder weggeht. Dem bin ich auch dankbar, aber eben nicht mein Leben lang verpflichtet.“

7. **„Diese Lösung tritt nicht durch fremden Eingriff ein, sondern *autonom*“ (Moreno 1970).**

Zu Beginn der Therapie überwiegen bei Herrn A. Gefühle der Hilf- und Hoffnungslosigkeit, Niedergeschlagenheit und Resignation, verbunden mit einer eingeschränkten Wahrnehmung seines persönlichen Freiraums. Rollenwechsel und Rollentausch erfordern eine aktive Eigenbeteiligung bei der Auseinandersetzung mit dem Verhalten der Umwelt und seinen Reaktionen darauf. Auf diese Weise aus seiner Lähmung befreit, wird aus dem passiv Erduldenden ein aktiv Handelnder, der bewusst entscheidet, was er in der gegebenen Situation am meisten braucht: „Ruhe! Dass ich nicht nur diese Köpfe sehe, sondern dass ich zu mir selbst zurückfinde und zu meinen Ideen auch stehe und dass ich damit arbeiten kann, mit *meinen* Ideen!“

Die Solidarisierung mit Herrn A. („Was können wir beiden jetzt machen, Herr A., mit den Köpfen da?“) stärkt nicht nur sein Vertrauen zu mir, sondern auch sein Vertrauen zu sich selbst – ein Vertrauen, das ihn gegenüber der Umwelt unabhängiger werden und ihn schließlich eine Antwort auf weitere Einmischungen finden lässt: „Lass mich in Ruhe!“

Wie bereits erwähnt, lernt ein Mensch besser und nachhaltiger, wenn er das zu Lernende nicht nur hört, sondern selbst formuliert. Auch macht er sich ein Argument, auf das er selbst gekommen ist, eher zu Eigen, als wenn ihm dieses Argument von außen nahe gelegt wird (vgl. 7.2.9.1). Somit ist zu erwarten, dass Herr A. die von ihm selbst entwickelten Überlegungen eher auf die Realsituation übertragen wird, als wenn er entsprechende Vorschläge von mir übernommen hätte.

Die zukünftige Entwicklung zeigt, dass Herrn A. diese Übertragung gelingt. Statt sich – wie bisher – mit den Erwartungen und Ratschlägen anderer Menschen zu beschäftigen, statt zu versuchen, diese Ratschläge zu befolgen, oder in einen Zustand vollkommener Apathie zu verfallen (in einer Art Totstellreflex), orientiert er sich nun vor allem an eigenen Wertvorstellungen und Bedürfnissen, entscheidet zunehmend selbst über das Wer, Wo, Wann und Wie seiner sozialen Kontakte, drückt seine Ansichten und Wünsche direkter aus als bisher.

8. „Der höhere Arzt heilt nicht durch Mittel, sondern durch bloße Begegnung" (Moreno 1970).

Gegen Ende unserer ersten Begegnung spreche ich meine persönlichen Möglichkeiten und Grenzen an: Vielleicht werde auch ich Herrn A. bisweilen missverstehen, ihn durch eine unbedachte Bemerkung womöglich kränken. Weshalb ich ihn schon jetzt darum bitte, mir das zu sagen. Mit dieser Bitte gestehe ich ein, dass meine Einfühlung begrenzt ist, allein schon deshalb, weil das Fühlen und Denken gesunder Menschen immer nur einen kleinen Ausschnitt dessen erfassen kann, was das Leiden an einer schweren Krankheit ausmacht (vgl. 9.3)! Diese Realität anzuerkennen, ist für *beide* entlastend, für den Therapeuten ebenso wie für den Patienten (vgl. 9.2.2). Ich versuche nicht, die Rolle des überlegenen Helfers einzunehmen, stelle mich Herrn A. vielmehr „als Partner" zur Verfügung – mit meiner Nähe auch dann, wenn ich ihn einmal nicht verstehen sollte. In diesen letzten Minuten unseres Gesprächs schließen Herr A. und ich ein Arbeitsbündnis, bei dem es nicht um die *Mittel* geht, sondern um unsere *Beziehung*:

Pt.: Ja, dass ich dann auch offen sage, wenn mich etwas wütend macht?
Th.: Ja!
Pt.: Ja, dann müssen Sie auch etwas aushalten bei mir!
Th.: Das möchte ich auch!
Pt.: Mit aushalten?
Th.: Ja!

8 Die Bedeutung der Rollentheorie Morenos für die Begleitung schwerkranker Menschen

Noch ist die Welt voll Rollen, die wir spielen.
Solang wir sorgen, ob wir auch gefielen,
Spielt auch der Tod, obwohl er nicht gefällt.
(Rainer Maria Rilke: Todes-Erfahrung)

Die mit schwerer Krankheit oft verbundene Einsamkeit sowie der Verlust persönlicher Autonomie können das Selbstwert- und Identitätserleben Betroffener zutiefst erschüttern: „Wer bin ich denn jetzt noch?", „Ich spiele ja doch keine Rolle mehr!" Welche Bedeutung dieses ‚Rollen-Spiel' für das Selbst-Erleben eines Menschen hat, kann mit Bezug auf die Rollentheorie Morenos verdeutlicht werden. Diesem Konzept zufolge wird das Selbst als ein System von Rollen unterschiedlicher Bedeutung verstanden. Die kontinuierliche Ausübung dieser Rollen ist entscheidend für ein stabiles Selbst-Erleben. Im Falle schwerer Erkrankung können viele Rollen aufgrund organisch bedingter Beeinträchtigungen nicht mehr verkörpert werden. Aber auch der Verlust von Interaktionsmöglichkeiten (durch inneren oder äußeren Rückzug von Bezugspersonen) führt zu einem Abbau von Rollen und damit zu einer Rückbildung des Selbst. Ein lebensbedrohlich erkranktes junges Mädchen fragt (3.2): „Wenn schließlich keiner mehr hereinkommt, dann bin ich wohl tot?" Wenn keiner mehr hereinkommt, dann spielt man keine Rolle mehr – dann ist man „wohl tot".

Die Rollentheorie eignet sich nicht nur zur Beschreibung wesentlicher Aspekte der Situation schwerkranker Menschen, sie liefert darüber hinaus ein Modell, aus dem psychotherapeutische und soziotherapeutische Interventionen abgeleitet werden können, um ihr Selbstwert- und Identitätserleben zu stärken, um „Mittel gegen den Schock des sozialen Todes zu finden" (Moreno 1981, S. 95). Nach einer theoretischen Einführung soll an Fallbeispielen verdeutlicht werden, wie Patienten zur Ausübung ihnen noch möglicher Rollen verholfen werden kann. Anwendung, Indikation und Wirkweise der Haupttechniken des Psychodramas werden nochmals beschrieben und unter dem Aspekt der *Rollentheorie* begründet.

8.1 Einführung in die Rollentheorie

8.1.1 Die Rollentypen

Die ganze Welt ist Bühne,
Und alle Frau'n und Männer bloße Spieler.
Sie treten auf und gehen wieder ab.
Sein Leben lang spielt einer manche Rollen.
(Shakespeare: Wie es Euch gefällt)

Moreno unterscheidet zwischen *kategorialen* und *aktionalen* Rollen, wobei es sich um zwei unterschiedliche Betrachtungsweisen des Begriffs *Rolle* handelt: „Erstere sind die soziologischen Rollen, die Verkörperungen normierter Erwartungen darstellen (‚Vater', ‚Polizistin'), während Letztere die konkreten individuellen Interpretationen ebendieser kategorialen Rollen sind" (Bender & Stadler 2012, S. 6). Da es mir hier vor allem um die *praktische* Bedeutung der Rollentheorie geht, nicht um eine theoretische Reflexion terminologischer Akzentverschiebungen, werden die beiden Ansätze bei der folgenden Beschreibung unterschiedlicher Rollentypen zusammengefasst.[29]

8.1.1.1 Die somatischen oder psychosomatischen Rollen

Die somatischen/psychosomatischen Rollen beschreiben physiologische und psychophysische Verhaltensweisen. Vom Embryonalstadium an bis zu seinem Tod handelt der Mensch in diesen Rollen. Sie dienen der Erhaltung seines Organismus, sind darüber hinaus die Grundlage für Entstehung und Weiterentwicklung seiner anderen Rollen. Beispiele sind: die Rolle des Essenden, Trinkenden, Schlafenden, Weinenden, Schreienden … Diese Rollen sind kaum oder gar nicht an interaktionelle Prozesse gebunden. Die Art und Weise, wie sie ausgeübt werden, unterliegt jedoch kulturspezifischen Einflüssen.

Bereits in seinem Werk „Who shall survive" betont Moreno (1934) die Bedeutung des *Körpers* beim Rollenhandeln. Damit trägt er der Tatsache Rechnung, dass die Ausübung einer jeden Rolle immer auch von *körperlichen* Reaktionen (z. B. von der Aktivität bestimmter Muskelgruppen) begleitet wird: „Eine Person, die aufgrund einer bestimmten Situation verängstigt ist, wird dieses Gefühl … auch

29 Die Rollentheorie wird ausführlich beschrieben u. a. von Leutz (1974) und Hochreiter (2004).

somatisch zum Ausdruck bringen: Ihre Augen werden sich weit öffnen, ihr Herz wird schneller schlagen, und die Muskelspannung wird sich erhöhen" (Stadler & Kern 2010, S. 139).

8.1.1.2 Die psychischen oder psychodramatischen Rollen

Die psychischen/psychodramatischen Rollen beziehen sich auf das individuelle Erleben des Menschen. In ihnen kommen seine persönlichen Ideen und Erfahrungen zum Ausdruck (Moreno 1964). Als psychische Korrelate anderer Rollen bestimmen sie die Art und Weise, *wie* der Betreffende diese Rollen erfüllt. Zur psychosomatischen Rolle des Essenden kommt die psychodramatische Rolle des Genießenden, zur psychosomatischen Rolle des Weinenden die Rolle des Traurigen, zur Rolle des Schreienden die Rolle des Wütenden. In der Auseinandersetzung mit der sozialen Realität repräsentieren die psychodramatischen Rollen des Menschen seine ganz spezifische Auslegung soziokultureller Normen und Erwartungen, seine individuellen Erfahrungen und persönlichen Vorstellungen: seine *konkrete Version* einer Mutter, eines Vaters, eines Lehrers …

8.1.1.3 Die sozialen oder soziodramatischen Rollen

Die sozialen/soziodramatischen Rollen sind auf die Gesellschaft bezogen: In ihnen verkörpert der Mensch gesellschaftlich vorgegebene und kulturell geprägte stereotype Handlungsmuster, Erwartungen und soziale Funktionen – z. B. in Berufsrollen (der Arzt, der Lehrer schlechthin), Beziehungsrollen (die Ehefrau, der Ehemann, die Tochter, der Sohn schlechthin) oder Freizeitrollen (der Sportler, der Theaterbesucher schlechthin). In ihrer konkreten Ausübung werden diese Rollen zwar individuell gestaltet, doch sind die kollektiven Elemente und kulturellen Vorgaben mehr oder weniger ‚zwingend'.

8.1.1.4 Die transzendenten oder integrativen Rollen

„Morenos Rollentheorie sinngemäß ergänzend" fügt Leutz (1974, S. 50) den von Moreno explizit formulierten Rollentypen noch eine vierte Rollenklasse hinzu – die transzendenten oder integrativen Rollen. Diese Rollen repräsentieren die ideelle Ausrichtung eines Menschen, die überindividuellen Werte, für die er sich bewusst entscheidet. Sie können „aus dem Bereich der Ethik stammen (z. B. kann jemand ein Utilitarist oder ein Hedonist usw. sein), oder aus dem Ästhetischen (z. B. Künstler), aus dem religiösen Bereich (z. B. Christ, Mohammedaner), aus dem gesellschaftsphilosophischen Bereich (z. B. Demokrat, Kommunist usw.) usw." (Zeintlinger 1981, S. 195). Aspekte transzendenter Rollen manifestieren sich in bestimmten psychosomatischen, psychodramatischen und soziodramatischen Rollen, wobei die Entwicklung transzendenter Rollen, beispielsweise der Rolle eines Christen, auch zu Veränderungen von bereits entwickelten Rollen führen kann, „wie das z. B. bei der Bekehrung von Franz v. Assisi der Fall war: er war lange Zeit reicher Kaufmann und wurde dann aus religiöser Überzeugung besitzloser Prediger (der auch seine somatische Rolle des Essers z. B. stark veränderte)" (ebd. S. 263).

Somatische, psychische und soziale Rollen werden als Teilsysteme der Person beschrieben, als der Person untergeordnet. Sie sind erklärbar, weil sie sich aus bestimmten Bedürfnissen der Person oder gesellschaftlichen Erwartungen ableiten lassen. Die transzendenten Rollen dagegen umfassen die gesamte Person, erscheinen als der Person *übergeordnet*, werden als überpersönlich, archetypisch erlebt. In seinen transzendenten Rollen erlebt der Mensch ein hohes Maß an persönlicher Freiheit, indem sein Selbst im Einsatz für bestimmte Werte (z. B. Liebe, Glaube) über die eigenen Grenzen hinauswächst.

Wie sich eine Rolle im konkreten Handeln manifestiert, ist von der jeweiligen Situation abhängig, geformt durch gesellschaftliche Normen und Faktoren wie Raum, Zeit, anwesende Personen und ihre Interaktionen. Rolle und Situation bedingen sich wechselseitig: So, wie die Verwirklichung einer Rolle von der Situation abhängt, so wird wiederum die Situation durch die Beziehungen der Beteiligten in ihren jeweiligen Rollen bestimmt. Sobald einer der Anwesenden seine Rolle ändert, wandelt sich auch die Situation, da jede Rolle eine entsprechende Gegenrolle erfordert (G. Leutz, mündliche Mitteilung 1998): Die Rolle des Überlegenen konstelliert die Rolle des Unterlegenen, die Rolle des Lehrers fordert die Rolle des Schülers heraus, usw.

Zusammengefasst: Das Handeln in Rollen ist immer „ganzheitliches Handeln" (Hochreiter 2004, S. 133), umfasst sowohl die körperliche als auch die psychische, soziale und transzendente Dimension des Menschen. Neurowissenschaftliche Untersuchungen bestätigen die Wechselwirkung und unentwirrbare Vernetzung von biologischen, psychischen und sozialen Faktoren bei der Entwicklung unserer Persönlichkeit (Hüther 2011).

8.1.2 Die Rollenentwicklung

Die greifbaren Kristallisierungspunkte dessen, das wir das Ich nennen, sind die Rollen, in welchen es sich manifestiert.
(Moreno 2008, S. 33)

Moreno geht davon aus, dass sich das *Ich* eines Menschen, seine spezifische Persönlichkeit, in seinen *Rollen* manifestiert, weshalb er Entwicklung in Form der Rollenentwicklung beschreibt. Seine entwicklungstheoretischen Überlegungen werden hier nur skizziert. Eine ausführliche Beschreibung findet sich beispielsweise bei Leutz (1974) und Schacht (2004).

8.1.2.1 Das erste Universum

Im ersten Stadium seiner Entwicklung – dem so genannten *ersten Universum* – handelt der Mensch in Rollen, noch ohne sie zu kennen. Dieser frühe Lebensabschnitt (ungefähr bis zum dritten Lebensjahr) wird in zwei Entwicklungsphasen unterteilt – das Stadium der All-Identität und das Stadium der All-Realität (Moreno & Moreno 1944):

- Im *Stadium der All-Identität* unterscheidet das Kind noch nicht zwischen sich selbst und seiner Umgebung. Es erlebt sich als identisch mit der Welt: der Mutter, der Nahrung, den umgebenden Gegenständen. In dieser Zeit braucht das Kind „überlebensnotwendig die Hilfe von anderen, und es erlebt den Helfer (die Mutter bzw. die Pflegeperson) als Erweiterung seines eigenen Körpers: als ‚Hilfs-Ich'" (Zeintlinger 1981, S. 258). Indem die Mutter die zur Rolle des Kindes (z. B. der Rolle des Trinkenden) komplementäre Rolle (die Rolle der Stillenden) einnimmt, bilden Mutter und Kind eine rollenspezifische Interaktionseinheit. Diese Interaktionseinheit wird als Grundlage für die psychische und soziale Entwicklung des Kindes gesehen sowie als Voraussetzung für sein Vertrauen in das eigene Dasein.
- Gegen Ende des ersten Universums, im *Stadium der All-Realität* bzw. der differenzierten All-Identität, unterscheidet das Kind allmählich zwischen sich, den Menschen (z. B. der Mutter) und den Gegenständen seiner Umwelt (z. B. der Nahrung, Spielgegenständen, usw.), kann sich als von anderen getrennt erleben. Nach wie vor vermag es jedoch nicht, zwischen Vorstellung und Realität zu unterscheiden: Phantasiertes und Reales sind gleichermaßen real. In die-

ser Phase entwickeln sich neben psychosomatischen Rollen zunehmend auch psychodramatische Rollen (zur Rolle des Trinkenden kommt die Rolle des Genießenden).

8.1.2.2 Das zweite Universum

Das *zweite Universum* beginnt, sobald das Kind Phantasie und Realität voneinander unterscheiden kann (etwa mit drei Jahren). Abstrahierendes Denken entwickelt sich sowie die Fähigkeit, die Rollen anderer Menschen wahrzunehmen, sich in sie hineinzuversetzen und nachzuahmen. Im ersten Lebensabschnitt erfolgt „Rollenausübung vor Rollenwahrnehmung", im zweiten Lebensabschnitt dagegen gibt es zudem „Rollenwahrnehmung vor Rollenausübung" (Moreno 1960, S. 83). Indem das Kind aktiv die Rolle eines anderen übernimmt, erwirbt es zunehmend auch soziodramatische Rollen, Rollen also, „in denen sich der Mensch vornehmlich mit der äußeren Realität des Lebens auseinandersetzt" (Leutz 1974, S. 49).

8.1.2.3 Das dritte Universum

Mit Bezug auf die anthropologischen Schriften Morenos spricht Leutz (1974) noch von einem *dritten Universum*. In ihm erfüllt sich die von Moreno postulierte Sehnsucht des Menschen nach der Erfahrung totaler Verbundenheit mit dem gesamten Kosmos – entsprechend dem kindlichen Erleben im ersten Universum, eins zu sein mit der Welt. Zu Beginn seiner Entwicklung ist dem Menschen ein solches Einheitserleben nicht bewusst, im dritten Universum dagegen handelt es sich um eine bewusst vollzogene Erkenntnis: „Dieses Erleben ist keine psychosoziale Notwendigkeit. Es spielt sich nicht in nur psychischen oder nur sozialen Rollen ab, sondern kommt durch das Transzendieren zu einer neuen Rollenkategorie integrativen Erlebens zustande. M. E. empfiehlt es sich daher, diese Rollen ‚transzendente Rollen' oder ‚integrative Rollen' zu nennen" (ebd. S. 43).

8.2 Psychodrama-Therapie unter dem Aspekt der Rollentheorie

8.2.1 Die psychischen Rollen

Was wir in bescheidener Weise zu tun versuchen, ist, diese kostbaren, dynamischen Erfahrungen einer Mutter in wissenschaftliche Termini zu übersetzen.

(Moreno 1952, S. 249)

Im Falle schwerer Erkrankung sind die *sozialen* Rollen am ehesten und radikalsten von vorzeitigem Verlöschen bedroht. Das Rollenrepertoire verkleinert sich – meist endgültig, da keine neuen Rollen hinzukommen. Bei den *psychischen* Rollen geht es weniger um einen Rollenschwund als vielmehr um eine *Veränderung* von Rollen. Aus einem fröhlichen Menschen kann ein ernster, in sich gekehrter Mensch werden. Bei einigen Patienten wandelt sich die Rolle des Vertrauenden in die Rolle des Verzweifelten, die Rolle des Zuversichtlichen in die Rolle des Zweifelnden, die Rolle des Selbstbewussten in die des Hilflosen. Aufgabe des Therapeuten ist es, solche Veränderungen im Rollenrepertoire des Patienten wahrzunehmen und ihnen entgegenzuwirken, sodass verloren geglaubte Rollen aktiviert und (wieder) in sein Selbst integriert werden können. Wobei es nicht darum geht, die Rollen des Verzweifelten, Zweifelnden und Hilflosen zum Verschwinden zu bringen, vielmehr darum, dass *auch* die Rollen des Vertrauenden, Zuversichtlichen und Selbstbewussten gelegentlich wieder gelebt werden. Im Folgenden werden Möglichkeiten diskutiert, wie die psychischen Rollen eines Menschen unterstützt und gestärkt werden können.

8.2.1.1 Übernahme von Hilfs-Ich-Funktionen

Zentral für die therapeutische Philosophie des Psychodramas ist das Prinzip des *Hilfs-Ichs* – ein Prinzip, das in der Sterbebegleitung von großer Bedeutung ist (vgl. 6.2). Zu Beginn seines Lebens braucht der Mensch ein Hilfs-Ich, um all die Rollen zu lernen, durch die sich seine Persönlichkeit *entwickelt*. Am Ende seines Lebens benötigt er ein Hilfs-Ich zur *Aufrechterhaltung* seiner Persönlichkeit. Entsprechend der Mutter-Kind-Einheit in der frühen Phase kindlicher Entwicklung stellt die Interaktionseinheit von Therapeut und Patient eine vergleichbare Sicherheit für den Patienten dar, da der Therapeut Funktionen übernimmt, die denen einer Mutter ähnlich sind. Seine wichtigste Hilfs-Ich-Funktion besteht darin, sich in die Welt des Patienten zu begeben, „eine klare Vorstellung" von seinen Bedürfnissen, Ängsten und Nöten zu entwickeln und ihm dabei zu helfen, den Anforderungen der Situation entsprechend zu reagieren (Moreno & Moreno 1944, in: Petzold 1979, S. 153).

Hilfreich bei der Erfüllung dieser Hilfs-Ich-Funktion ist die Frage nach den *Rollen* des Patienten: In welchen Rollen handelt er überwiegend? Wer oder was behindert ihn bei der Ausübung seiner Rollen? Welche Bedingungen könnten ihm die Verwirklichung bestimmter Rollen erleichtern? Die Auseinandersetzung mit Fragen dieser Art hat nicht selten zur Folge, dass ‚regressive' Reaktionen eines Patienten auf konkrete Interaktionen mit Bezugspersonen zurückgeführt werden können, die ihn in der psychischen Rolle des Passiv-Unselbständigen festhalten oder diese Rolle geradezu herausfordern (vgl. 5.3). Wenn Angehörige, Ärzte oder Pflegepersonen dem Patienten gegenüber wiederholt die Rolle des Überfürsorglichen und Überlegenen einnehmen, weisen sie ihm die entsprechende Gegenrolle zu: die Rolle des Hilflos-Unterlegenen. Die Rolle des Aktiv-Selbständigen dagegen gerät mehr und mehr in den Hintergrund.

Eine Möglichkeit, um den Abbau ‚gesunder' Rollen hinauszuzögern, besteht darin, dass der Therapeut wiederholt Rollen verkörpert, die dem Patienten Gegenrollen nahe legen, in denen er sich als gleichberechtigt erfahren kann, als Mensch, der auch im Leiden noch über aktiv-kreative Möglichkeiten verfügt. Übernimmt der Therapeut beispielsweise die Rolle des Unwissenden, indem er den Patienten nach seinen Erfahrungen im Zusammenhang mit seiner Krankheit und/oder nach Details seiner Berufstätigkeit fragt, spricht er ihn in der Rolle einer Autorität in diesen Dingen an. Aus einer hierarchischen Beziehung (‚da oben' der Therapeut, ‚hier unten' der Patient) wird eine Beziehung auf Augenhöhe: Der Therapeut weiß mehr auf diesem, der Patient mehr auf jenem Gebiet, beide sind Unwissende und Wissende zugleich.

8.2.1.2 Doppeln

Auch die für das *Doppeln* postulierten heilenden Wirkungen werden auf Erfahrungen zurückgeführt, wie sie das Kind während seiner frühesten Lebensphase in der Interaktion mit seiner Mutter macht (vgl. 7.1.4). Durch intensives Einfühlen in den Patienten (so, wie sich eine Mutter in ihr Kind einfühlt,) wird eine Atmosphäre erzeugt, die der Atmosphäre in der Phase der All-Identät ähnelt, auch wenn die Handlungen einer Mutter „sicher nicht leicht durch irgendeine Psychiatrie oder Psychotherapie ersetzt werden" können (Moreno 1952, S. 249). Vergleichbar dem Einheits-Erleben in dieser Phase wird das Doppel-Ich meist nicht als ein Du, sondern als eigene innere Stimme erfahren.

Während die Interaktionen zwischen Mutter und Kind die Grundlage für die Entwicklung somatischer und psychischer Rollen des Kindes bilden, dient die durch Doppeln vermittelte Erfahrung tiefer Verbundenheit vor allem dem *Erhalt* psychischer Rollen. Das heißt, Doppeln stärkt die psychischen Rollen eines Menschen, da seine Wirkungen auf Erfahrungen zurückgeführt werden, die schon bei der *Entwicklung* dieser Rollen entscheidend gewesen sind. Die psychischen Rollen zeigen den Menschen in seinen Emotionen, auch in seinen Bewertungen körperlicher Vorgänge und zwischenmenschlicher Beziehungen. Einfühlendes Doppeln vermittelt dem Patienten die Erfahrung, in diesen Gefühlen und Bewertungen verstanden zu werden – eine Erfahrung, die es ihm erleichtert, sich mit seiner inneren Realität auseinanderzusetzen, sie zu klären und anzunehmen (vgl. 7.1.6.1). Da psychische Rollen meist Korrelate anderer Rollen sind, prägen sie auch die sozialen Rollen des Menschen. Beispielsweise wirkt sich die psychische Rolle des Verzweifelten auf die Ausübung bestimmter sozialer Rollen anders aus als die psychische Rolle des Hoffenden.

Tabelle 8.2.1.2 zeigt einige Beispiele für die Aktivierung psychischer Rollen durch Doppeln.

Tabelle 8.2.1.2 Doppeln zur Aktivierung psychischer Rollen

Patient	Doppel-Ich	Psychische Rolle
Warum gerade ich?	Ich finde das alles so ungerecht!	der Hadernde
Entschuldigen Sie, dass ich weine!	Ich bin unendlich traurig!	der Trauernde
Ach, wenn die anderen nur wüssten!	Im Moment fühle ich mich innerlich sehr allein!	der Einsame
Morgen, dieses Gespräch mit dem Arzt werde ich schon schaffen!	Ich traue mir das zu!	der Selbstbewusste
Wenn Sie mir das früher erzählt hätten, dass ich jetzt doch recht gut mit der Krankheit fertig werde …	Da kann ich wirklich zufrieden und stolz auf mich sein!	der Zufriedene

8.2.1.3 Rollenwechsel

Eine weitere Möglichkeit zur Wiederbelebung psychischer Rollen des Patienten besteht darin, ihn die Rolle eines Therapeuten oder Freundes einnehmen zu lassen (vgl. 7.2.2, 7.2.3). Mit der Verkörperung einer bestimmten sozialen Rolle werden immer auch entsprechende *psychische* Rollen aktiviert, diejenigen Rollen nämlich, welche die Art und Weise beeinflussen, *wie* die soziale Rolle gestaltet wird (vgl. 8.1.1). Das Handeln in der sozialen Rolle des Therapeuten oder Freundes aktualisiert beispielsweise die psychische Rolle des Einfühlsamen bzw. Tröstenden.

Die Übernahme einer psychischen Rolle kann noch dadurch gefördert werden, dass sich der Patient zunächst auf die *Körperhaltung* besinnt, die er mit dieser konkreten Rolle verbindet. Bei den meisten Patienten verändern sich Mimik und Gestik spontan, sobald sie sich in die Rolle eines Therapeuten oder Freundes versetzen. Das heißt, die Autorität, die sie im Rollenwechsel mit ihrem inneren Therapeuten annehmen, zeigt sich nicht nur im Inhalt ihrer Worte, sondern auch in ihrem *nonverbalen* Verhalten: Die Haltung wird aufrechter, die Stimme kräftiger, die Schultern straffen sich. Bereits Moreno (2008, S. 251) hat wiederholt darauf hingewiesen, dass jede Rollenausübung mit der Aktivierung bestimmter Muskeln einhergeht: „Jede Rolle braucht für ihre Durchführung einen guten Start und die Konzentration auf verschiedene Muskelgruppen, … Jedes Mal, wenn eine verschiedene Rolle gespielt wird, z. B. die Rolle eines Angreifers, eines Zaghaften, eines Vorsichtigen, eines Beobachters, eines Zuhörers, eines Liebenden, usw., wird eine andere Kombination von Muskelgruppen in Bewegung gesetzt." Umgekehrt fällt das Verkörpern einer Rolle leichter, wenn zuvor die Muskeln aktiviert werden, die bei dieser Rolle besonders beansprucht sind.

Auch Neurowissenschaftler betonen die Bedeutung von Bewegungsmustern bei der Rollenverkörperung: Nimmt eine Mensch eine neue Rolle ein, kommt es zu Veränderungen im Bewegungsapparat. Diese Veränderungen wiederum lösen entsprechende neuronale Erregungsmuster im Gehirn aus. Da neuronale Kartierungen von Körperzuständen jeweils mit bestimmten Gefühlen korrelieren, geht ein veränderter Körperzustand immer auch mit einer *gefühlsmäßigen* Veränderung einher (Damasio 2003). Konkret: Nimmt der Patient eine aufrecht-sichere Körperhaltung ein, die er mit der Therapeutenrolle assoziiert, verändert sich gewöhnlich auch seine gefühlsmäßige Befindlichkeit in Richtung vermehrter Sicherheit.

Psychische Rollen können auch direkt, ohne Umweg über eine soziale Rolle, gefördert werden, zum Beispiel durch folgende Intervention:

„Frau H., stellen Sie sich einmal vor, wir hätten hier einen Kleiderschrank voller Eigenschaften: Mut, Neugier, Tapferkeit, Fröhlichkeit, Freundlichkeit, Bescheidenheit, Zuversicht, Gelassenheit, … Sie erwähnten gerade, dass Sie vor dem Gespräch morgen mit Ihrem Arzt große Angst haben. Bildlich gesprochen scheint es, als gingen Sie im Kleid der Angst zu diesem Gespräch. Jetzt schauen Sie sich einmal all die Kleider in diesen Schrank hier an. Nehmen Sie sich ruhig eine Weile Zeit. Dann wählen Sie ein bestimmtes Kleid aus, von dem Sie meinen, dass Sie sich darin in der Situation mit dem Arzt wohlfühlen könnten. … Jetzt schließen Sie die Augen. Stellen Sie sich vor, wie Sie Ihr Angst-Kleid abstreifen und das neue Kleid überziehen. … Haben Sie es an? … Nun schauen Sie in Ihrer Vorstellung in einen Spiegel. Könnten Sie mir beschreiben, wie Sie jetzt aussehen? Nehmen Sie die Körperhaltung ein, die zu diesem Kleid passt. … Bitte, öffnen Sie die Augen wieder. Ich werde jetzt die Rolle des Arztes übernehmen und Sie sagen mir, was Sie auf dem Herzen haben. Bevor Sie anfangen, spüren Sie nochmals nach, wie Sie sich in Ihrem neuen Kleid fühlen."

Die Intervention mit dem Kleiderschrank ist vor allem für Frauen geeignet. Fast alle Patientinnen lächeln, wenn sie gebeten werden, sich ihr Angst-Kleid aus- und ein neues Kleid anzuziehen. Die Veränderung der Körperhaltung ist oft erstaunlich, auch die Schnelligkeit, mit der aus einer schüchtern-ängstlichen Kranken eine selbstbewusst auftretende Persönlichkeit werden kann. Rückmeldungen von Patienten zeigen, dass sich der imaginierte Kleiderwechsel gut auf den Alltag übertragen lässt: „Also, bevor ich dieses Gespräch mit meinem Chef hatte, bin ich noch kurz zur Toilette gegangen. Dort habe ich mir vorgestellt, wie ich mein Angst-Kleid ausziehe und dafür mein Gelassenheits-Kleid anziehe. In meiner Phantasie hatte es einen satten Grünton, halblange Ärmel und kleine Perlmuttknöpfe am Kragen. Dann bin ich zum Chef rein – und wissen Sie was! Meine Stimme hat *nicht* versagt, meine Hände haben *nicht* gezittert" (eine Patientin mit Multipler Sklerose).

8.2.2 Die sozialen Rollen

> *Es handelt sich um das Phänomen des ‚sozialen' Todes, also nicht um den Tod des Körpers oder der Psyche im individuellen Sinn und auch nicht um den Tod von innen her, sondern um den Tod von außen.*
>
> (Moreno 1981, S. 95)

Da die sozialen Rollen auch physischer Fähigkeiten bedürfen, um verwirklicht zu werden, ist es ein normaler physiologischer Vorgang und eine natürliche Funktion des Lebens, dass viele soziale Rollen im Falle schwerer Krankheit erlöschen oder vom Verlöschen bedroht sind. Die sozialen Rollen sind jedoch nicht nur vom ‚natürlichen' Rollenschwund betroffen, sondern auch vom gesellschaftlichen *Rollenentzug* (vgl. 3.2). Das heißt, viele soziale Rollen verlieren ihre Bedeutung bereits dann, wenn der Betroffene von seinen physischen und psychischen Kräften her zu ihrer Ausübung noch in der Lage wäre. Das ist kein physiologischer Vorgang, aber soziale Realität.

- Viele Berufsrollen erlöschen vorzeitig, weil der Betroffene seinen Beruf aufgrund krankheitsbedingter Einschränkungen nur noch halbtags oder stundenweise ausüben kann, eine Anpassung der Arbeitszeiten an seine Belastbarkeitsminderung aber nicht möglich, oft auch nicht erwünscht ist. „Entweder du bringst deinen vollen Einsatz oder du bist weg vom Fenster", stellt ein Tumorpatient fest. Nach seiner Operation hätte er gerne noch stundenweise gearbeitet. Doch musste er sich berenten lassen, weil kein entsprechender Arbeitsplatz eingerichtet werden konnte.
- Der physiologische Abbau der Hausfrauenrolle (durch Nachlassen körperlicher Kraft und Belastbarkeit) wird sozial beschleunigt, wenn die Erkrankte nicht einmal mehr an der Organisation des Haushalts beteiligt wird, wenn niemand mehr ihren hausfraulichen Rat einholt.
- Die sozialen Rollen des Ehepartners oder Vaters sind bedroht, wenn die Ehefrau ihren erkrankten Mann nicht mehr in Familienentscheidungen einbezieht, wenn die Kinder dem Vater nichts mehr von Problemen in der Schule oder im Freundeskreis erzählen.

Häufig wird der Rollenschwund auf der sozialen Ebene durch längere Aufenthalte in Krankenhäusern und Rehabilitationseinrichtungen eingeleitet und stabilisiert. Leutz (1974, S. 162) spricht von „pathologischen Rollenatrophien" als Folge länger dauernder Formen der Hospitalisation: „Im Zuge der stationären Behandlung mögen etliche wichtige Rollen wie die Berufsrolle, die Rolle des Ehemanns, des Vaters u. a. m. so sehr durch die Patientenrolle in die Latenz gedrängt worden sein, dass der betreffende Mensch emotional und aktiv fast nur noch in der letzteren lebt. Zwar ist er von Haus aus z. B. noch immer Ingenieur, seine Berufsrolle hat durch die lange Latenz jedoch eine derartige Atrophie erfahren, dass der Patient schließlich das aktive Interesse an ihr, das Gefühl für sie und die Kompetenz in ihr verlieren kann." In den Zeiträumen zwischen verschiedenen stationären Aufenthalten unterbleibt meist eine Wiederbelebung in die Latenz geratener Rollen – nicht nur, weil der Betroffene seine Kompetenz in ihnen verloren hat, sondern auch deshalb, weil ihn die Umwelt inzwischen nur noch in der sozialen Rolle des Kranken sieht.

Die Frage nach der Zeit, die einem Menschen zur Ausübung bestimmter sozialer Rollen noch zur Verfügung steht, stellt sich nur von einer linearen Zeitauffassung her. Danach ist Zeit so etwas wie ein Band, das sich in messbare Abschnitte unterteilen lässt und dann irgendwann zu Ende ist. Die moderne Physik hat Zeitvorstellungen dieser Art widerlegt. Doch unabhängig davon, wie *Zeit* definiert wird: Bei der Begleitung Schwerstkranker und Sterbender sind Angaben über die vermutete Restzeit eines Lebens weder möglich noch therapeutisch relevant. Was einzig zählt, ist der *Augenblick* mit seinen ganz konkreten Anforderungen.

Ich erinnere mich an eine junge Patientin, Frau I.. Der Arzt riet von Therapiegesprächen ab, da Frau I. aufgrund der Aggressivität ihres Hirntumors in spätestens einem halben Jahr tot sein würde. Auf ausdrücklichen Wunsch der Patientin haben wir insgesamt zwölf Gespräche geführt. Die Prognose des Arztes hat Frau I. um *neunundzwanzig* Jahre überlebt. In all diesen Jahren habe ich regelmäßig Ansichtskarten von nahen und fernen Orten der Welt erhalten, die sie mit Hilfe ihrer Eltern oder einer Pflegerin besucht hat. Ein Foto zeigt Frau I. im Rollstuhl an der Chinesischen Mauer! Jede ihrer Karten legt Zeugnis davon ab, dass Frau I. die soziale Rolle der Reisenden bis kurz vor ihrem Tod verwirklicht hat. Doch selbst dann, wenn sie tatsächlich nur noch ein halbes Jahr gelebt hätte: eine Stärkung ihrer psychischen, sozialen und transzendenten Rollen hätte sich auch für diesen Zeitraum ‚gelohnt'!

Im Folgenden wird an Beispielen verdeutlicht, wie psychodramatische Techniken eingesetzt werden können, um *soziale Rollen* eines Patienten zu stärken und/oder neu zu beleben.

8.2.2.1 Untersuchung des sozialen Atoms

Der interaktionellen Perspektive des Psychodramas zufolge wird ein Patient nicht isoliert betrachtet, sondern stets im Kontext seiner zwischenmenschlichen Beziehungen. Diese Beziehungen können durch graphische, bildliche oder szenische Darstellung seines *sozialen Atoms* veranschaulicht werden (vgl. 3.2). Für Patienten mit reduzierter sprachlicher Ausdrucksfähigkeit (etwa aufgrund einer Aphasie) ist die Arbeit mit dem sozialen Atom besonders geeignet, weil sie die Möglichkeit erhalten, sich ohne Worte verständlich zu machen. Doch auch bei Patienten, die sich verbal gut ausdrücken können, ist das soziale Atom hilfreich: Der Therapeut kann sich das Beziehungsmuster des Betroffenen anschaulich vorstellen, sodass er ‚passender' auf ihn einzugehen vermag. Das ‚Schwarz auf Weiß' der Darstellung hilft vielen Patienten, sich einzelne Interaktionen bewusst zu machen, deren Bedeutung sie zuvor vielleicht geahnt, aber mit Worten nicht haben beschreiben können. Die Arbeit mit dem sozialen Atom kann folgendermaßen eingeleitet werden:

„Sie haben von verschiedenen Menschen gesprochen, die in Ihrem Leben eine Rolle spielen. Manche haben eine ganz besondere Bedeutung für Sie. Andere stehen Ihnen zwar auch nahe, sind Ihnen gefühlsmäßig aber nicht ganz so wichtig. Dann gibt es noch entfernte Freunde und Bekannte, zu denen Sie eine nur geringe emotionale Beziehung haben. Um einen Überblick zu gewinnen, könnten wir einmal eine Bestandsaufnahme machen. … Ich lege Ihnen hier Papier und Stifte hin. Bitte, malen Sie zunächst einen kleinen – mit dem Stift ausgefüllten – Kreis (ein kleines Dreieck) auf das Blatt Papier, und schreiben Sie *Ich* oder Ihren Vornamen darüber. (Frauen bezeichnen sich durch einen Kreis, Männer durch ein Dreieck.) Nun stellen Sie bitte jede weibliche Person als einen Kreis, jeden Mann als ein Dreieck dar, wobei Sie jeweils den entsprechenden Namen über den Kreis oder das Dreieck schreiben. Durch die Entfernung von Ihrem Kreis (Dreieck) können Sie deutlich machen, in welcher gefühlsmäßigen Nähe oder Entfernung Sie zu diesem Menschen stehen. Jeden Kreis, jedes Dreieck verbinden Sie bitte durch eine Linie mit Ihrem eigenen Kreis (Dreieck). Eine durchgezogene (oder rote) Linie bedeutet, dass Sie zu diesem Menschen eine positive Beziehung haben, eine gestrichelte (oder schwarze Linie) zeigt eine negative Beziehung an. Wenn *beide* Aspekte in der Beziehung vorhanden sind, wenn also gewisse Spannungen herrschen, zeichnen Sie eine Wellenlinie … Sollten Sie sich innerlich noch sehr mit einem bereits verstorbenen Menschen verbunden fühlen, können Sie auch ihn darstellen: eine Frau durch einen gestrichelten Kreis, einen Mann durch ein gestricheltes Dreieck."

Als Zusammenfassung dieser Anweisungen (evtl. auch zur Gedächtnisstütze) kann der Therapeut ein Merkblatt vor den Patienten legen:

Merkblatt zur Erstellung des sozialen Atoms

● = Ich selbst (Frau)
▲ = Ich selbst (Mann)
○ = weibliche Bezugsperson
△ = männliche Bezugsperson
◌ = verstorbene weibliche Bezugsperson
△ = verstorbene männliche Bezugsperson
___ = positive Beziehung
---- = negative Beziehung
〰 = Spannungen

Die hier formulierte Anleitung beschränkt sich auf die *graphische* Darstellung. Das soziale Atom kann jedoch auch erstellt werden mit:

- Metaphern (z. B. Tieren, Pflanzen, …),
- verschiedenwertigen Münzen,
- Gegenständen aus dem Raum,
- Holzklötzchen,
- Playmobil Figuren oder Spielzeugtieren,
- Puppen aus dem Sceno-Test.

Die Darstellung durch Münzen, Klötze, Spielzeugtiere oder Puppen hat den Vorteil, dass Nähe und Distanz vom Patienten durch Hin- und Herschieben solange ausprobiert werden können, bis die Entfernungen emotional stimmen.

Das soziale Atom ist diagnostisches und therapeutisches Instrument zugleich: Zum einen gibt es Auskunft über Qualität und Quantität des Beziehungsnetzes, in dem der Patient lebt, darüber hinaus dient es als Handlungsgrundlage für psycho- und soziotherapeutische Interventionen. An einem Beispiel sollen beide Funktionen verdeutlicht werden.

Herr G., ein achtundzwanzigjähriger Angestellter, ist ein halbes Jahr vor unserer Begegnung an einem schnell wachsenden Hirntumor operiert worden. Der Tumor konnte nicht vollständig entfernt werden. Aufgrund einer motorischen Aphasie kann sich Herr G. nur noch in einfachen Hauptwortsätzen ausdrücken. Sein Wortverständnis ist erhalten geblieben. Herr G. wird mir vom behandelnden Arzt überwiesen, weil er sich ständig überfordere, weder die Erkrankung noch seine Beeinträchtigungen realistisch einschätzen und akzeptieren könne. Dem Angebot zu Gesprächen stimmt Herr G. sofort zu, anfänglich vor allem deshalb, weil er darin (neben der Sprachtherapie) eine zusätzliche Gelegenheit sieht, seine sprachliche Ausdrucksfähigkeit zu verbessern.

Bei unserem ersten Treffen will mir Herr G. etwas mitteilen, das mit seiner Familie zu tun hat. Mehrmals wiederholt er die Worte: „Vorbei, vorbei! Anders! Draußen! Allein!“ Ich schlage ihm vor, seine Beziehungen auf einem Blatt Papier zu skizzieren. Nachdem ich ihm das Vorgehen erklärt habe (siehe oben), greift Herr G. sofort zum Stift. Zuerst zeichnet er seinen vierjährigen Sohn (T = Toni) und seine Frau (M = Mama). Um beide herum malt er eine Art Oval. Außerhalb des Ovals zeichnet er sich selbst (P = Papa) und zieht dann noch einen Trennungsstrich zwischen sich und den beiden Personen innerhalb des Ovals. Eine Weile betrachtet er diese Konstellation, dann vervollständigt er sein soziales Atom um seine Eltern, Schwiegereltern, Freunde und frühere Arbeitskollegen. Wobei sein Blick immer wieder zum Kern des Bildes zurückkehrt. Sobald er fertig ist, nimmt er sich ein zweites Blatt Papier und zeichnet ein weiteres soziales Atom. Hier sind er selbst, sein Sohn und seine Frau wie die Ecken eines Dreiecks zueinander angeordnet - *gemeinsam* umschlossen von einem Kreis. Alle anderen sind außerhalb des Kreises. Schließlich legt er die beiden Blätter nebeneinander und schreibt mühsam das Wort *Nachher* über das erste Bild, *Vorher* über das zweite Bild. Gemeint ist seine Situation nach und vor seiner Operation.

Abbildung 8.2.2.1 1

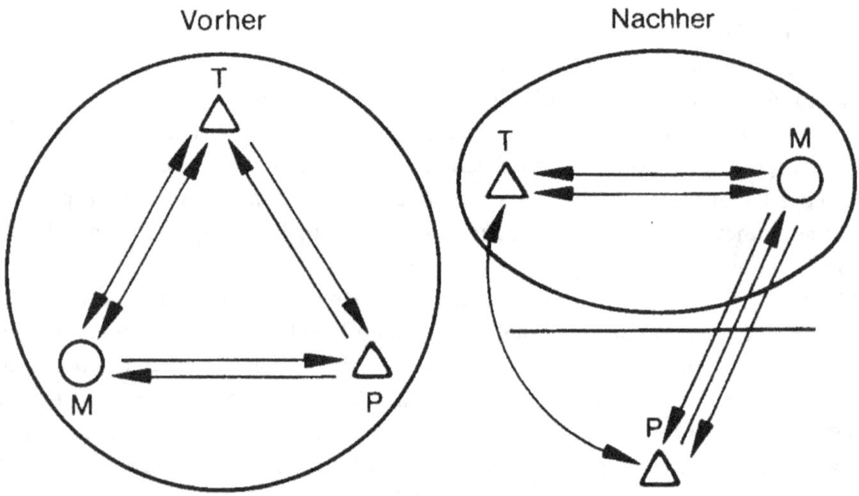

Abbildung 8.2.2.1 1 zeigt den Kern der beiden sozialen Atome, auf den ich mich hier beschränke, weil die Beziehungen zu seinem Kind und seiner Frau für den Patienten am wichtigsten sind. Dies lässt sich allein schon daran erkennen, dass er meine Instruktion bei ihrer Darstellung von sich aus erweitert: Er ergänzt die vorgegebenen gestalterischen Elemente um ein Oval, einen Kreis und eine Trennungslinie. Indem er seinen Sohn und seine Frau mit einem Oval umrundet, verbindet er beide zu einer Einheit. Als ob das noch nicht deutlich genug sei, zieht er zwischen dieser Einheit und seiner eigenen Person noch eine Trennungslinie, wodurch er überdeutlich zum Ausdruck bringt, wie sehr sich seine Position seit seiner Krankheit verändert hat. Der Bedeutungsverlust, den er glaubt, erlitten zu

haben, zeigt sich zudem darin, dass er sein erstes soziales Atom (Situation nach der Operation) *nicht* mit sich selbst beginnt (wie in der Anleitung gefordert!), sondern mit seinem Kind und seiner Frau, sein zweites soziales Atom dagegen mit seiner eigenen Person. Langsam verstehe ich, was mir Herr G. mit seinen Worten hat sagen wollen: „Vorbei, vorbei! Anders! Draußen! Allein!"

Der Begriff *Identität* leitet sich vom lateinischen *idem* ab: dasselbe. Wie ein Vergleich der beiden sozialen Atome zeigt, ist die Identität von Herrn G. tatsächlich nicht mehr dieselbe! Um seine frühere Position *im* Kreis wiederzuerlangen, sieht er nur eine Möglichkeit – er muss wieder gesund werden: „Viel üben, viel lernen!" Eigenüberforderung und Leistungseinsatz des Patienten werden jetzt unmittelbar verständlich. Das Ziel, wieder gesund zu werden, widerspricht seinem Wissen um die Schwere seiner Erkrankung: Aller Wahrscheinlichkeit nach wird der Tumor weiter wachsen. Auf meine Frage, was diese Möglichkeit für ihn bedeutet, antwortet Herr G. ruhig, fast gelassen: „Tod? Keine Angst! Ist so! Angst – da!" Er deutet auf sein derzeitiges soziales Atom, wobei er seinen Zeigefinger auf den Trennungsstrich legt.

Ich verzichte darauf, Herrn G. mit seinen überfordernden Zielvorstellungen zu konfrontieren, zumal ich den Eindruck habe, dass er all das, was ich ihm hierzu sagen könnte, in seinem Innersten längst schon selber weiß. Was ich ihm aber vorschlage, ist ein gemeinsames Gespräch mit seiner Frau. Herr G. stimmt sofort zu. Insgesamt finden vier Dreiergespräche statt, darüber hinaus führe ich noch zehn Einzelgespräche mit Herrn G..

Gleich zu Beginn des ersten Dreiergesprächs zeigt Herr G. seiner Frau die beiden Atome. Frau G. ist betroffen. Sie bestätigt, dass sich die Beziehung zu ihrem Mann seit seiner Erkrankung verändert habe. Dass er sich „so ausgeschlossen" fühle, habe sie jedoch nicht gewusst. Zusammengefasst stellt sich die Situation folgendermaßen dar: Vor der Erkrankung hat das Ehepaar alle Haushaltsarbeiten gemeinsam erledigt oder untereinander aufgeteilt. Seit der Operation ihres Mannes bewältigt Frau G. den Haushalt allein, sorgt für Toni, fährt ihren Mann zu Untersuchungs- und Behandlungsterminen, füllt Formulare und Anträge aus, führt Gespräche mit Ärzten, Vertretern der Krankenkasse, usw. Die Arbeit sei manchmal viel, so Frau G., wirklich erdrückend aber sei ihre Angst vor der Zukunft, über die sie aber nicht rede, weil sie ihren Mann nicht unnötig belasten wolle. In der Sorge um ihn entscheidet und handelt sie immer mehr für ihn und über ihn hinweg, hält schlechte Nachrichten von ihm fern (Schwierigkeiten mit dem Rententräger, Konflikte mit einem Nachbarn), bespricht anstehende Konflikte und Erziehungsfragen mit ihrer Mutter, nicht mehr mit ihrem Mann. Der kleine Sohn wird nach

Möglichkeit von seinem Vater ferngehalten: „Toni könnte ihn stören!“ Kurz: Herr G. wird zunehmend in die Rolle des unmündigen, hilflosen Kranken gedrängt, während ihm die Rollen des Partners und Vaters entzogen werden.

Mit seiner Berentung, d.h. mit dem Verlust seiner sozialen Rolle als Angestellter, hat sich Herr G. abgefunden. Darauf angesprochen, zuckt er die Schultern, macht eine wegwischende Handbewegung und kommentiert diese Geste mit einem entschiedenem „Vorbei“. Umso mehr jedoch schmerzt ihn der Verlust seiner Rollen als Vater und Partner. Er spürt, dass *dieser* Verlust nicht unbedingt sein müsste, und kämpft verzweifelt dagegen an: durch übermäßigen Einsatz in der Physio- und Sprachtherapie, durch Übungen, die er sich zusätzlich zu den Behandlungen selbst verordnet. Doch sein Wissen um die Aggressivität des Tumors und die Misserfolgserfahrungen bei vielen Übungen lassen sich immer weniger verdrängen, sodass er zunehmend niedergeschlagen und depressiv wird.

Mit Hilfe seiner beiden Zeichnungen kann Herr G. seiner Frau verständlich machen, wie er seine Stellung in der Familie sieht, und welche negativen Auswirkungen diese Stellung auf ihn hat. Vor allem kann er ihr vermitteln, wie sehr er darunter leidet, nichts mehr zu sagen zu haben – weder als Ehemann noch als Vater. Auf ihn komme es gar nicht mehr an. Im Gegenteil, er sei nur noch eine Last, weil sie jetzt seinetwegen so viel Arbeit habe und auf vieles verzichte, nicht mehr in den Tennisclub, ins Kino oder zu ihrer Freundin gehe. Frau G. spricht ihrerseits über ihre Erfahrungen, erklärt ihrem Mann ihr Verhalten. Beispielsweise gehe sie deshalb nicht mehr aus, weil es ihr allein keine Freude mache: „Wir haben doch immer alles zusammen gemacht!“ Außerdem sei sie oft so verzweifelt, dass sie gar keine Kraft mehr habe, etwas zu unternehmen. Sie spricht von der Angst, ihren Mann zu verlieren, wobei seine Verbissenheit bei den Übungen ihre Angst noch verstärke. Sie habe sich damit abgefunden, dass vieles nicht mehr so sei wie früher. An ihrer Liebe zu ihm habe sich nichts geändert! Wichtig allein sei, dass er überhaupt *da* sei! Wahrscheinlich sei sie deshalb so überfürsorglich, weil das für sie die einzige Möglichkeit sei, mit ihrer eigenen Hilflosigkeit und Angst fertig zu werden. Sie fühle sich oft sehr allein und sehne sich genauso wie er danach, „dass es wieder so zwischen uns ist wie früher“. Plötzlich hält sie inne und stellt überrascht fest: „Das ist seit der Operation das erste Mal, dass wir wieder richtig miteinander reden, dass ich dir von meinem Kummer erzähle. Es hat mir so sehr gefehlt.“ Herr G. nimmt seine Zeichnung und streicht den Trennungsstrich kommentarlos durch.

In den weiteren Gesprächen wird besprochen, wie das Ehepaar mit der Situation umgehen könnte. Beide wünschen sich eine Wiederherstellung ihrer Beziehung so, wie Herr G. sie in seinem Vorher-Bild dargestellt hat. Folgendes wird für die Zeit nach Herrn G.'s Entlassung geplant oder bereits während seines Klinikaufenthaltes umgesetzt:

- Toni wird bei seinem Vater spielen, bis dieser von sich aus den Wunsch nach Ruhe signalisiert. Auf diese Weise kann Herr G. seine Frau sogar entlasten, weil sich Hausarbeit und Papierkram ohne Kind schneller erledigen lassen.
- Frau G. geht einmal in der Woche wieder in den Tennisclub, trifft sich gelegentlich mit einer Freundin. Sie hat erkannt, dass es für ihren Mann entlastend ist, wenn sie – so normal, wie unter den gegebenen Umständen möglich, – auch eigenen Interessen nachgeht.
- Ein Notrufgerät wird angeschafft, sodass Herr G. längere Zeit allein zuhause bleiben kann. Im Notfall würde er durch Knopfdruck Hilfe herbeirufen können.
- Frau G. behandelt ihren Mann wieder als Partner, nicht mehr als unmündigen Kranken, bezieht ihn in Entscheidungen mit ein, bittet ihn um seine Meinung, fragt ihn, bevor sie etwas für ihn tut. Umgekehrt bittet Herr G. von sich aus um Hilfe (statt sich zu überfordern oder auf bestimmte Wünsche zu verzichten).
- Beide lassen den anderen an eigenen Gedanken und Gefühlen teilhaben, wobei Herr G. mit Hilfe von Zeichnungen, über Mimik und Gestik darzustellen versucht, was er mit Worten nicht ausdrücken kann. Der Austausch über die beiden sozialen Atome hat dem Ehepaar Mut gemacht, stärker noch als bisher auch nonverbale Möglichkeiten der Kommunikation zu nutzen.
- Frau G. hält ihren Mann nicht von Aktivitäten ab, wenn er selbst Lust und Kraft dazu hat. Nach wie vor absolviert Herr G. seine Übungen, berücksichtigt dabei jedoch die Grenzen seiner Belastbarkeit.

Wie ist es weitergegangen? Vier Monate nach der Entlassung ruft mich Frau G. an. Der Tumor ihres Mannes ist erneut gewachsen. Beide haben beschlossen, dass Herr G. zuhause sterben soll. Mit Hilfe zweier Freundinnen, einer Nachbarin und zweier Pflegerinnen von der Sozialstation habe sie es bisher meist geschafft, über der Pflege ihres Mannes nicht sich selbst zu vergessen. Toni sei oft bei seinem Vater, spiele in der Nähe seines Bettes. Obgleich sich die aphasischen Störungen ihres Mannes verstärkt haben, sei das Gespräch zwischen ihnen nicht mehr abgebrochen. Sie erzähle ihrem Mann, was sie erlebe, was sie belaste: „Mir tut es gut, meine Gefühle nicht mehr zu verstecken. Wir haben uns sogar gemeinsam über seine Beerdigung beraten. Auch sprechen wir viel darüber, wie ich Toni die Krankheit und das Sterben seines Vaters erklären kann. Immer, wenn ich versucht bin, irgendetwas über den Kopf meines Mannes hinweg zu tun, fällt mir sein Bild mit dem Trennungsstrich ein. Dann gehe ich zu ihm und sage ihm, was ich vorhabe. Mit seinem Gesichtsausdruck, seinen Händen kann er mir fast immer noch vermitteln, was er will. Oder er hilft mir, indem er einfach nur meine Hand hält und mir zuhört! Es ist seltsam, ich frage nicht mehr nach der Zeit, die uns bleibt. Ich habe noch nie so intensiv gelebt wie jetzt. Die Zeit, in der wir zusammen sind, die scheint irgendwie in der Ewigkeit zu liegen!"

Wie das Beispiel zeigt, trägt die Darstellung des sozialen Atoms dazu bei, die familiäre Situation des Patienten zu klären, sein Verhalten als Reaktion auf die Veränderungen in seinem Beziehungsnetz nachvollziehbar und verständlich zu machen (diagnostische Funktion). Dieses Verständnis ist Voraussetzung dafür, dass die für ihn kostbarsten Rollen als Ehemann und Vater neu belebt und gestärkt werden können (therapeutische Funktion). Am wichtigsten für Herrn und Frau G. ist, dass sie wieder miteinander reden (verbal und nonverbal), sich wieder als *Mann* und *Frau* aufeinander beziehen (statt als Patient und Krankenschwester). Die dadurch möglichen Augenblicke intensiver Nähe und Verbundenheit liegen außerhalb des gewöhnlichen Zeitempfindens, bewegen sich „in einer ganz anderen Dimension als die Kontinuität von Vergangenheit-Gegenwart-Zukunft" (Moreno 1981, S. 268). In der Erinnerung an diese Augenblicke liegt für Frau G. ein großer Trost, vor allem auch nach dem Tod ihres Mannes.

8.2.2.2 Rollentausch

Um dem Abbau bestimmter sozialer Rollen eines Patienten entgegenzuwirken, kann der *Rollentausch* eingesetzt werden. Hierzu zwei Beispiele:

Frau R., sechsunddreißig Jahre alt, vor zwei Jahren an einem Gehirntumor erkrankt, leidet darunter, dass sich die Beziehung zu ihrer besten Freundin „irgendwie verändert" habe, „so einseitig" geworden sei: „Früher hat sie mir immer von ihren Problemen erzählt. Wir haben über alles geredet, über ihren Ärger im Beruf, den letzten Streit mit ihrem Mann, den Sorgen wegen der Kinder. Jetzt höre ich von all dem nichts mehr! Wenn ich nachfrage, kommt immer nur die Antwort: ‚Ach, damit will ich dich nicht auch noch belasten. Du hast doch mit deiner Krankheit schon genug zu tragen!' Dann lächelt sie irgendwie mitleidig und verabschiedet sich."

Frau R. ist unverheiratet. Die nächsten Angehörigen wohnen in einer anderen Stadt, sodass Besuche nur selten möglich sind. Darüber hinaus scheint ihr soziales Atom vom sozialen Tod betroffen (Rückzug von Arbeitskollegen und Bekannten). Die Abhängigkeit der Patientin von den wenigen Personen, die noch in ihrem Beziehungsnetz verblieben sind, wird dadurch zwangläufig erhöht, auch die Abhängigkeit von ihrer Freundin.

Eines Tages ruft mich die Freundin an. Sie brauche dringend meinen Rat, da sie sich Frau R. gegenüber unsicher und hilflos fühle: „Ich weiß überhaupt nicht mehr, was ich sagen soll, wenn ich bei ihr bin. Sie wird immer stiller in letzter Zeit!" Ich schlage ein Dreiergespräch vor, mit dem die Patientin ebenso einverstanden ist wie ihre Freundin. Während des Gesprächs fordere ich beide dazu auf, für eine Weile die Rollen zu tauschen, sich in die Lage der anderen zu versetzen und auszudrücken, was sie in dieser Lage denken, fühlen und sich wünschen. In der Rolle ihrer Freundin verbalisiert Frau R. vor allem Gefühle der Hilflosigkeit und Verunsicherung: „Ich möchte dir so gerne helfen! Doch ich habe Angst, etwas falsch zu machen." Die Freundin ihrerseits spürt in der Rolle von Frau R., wie unangenehm es ist, von der Umwelt ‚in Watte gepackt' zu werden, und wünscht sich im Rollentausch: „Mensch, sei doch ganz einfach normal, so wie früher auch! Ich bin doch schließlich deine Freundin!" An dieser Stelle unterbricht Frau R. den Rollentausch, fällt spontan in ihre eigene Rolle zurück und umarmt ihre Freundin: „Und das möchte ich auch bleiben – trotz der Krankheit!"

Im Rollentausch lernen die beiden Frauen die Wirkung ihres Verhaltens ‚am eigenen Leibe' kennen. Dieses unmittelbare Erleben vertieft ihr Verständnis für die Reaktionen der anderen (vgl. 7.2.8). Frau R.'s Festlegung auf den Patienten-Status wird gelöst, ihre Rolle als Freundin neu belebt. Obwohl Frau R. einige Monate später (aufgrund fortschreitenden Tumorwachstums) kaum noch sprechen kann, bleibt ihre soziale Rolle der Freundin zumindest in Teilaspekten erhalten: Ihre Freundin erzählt ihr „so wie früher auch" von ihren Sorgen und Freuden, lässt sie an ihrem Leben teilhaben – wie unter Freundinnen üblich.

Auch bei gemeinsamen Gesprächen mit dem Partner des Patienten ist der Rollentausch ein wirksames Instrument zur Förderung gegenseitigen Verstehens. Wenn der gesunde Partner im Rollentausch spürt, wie es sich anfühlt, auf die Rolle des Kranken reduziert zu werden, verändert er meist sein Verhalten in der Realsituation, spricht er den Erkrankten vermehrt auch wieder in seinen *gesunden* Rollen an, wie das folgende Beispiel zeigt:

Die vierundvierzigjährige Frau N. kann aufgrund einer tumorbedingten Lähmung der Beine nicht mehr selbst einkaufen. Vor ihrer Erkrankung hat sie stets Wert auf ein gepflegtes Äußeres gelegt, sich immer nach der neuesten Mode gekleidet. Ihr Mann, der sich in liebevoller Weise um seine Frau bemüht, beachtet auch diese Seite ihrer Persönlichkeit und bringt ihr gelegentlich eine neue Bluse, einen Pullover oder einen hübschen Schal mit. Seine Frau gibt sich sichtlich Mühe, dankbar zu sein, doch ihr Mann spürt, dass ihre Freude nicht echt, ihm zuliebe ‚gespielt' ist. Er interpretiert dies als nachlassendes Interesse seiner Frau an ihrem Äußeren – eine Interpretation, die ihm Angst macht. „Wenn sie sich nicht mehr für Kleidung interessiert, dann muss es sehr schlecht um sie stehen!", äußert er besorgt in einem Gespräch, um das er mich nach Rücksprache mit seiner Frau gebeten hat. Ich schlage ihm vor, sich für einen Moment in die Rolle seiner Frau zu versetzen, während ich seine Rolle übernehme. Herr N. lässt sich sofort auf das Rollenspiel ein. Zunächst bitte ich ihn darum, sich an eine konkrete Situation zu erinnern, die ihm zu schaffen macht: „Na ja, die Situation, als ich ihr vor drei Tagen eine neue Bluse mitgebracht habe." Ich frage nach: „In welchem Zimmer befanden Sie sich? Wo ist Ihr Platz, wo der Platz Ihrer Frau?" In der Rolle des Ehemanns stelle ich mich vor den Stuhl, auf dem Herr N. (in der Rolle seiner Frau) Platz genommen hat, und übergebe ihm ein Päckchen (repräsentiert durch ein Kissen), das eine neue Bluse enthalten soll. Er (als seine Frau) öffnet das Paket und schaut etwas hilflos, skeptisch auf das Kleidungsstück, wendet es verlegen hin und her, bedankt sich dann halbherzig. Dazu aufgefordert, in der Ich-Form laut auszusprechen, was in diesem Moment in seiner Frau vorgehen könnte, seufzt Herr N. (in der Rolle seiner Frau): „Ach, er meint es ja gut! Aber eigentlich würde ich mir viel lieber selbst etwas aussuchen. Die Bluse ist ja ganz nett, aber ob ich sie mir selbst gekauft hätte? Und jetzt muss ich in all den netten Blusen hier sitzen und hätte mir so gerne mal wieder einen wirklich schicken Pulli gekauft, einen, den ich mir *selbst* ausgesucht habe!" Herr N. schaut mich an, stellt dann nachdenklich fest (jetzt wieder in seiner eigenen Rolle): „Ja, ich weiß ja tatsächlich nicht, was sie sich kaufen würde. Klar, ich kenne so ungefähr ihren Geschmack, aber eben nur so ungefähr. Und ich treffe bestimmt nicht immer das Richtige. Das war's ja gerade, was ihr so viel Spaß gemacht hat – sich die Kleider *selbst* auszusuchen! Stunden konnte sie damit zubringen, verschiedene Sachen anzuprobieren, auszuwählen. Je länger ich darüber nachdenke: Es geht gar nicht nur um die Blusen! Es geht wohl in der Hauptsache darum, dass sie *selbst* die Sachen aussuchen, dass sie *wählen* kann! Fürchterlich muss sie sich fühlen – wie ein kleines Kind, das vom Papa angezogen wird!"

Im anschließenden Dreiergespräch bestätigt Frau N., was ihr Mann im Rollentausch formuliert hat: „Es ist so lieb gemeint von dir! Aber ich möchte mir die Sachen wirklich gerne *selbst* aussuchen. Nur dann fühle ich mich richtig wohl darin!" Als Herr N. das in letzter Zeit nachlassende Interesse seiner Frau an ihrem Äußeren anspricht und dafür Verständnis zeigt („Du musst dir vorkommen wie ein Kind, das vom Erwachsenen angezogen wird."), weint Frau N. vor Erleichterung, da sie dieses Thema von sich aus nicht angesprochen hätte, um nicht undankbar zu erscheinen: „Außerdem habe ich mich auch irgendwie geschämt, weil Kleidung doch eigentlich so unwichtig ist!" Ihr Mann entgegnet sofort: „Nein, das ist gar nicht unwichtig! Du musst selbst einkaufen können!" So geschieht es, und Frau N. regelt ihren Kleidungskauf wieder selbständig – zum einen über Kataloge, zum andern bei gelegentlichen Einkäufen im Rollstuhl. Die Neuaktivierung der sozialen Rolle der Käuferin wirkt sich auf Frau N.'s Selbstwertgefühl äußerst positiv aus, nicht zuletzt deshalb, weil zugleich entsprechende psychische Rollen belebt und gestärkt werden, beispielsweise die Rolle der Selbständigen, der Entscheidenden.

8.2.2.3 Rollenwechsel

Auch der *Rollenwechsel*, d.h. die bewusste Übernahme bestimmter sozialer Rollen aus dem *eigenen* Rollenrepertoire, kann dem Menschen Mut zu diesen Rollen machen und seine Kompetenz in ihnen festigen. Ein solcher Rollenwechsel ist beispielsweise dann indiziert, wenn der Betroffene von einer wichtigen Bezugsperson überwiegend in der Rolle des Kranken angesprochen wird. Um den Patienten auf zukünftige Begegnungen vorzubereiten, bitte ich ihn darum, sich auf eine soziale Rolle zu besinnen, in der er sich vor seiner Erkrankung sicher und kompetent gefühlt hat, um dann aus *dieser* Rolle heraus dem Gesprächspartner gegenüberzutreten: „Herr M., wir haben einige Male darüber gesprochen, wie souverän Sie früher Ihre Geschäfte abgewickelt haben. Wenn Sie sich nun vorstellen, Sie würden Ihr Anliegen (das Problem wird benannt) in ähnlicher Weise vorbringen – so, als *seien* Sie wieder dieser Geschäftsmann –, wie könnten Sie es dann ausdrücken? Wie würden Sie sich verhalten?" Die Verkörperung der betreffenden sozialen Rolle (des Geschäftsmanns, Erziehers, usw.) kann dem Patienten dadurch erleichtert werden, dass der Therapeut ihn in *dieser* Rolle anspricht.

Ein literarisches Beispiel für die Wiederbelebung einer sozialen Rolle (und damit verbundener psychischer Rollen) findet sich in Charles Dickens' (1987, S. 257–267) Roman „Geschichte aus zwei Städten". Das Kapitel „Ein ärztliches Gutachten" möchte ich in Auszügen wiedergeben, weil hier der Rollenwechsel beispielhaft veranschaulicht wird – mehrere Jahrzehnte bevor er von Moreno als therapeutische Technik beschrieben worden ist (Erstveröffentlichung des Romans 1859).

In langjähriger Einzelhaft (kurz vor Ausbruch der Französischen Revolution) ist der Arzt Dr. Manette an einer Geistesstörung erkrankt. Nach seiner Befreiung und erfolgreich wiederhergestellten körperlichen Gesundheit flackert die geistige Krankheit erneut auf. Als die akute Phase abgeklungen ist, bittet ihn sein Freund, Mr. Lorry, um ein Gespräch, in dem er ihn als *Arzt* anspricht, von dem er einen Rat „über einen sehr merkwürdigen Fall" einholen möchte:

> „Nachdem das Frühstück vorüber und der Tisch abgeräumt war, blieb Mr. Lorry noch bei dem Doktor sitzen und begann vorsichtig:
>
> ‚Mein werter Manette, ich bin ungemein begierig, im Vertrauen Euer Gutachten über einen sehr merkwürdigen Fall zu hören, der großes Interesse für mich hat; das heißt, mir eben kommt er sehr merkwürdig vor. Ihr seid ein einsichtsvoller, erfahrener Mann und beurteilt ihn vielleicht anders … Die Sache betrifft einen mir sehr lieben Freund. Ich bitte, zieht sie in Erwägung und erteilt mir einen guten Rat in seinem Interesse, vor allem aber um seiner Tochter – seiner Tochter willen, mein lieber Manette.'
>
> ‚Wenn ich Euch recht verstehe', sagte der Doktor in gedämpftem Tone, ‚so meint Ihr eine geistige Störung …' ‚Ja.'
>
> ‚Sprecht unumwunden', versetzte der Doktor. ‚Ich muss die Einzelheiten kennen.'"

Mr. Lorry beschreibt die Verhaltensauffälligkeiten des Doktors in der Phase seines Rückfalls und fährt fort:

> „‚Nun, mein lieber Manette', begann Mr. Lorry endlich in der rücksichtsvollsten und teilnehmendsten Weise wieder, ‚ich bin nur ein Geschäftsmann und verstehe mich nicht auf so verwickelte und schwierige Dinge. Es fehlt mir an den nötigen Kenntnissen, an der erforderlichen Einsicht, und ich bedarf einer Leitung. Aber es gibt keinen Mann in der Welt, von dem ich mir eine bessere Führung verspräche als von Euch. Sagt mir, was mag der Grund dieses Rückfalls gewesen sein? Sind wohl weitere zu befürchten? Kann ihnen vorgebeugt werden? Wie wäre ein solcher Rückfall zu behandeln? Welche Ursachen liegen dabei zugrunde? Und was kann ich tun für meinen Freund? Gewiss ist niemand so von Herzen bereit, einem Freunde zu dienen, wie ich, wenn ich nur wüsste, wie ich mich zu verhalten hätte; aber in einem solchen Falle bin ich nicht einmal imstande, einen Anfang zu machen. Vielleicht könnte ich vieles leisten, wenn mich Eure Klugheit, Einsicht und Erfahrung auf den rechten Weg weisen wollten; aber ohne Leitung und Belehrung vermag ich nichts. Ich bitte, geht mit mir auf die Sache ein; setzt mich in den Stand, ein wenig klarer zu sehen, und belehrt mich, wie ich mich nützlicher machen kann.'"

Nachdem Dr. Manette die gewünschten Hinweise zur Ursache, zum Verlauf und zur möglichen Behandlung der Krankheit gegeben hat, wagt sich Mr. Lorry erneut an die Frage, wie einem weiteren Rückfall vorzubeugen sei. Während seiner Inhaftierung in Frankreich hat Dr. Manette tagein, tagaus an einer Schuhmacherbank gearbeitet. Diese Bank, damals sein einziger Lebensinhalt, hat er nach seiner Befreiung mit nach England genommen („Es ist so ein alter Gefährte."). In der Phase seiner erneuten geistigen Verwirrung hat er sich wieder ausschließlich mit dieser Bank beschäftigt:

> Mr. Lorry „suchte nun an seinen zweiten und letzten Punkt zu kommen. Allerdings musste er sich selbst sagen, dass es der verfänglichere war; aber er durfte ihn nicht übergehen, wenn er seines Gespräches mit Miss Proß an jenem Sonntagmorgen und alles dessen gedachte, was er während der letzten neun Tage gesehen hatte.
>
> ‚Die Beschäftigung, die er unter dem Einfluss der so bald und so glücklich vorübergegangenen Störung wieder aufnahm', sagte Mr. Lorry nach einigem Räuspern, ‚war – wir wollen sagen Schmiedearbeit. Ja, Schmiedearbeit. Nehmen wir zur näheren Beleuchtung des Falles an, er habe sich in seiner schlimmen Zeit ein wenig an der Esse beschäftigt. Wir wollen sagen, er sei unerwartet wieder vor seinem Blasebalge gefunden worden. Ist es nicht bedauerlich, dass er dieses Handwerkszeug behalten hat?'
>
> Der Doktor beschattete sich die Stirn mit der Hand und klopfte krampfhaft mit dem Fuß auf den Boden.
>
> ‚Er hatte es immer in seiner Nähe', fuhr Mr. Lorry mit einem ängstlichen Blick auf seinen Freund fort. ‚Wäre es nicht besser, wenn er es beiseite schaffte?'
>
> Noch immer schlug der Fuß bebend gegen den Boden, und noch immer hielt der Doktor die Hand vor die Stirn.
>
> ‚Ihr findet es nicht leicht, hier einen Rat zu erteilen?' sagte Mr. Lorry.
>
> ‚Ich begreife wohl, dass es eine kitzlige Frage ist. Und doch meine ich …'
>
> Er schüttelte den Kopf und hielt inne.
>
> ‚Ihr seht', nahm endlich Doktor Manette nach einer beunruhigenden Pause das Wort, ‚wie schwer es ist, das innerste Triebwerk in dem Geiste des armen Mannes konsequent zu erklären. Er sehnte sich wieder einmal angstvoll nach dieser Beschäftigung, und sie war ihm hochwillkommen, als er wieder an sie ging. Ohne Zweifel brachte sie ihm große Erleichterung in seiner Not, indem sie an die Stelle der geistigen Verwirrung die der Finger und, als er sich wieder einübte, die Fertigkeit der Hände an die Stelle der Fertigkeit des Geistes setzte, um einem quälenden Gedankengang nachzuhängen. Deshalb konnte er sich auch nicht entschließen, das Werkzeug aus seiner Nähe zu entfernen …'

‚Aber könnte nicht – wohlgemerkt, ich möchte nur Auskunft haben als ein Geschäftsmann, der mühsam sich abarbeiten muss und nur mit ganz materiellen Dingen, Guineen, Schillingen und Banknoten, zu tun hat –, könnte nicht die Beibehaltung des Gegenstandes auch ein Festhalten der Idee zur Folge haben? Schafft man die Sache fort, Dr. Manette, so dürfte mit ihr auch die damit verbundene Furcht weichen. … Ich wäre dafür, sie zu opfern. Allerdings möchte ich dazu Eure Zustimmung haben. Ich bin überzeugt, dass sie nichts Gutes stiftet. Sagt ja dazu als ein lieber wackerer Mann – um seiner Tochter willen, mein teurer Manette!'

Es war merkwürdig, den Kampf mit anzusehen, der in seinem Innern vorging.

‚Sei es denn – um ihretwillen; ich gebe meine Zustimmung. Aber nehmt es nicht weg in seiner Gegenwart. Tut es, wenn er fort ist, und lasst ihn den alten Freund erst vermissen, wenn er nach einiger Zeit wieder zurückkommt.'

Mr. Lorry sagte das bereitwillig zu, und die Besprechung war zu Ende."

Obwohl Dr. Manette seine Krankheit gerade erst überstanden hat, hält Mr. Lorry ihn nicht in der Kranken-Rolle fest, spricht ihn vielmehr in seiner sozialen Rolle des Arztes an, als jemanden, der sich auf dem Gebiet geistiger Störungen auskennt, auf dem *er* der Experte ist. Das Handeln in der Rolle des Arztes stärkt die ‚gesunden' Anteile Dr. Manettes, ermöglicht es ihm, von sich selbst in der dritten Person zu sprechen, dadurch Abstand von sich und seinen Schwierigkeiten zu gewinnen. Die Schuhmacherbank, Bindeglied an die Zeit seiner Inhaftierung, wird nicht über seinen Kopf (den Kopf des unmündigen Patienten) hinweg entfernt, sondern nach *seiner* Zustimmung und zu den Bedingungen, die *er* als Arzt verordnet.

8.2.3 Die transzendenten Rollen

Ich möchte ihnen Mut zu neuen Träumen geben. Ich bringe den Menschen bei, wie sie Gott spielen können.

(Moreno 1973, in: Leutz 1974, S. 139)

Die Rollentheorie Morenos beschränkt sich nicht auf die psychische und soziale Dimension des Menschen, umfasst vielmehr *alle* Dimensionen, auch den transzendenten Bereich menschlicher Existenz (vgl. 8.1.1, 8.1.2). Diesem Bereich kommt bei der Begleitung schwerkranker Menschen besondere Bedeutung zu, denn es sind vor allem die *transzendenten Rollen*, die es dem Menschen erleichtern, den Verlust wichtiger Rollen auf der psychischen und sozialen Ebene zu verarbeiten und ein Selbst-Erleben zu erlangen, das von seinen übrigen Rollen unabhängig ist! Im Erleben dieser Unabhängigkeit kann sich ein Mensch innerlich frei fühlen – trotz äußerlich bestehender Abhängigkeiten.

Während die psychischen und sozialen Rollen an Interaktionen mit anderen Personen gebunden sind, entstehen die transzendenten Rollen in der Auseinandersetzung mit den Idealen, Werten und Zielen, an denen sich der Betroffene orientiert. Was mit dem Begriff der *transzendenten Rolle* gemeint ist und in welchem Zusammenhang diese Rollenkategorie mit der Erfahrung innerer Freiheit steht, zeigen folgende Beispiele:

- Im Kapitel 5.2 wird von einem Hirntumorpatienten berichtet, der nach der zweiten Operation zunächst hat aufgeben wollen, dann aber weiterkämpft: „Dass ich mir am Ende sagen kann: ‚Also, Peter, aufgegeben hast du nicht! Das hat das Biest in deinem Kopf nicht geschafft, dich zum Aufgeben zu zwingen!‘ Dass ich mir das sagen kann, dafür lohnt es sich, bis zum Schluss weiterzumachen!“ In der transzendenten Rolle des Kämpfenden, in der Überzeugung, dass es nicht das Ergebnis ist, das zählt, sondern das Bemühen darum, sich selbst treu zu bleiben, erlebt sich der Patient als innerlich frei.
- Eine junge Patientin, dreimal an einem Tumor operiert, wirkt gefasst, strahlt Ruhe und Heiterkeit aus: „Ich habe viel von der Krankheit gelernt, was ich in meinem früher so hektischen Leben nie hätte lernen können. Nein, ich bin nicht mehr traurig oder verbittert, weil ich vieles aufgeben musste – z. B. meinen Beruf, Reisen, Skifahren, Tanzen, ... Am Anfang habe ich mit Gott und der Welt gehadert, weil ich das alles wiederhaben wollte. Irgendwann habe ich begriffen: Auch wenn ich noch so sehr hadere – das alles ist und bleibt verloren. Dann habe ich versucht, ganz bewusst auf all das zu verzichten. Und je mehr mir das gelingt, umso freier fühle ich mich, ruhiger auch, irgendwie friedlich.“ Die transzendente Rolle der Verzichtenden wirkt sich auf die seelische Befindlichkeit der Patientin heilsam aus, vor allem im Sinne großer Gelassenheit.
- Ein Patient betrachtet seine Krankheit als eine Art Herausforderung, die er nun mit dem gleichen Pflichtbewusstsein annehmen möchte, mit dem er früher die Herausforderungen seines Berufes angenommen hat. An seiner transzendenten Rolle des Pflichtbewussten hat sich somit nichts geändert. Nur die Inhalte, auf die er diese Rolle bezieht, sind jetzt andere.
- Eine Patientin erlebt die Liebe zu ihrer Familie als Kompass in ihrem Leben, die Orientierung an diesem Wert als entscheidende Möglichkeit, Gefühlen der Resignation und Angst entgegenzuwirken.

Autonomie bedeutet so viel wie *Selbstgesetzgebung, Selbstbestimmung* (*autos* = selbst, *nomos* = Gesetz). Es sind die *transzendenten* Rollen, in denen sich der Mensch das ‚Gesetz' gibt, nach dem er lebt, in denen eine selbstbestimmte Lebensführung auch dann noch möglich ist, wenn die körperlichen Kräfte zur Verwirklichung vieler Rollen nachlassen und er zunehmend auf fremde Hilfe angewiesen ist. Aktivierung und Stärkung transzendenter Rollen dienen somit folgenden Zielen:

- Kompensation endgültig verlorener Rollen des Patienten,
- Entwicklung seiner Persönlichkeit – trotz und in schwerer Krankheit,
- Unterstützung selbstbestimmter Lebensgestaltung bis zu seinem Tod.

Konkrete Möglichkeiten zur Förderung transzendenter Rollen werden in den folgenden Kapiteln beschrieben.

8.2.3.1 Rollenwechsel

Im Hinblick auf die zuvor genannten Ziele ist vor allem der *Rollenwechsel* hilfreich. Eine transzendente Rolle repräsentiert das Wertesystem, die ideelle Ausrichtung eines Menschen. Diese persönliche innere Wertorientierung kann im Rollenwechsel ihren offenen Ausdruck finden, dem Patienten dadurch bewusster werden. Ein Beispiel für die Aktivierung einer transzendenten Rolle aus dem religiösen Bereich ist der unter 7.2.5 beschriebene Rollenwechsel mit Gott.

> Das ‚Spiel' Gottes greift auf Erfahrungen zurück, wie sie in den frühesten Phasen der kindlichen Entwicklung herrschen – in den Phasen der All-Identität und All-Realität, in denen alles gleichermaßen real ist, ob es sich um konkrete Menschen und Objekte oder um Vorstellungen und Erinnerungen handelt. Im Rollenwechsel wird die im Laufe der Entwicklung stattfindende Spaltung zwischen Phantasie und Realität aufgehoben und die ursprüngliche Einheit wiederhergestellt: Jetzt geschieht mit Bewusstheit, was früher unbewusst war. Im Rollenwechsel geht es nicht um Gott als abstrakten Begriff, er wird vielmehr zur erfahrenen Realität: „Gott ist ewig in und um uns – wie für die Kinder" (Moreno 1978, S. 111)!

Indem der Mensch seine persönliche Gotteserfahrung im Rollenwechsel konkretisiert, überschreitet er den Bereich der psychischen oder sozialen Rollen, handelt er auch in ethischen oder religiösen Rollen – in der Rolle des Vertrauenden, Hoffenden, Barmherzigen, Liebenden, … Hierzu ein Beispiel:

Herr S. F., achtundfünfzig Jahre alt, unverheiratet, wertet sich selbst und sein Leben ab – teils verbittert, teils traurig. Vor allem wirft er sich vor, die ihm gebotenen Chancen nicht wahrgenommen zu haben: „Nun ist es zu spät. Ich bin alt. Jetzt auch noch diese Krankheit! So viel wollte ich tun. Vieles hätte ich eigentlich geben können. Doch ich habe meine Fähigkeiten brachliegen lassen." Ich bitte ihn darum, einmal all die Möglichkeiten auf ein Blatt Papier zu schreiben, von denen er meint, sie nicht oder nicht ausreichend genutzt zu haben. Es stellt sich heraus, dass Herr S. F. viele Sprachen spricht (einige fließend) und mehrere Semester Theologie und Philosophie studiert hat. Er beendet die Auflistung mit den Worten: „All das könnte ich lehren. Ich könnte Kurse geben, aber jetzt? In meinem Alter, mit meiner Krankheit?"

Ich frage ihn: „Herr F., gibt es etwas auf dieser Liste, das Ihnen besonders wichtig ist? Über welches Thema würden Sie am liebsten einen Kurs geben?" Die Antwort kommt sofort und entschieden: „Über Theologie! Ja, die Theologie, die ist mir am wichtigsten! Hätte ich mich nur früher darauf besonnen! Ich glaube, da hätte ich wirklich etwas zu sagen. Aber jetzt? Andere in meinem Alter schauen auf ein erfülltes Leben zurück, haben etwas erreicht, beruflich oder haben eine Familie gegründet, haben irgendwo ihren Platz. Und ich: viel angefangen, nichts beendet! Ich bin wie ein Achtzehnjähriger, der seinen Weg sucht!"

Ich stelle einen leeren Stuhl vor den Patienten: „Herr F., hier vor Ihnen sitzt der achtzehnjährige S. (Vorname des Patienten). Hier (ich weise auf ihn) sitzt der Theologe, Herr S. F.. Sie geben einen Kurs über Theologie. S. ist Ihr Schüler. Heute ist ein Kapitel aus dem 1. Johannes Evangelium an der Reihe. (Ich hole eine Bibel aus dem Regal, schlage 1. Johannes 4, 7–12 auf und reiche ihm das Buch.) Bitte, lesen Sie Ihrem Schüler den Text erst einmal vor. Dann erläutern Sie ihn!"

Herr S. F. liest langsam und deutlich:

> „Liebe Freunde, wir wollen einander lieben, denn die Liebe kommt von Gott. Wer liebt, ist ein Kind Gottes und zeigt, dass er Gott kennt. Wer nicht liebt, kennt Gott nicht, denn Gott ist Liebe. Gottes Liebe zu uns hat sich darin gezeigt, dass er seinen einzigen Sohn in die Welt sandte. Durch ihn wollte er uns das neue Leben schenken. Das Besondere an dieser Liebe ist: Nicht wir haben Gott geliebt, sondern er hat uns geliebt. Er hat seinen Sohn gesandt, der sich für uns opferte, um unsere Schuld von uns zu nehmen. Liebe Freunde, wenn Gott uns so sehr geliebt hat, dann müssen auch wir einander lieben. Niemand hat Gott je gesehen. Aber wenn wir einander lieben, lebt Gott in uns. Dann hat seine Liebe bei uns ihr Ziel erreicht."

Herr S. F. schweigt einen Moment, bevor er zunächst leise, dann immer bestimmter spricht: „Liebe, ein großes Wort. So viel bedeutet sie! Ein hoher Anspruch – einander zu lieben! Jeder von uns kann es nur mit den Möglichkeiten, die ihm gegeben sind. Wichtig vor allem aber ist: Gott liebt uns! *Die Liebe geht von Gott aus.* Er schenkt sie uns. Wir brauchen diese Liebe nur anzunehmen, begreifen, dass Gott uns so liebt und annimmt, wie wir sind. Er stellt keine Bedingungen an seine Liebe, er gibt sie uns!"

Ich trete hinter den leeren Stuhl, der den achtzehnjährigen S. repräsentiert, und entgegne aus der Rolle des S. heraus: „Aber kann ich denn diese Liebe annehmen? Habe ich nicht viel zu viel falsch gemacht? Habe ich diese Liebe nicht längst verspielt?"

Herr S. F. (in der Rolle des Theologen): „Auch du bist von Gott geliebt! Gottes Liebe ist größer als dein Versagen. Deshalb nimm dein Leben an, wie es ist, auch das Leid. Denn am Ende ist die Liebe doch stärker als alles Leid. Jesus sagt: ‚Nimm dein Kreuz auf dich!' Das heißt doch: Nimm dein Leben an, wie es ist. Trage es in Liebe zu diesem Leben."

In der Rolle des S. äußere ich weitere Zweifel: „Wie kann ich mich lieben? Gott hat mir so viele Chancen gegeben, und ich habe sie nicht genutzt. Wird er mir verzeihen?"

Herr S. F. (in der Rolle des Theologen): „Gott hat dir bereits verziehen! Nun hör auf, in deinen vergangenen Fehlern zu graben! Du lebst *jetzt* – in der Liebe von Gott. In der Liebe von Gott! Ja, überlass Gott das Richten über dein Leben!"

Ich setze mich wieder auf meinen Stuhl. Herr S. F. schaut auf – wie aus einem Traum erwachend – und zeigt auf den Text, den er noch in seinen Händen hält: „Frau Frede, ich hatte das vergessen! Vor lauter Grübeln in meinen Problemen hatte ich das vergessen!"

Ich frage ihn: „Was möchten Sie nun tun?"

Herr S. F. (spontan): „Ich könnte Übersetzungen machen! Ein Freund von mir ist Priester. Er arbeitet in einem Wohnviertel, in dem sehr viele Italiener leben. Ich könnte theologische Texte für ihn übersetzen, vielleicht auch Predigten. Ja, ich mache das einfach. Selber Kurse halten, ist nicht möglich." (Er lacht – ohne Hader, ohne Verbitterung.)

Ich greife nochmals die soeben gemachte Erfahrung auf: „Sie haben heute einen Kurs gehalten. Es ist viel, was der Theologe dem S. zu sagen hat!"

Herr S. F.: „Ja, ich hatte das vergessen. Hab mich immer nur um mich selbst gedreht. Nun sehe ich mich wieder im großen Zusammenhang – in Gottes Plan."

In der nächsten Sitzung wirkt Herr S. F. gelassen. Die Predigt, die er sich selbst gehalten hat, habe ihm gezeigt, dass er sich immer nach Liebe gesehnt, diese aber nie bekommen habe. Darüber sei er ständig voller Zorn und Hader gewesen. Offensichtlich hätten andere diesen Zorn gespürt, denn oftmals habe er von ihnen gehört, sie hätten Angst vor ihm. Nun sei ihm klar geworden: Auch wenn er selbst die ersehnte Liebe nicht bekommen habe, könne er doch *selbst* diese Liebe geben, indem er seinerseits die Menschen annehme, einschließlich seiner eigenen Person: „Das ist mein Kreuz, das ich tragen muss, dass ich allein bin, keine Liebe habe. Aber ich, ich kann doch die anderen lieben! Wenn ich gegen mein Kreuz ankämpfe, daran rüttle, bin ich mit meinen Händen gebunden. Wenn ich es annehme, bin ich frei, zu wirken."

Er berichtet von einer konkreten Situation, in der er diese Erkenntnis bereits umgesetzt hat. Ein Mitpatient habe ihn sehr unfreundlich behandelt. Früher hätte er sich verärgert auf sein Zimmer zurückgezogen, hätte auch das Mittagessen ausfallen lassen, weil dieser Patient am gleichen Tisch sitzt wie er. Nun aber sei er zum Essen gegangen, habe freundlich „Guten Appetit!" gewünscht, woraufhin der andere – zu seinem (des Patienten) Erstaunen – ebenfalls freundlich zu ihm gewesen sei, sich sogar für sein Verhalten am Vormittag entschuldigt habe. Für ihn, so Herr S. F., sei dies eine völlig neue Erfahrung gewesen, sich nicht im Zorn festzubeißen, sondern auf den anderen zuzugehen. Noch am gleichen Nachmittag habe er seinem Freund geschrieben und ihm angeboten, theologische Texte für ihn zu übersetzen. Wie sich später herausstellt, hat sein Freund schon lange auf ein solches Angebot gewartet, Herrn S. F. aber nicht darauf angesprochen, weil er ihn nicht habe unter Druck setzen wollen.

Vor dem Hintergrund rollentheoretischer Überlegungen kann das beschriebene Vorgehen folgendermaßen begründet werden: Herr S. F. bezeichnet seine Persönlichkeit als „verarmt" und „reduziert". Auf der psychischen Rollenebene überwiegen die Rollen des Verzweifelten und Resignierten, des Versagers und Ängstlichen. Viele soziale Rollen werden kaum oder gar nicht mehr gelebt. Krankheitsbedingte Beeinträchtigungen erschweren (oder verhindern) eine Aktivierung und/oder Neuentwicklung sozialer Rollen. Sowohl der faktische (krankheitsbedingte) Rollenverlust auf der sozialen Ebene als auch die Dominanz der Rolle des Hilflos-Resignierten auf der psychischen Ebene haben Kompetenz- und Selbstwerterleben des Patienten erheblich erschüttert.

Vertrauensverlust führt zu Angst. Angst wiederum blockiert und verhindert die Entwicklung von Rollen. Vorrangig geht es in der Therapie deshalb darum, den Patienten aus der Rolle des Ängstlichen herauszunehmen, diese Rolle zumindest in den Hintergrund treten zu lassen. Dies geschieht, indem ich Herrn S. F. darum bitte, eine Rolle zu übernehmen, in der ihm Vertrauen zu sich selbst noch am ehesten möglich ist. Auf meine Frage „Über welches Thema würden Sie am liebsten einen Kurs geben?" antwortet er ohne Zögern: „Über Theologie! … Ich glaube, da hätte ich wirklich etwas zu sagen." Diese Antwort legt nahe, Herrn S. F. in die Rolle des Theologen zu versetzen – in der Erwartung, dass die Verkörperung dieser sozialen Rolle auch die psychische Rolle des Kompetenten aktualisieren wird. Das intrapsychische Erleben des Patienten („Ich bin wie ein Achtzehnjähriger!") wird externalisiert, indem der „achtzehnjährige S." symbolisch auf einen anderen Stuhl gesetzt wird. Das heißt, die soziale Rolle des Schülers wird der sozialen Rolle des Theologen gegenübergestellt. Auf psychischer Ebene entspricht dies einer Gegenüberstellung der Rolle des Zweifelnden mit der Rolle des Selbstvertrauenden. In der Rolle des Selbstvertrauenden gewinnt Herr S. F. Abstand von der Rolle des Resignierten/Verzweifelten. Zudem wird die Grundlage für die Aktualisierung einer neuen Rollenkategorie geschaffen – der transzendenten Rolle des Verzeihenden/Liebenden. Diese Rolle wird über das *Handeln* wiederbelebt, nicht über den Weg analytisch-schlussfolgernder Diskussion (vgl. 7.2.9.4)!

Um die selbstanklägerischen Tendenzen des Patienten nicht zu verstärken, schlage ich keinen Rollenwechsel mit dem achtzehnjährigen S. vor. Stattdessen nehme ich selbst diese Rolle ein, rege den Patienten (in der Rolle des Theologen) durch herausforderndes Argumentieren dazu an, über seine religiösen Wertvorstellungen zu sprechen. Auf diese Weise erfährt er sich selbst in der transzendenten Rolle des Verzeihenden und Liebenden. In der Orientierung an der Liebe Gottes und seiner Barmherzigkeit gelingt es Herrn S. F., sich mit sich selbst und seinen Mitmenschen auszusöhnen. Die (Wieder-)Entdeckung und Anerkennung religiöser Werte, sein lang verschüttetes Wissen um die Geborgenheit in der Liebe Gottes wirken in hohem Maße befreiend: „Ich hatte das vergessen! Vor lauter Grübeln in meinen Problemen hatte ich das vergessen!" Das Handeln im Rollenwechsel (Auslegung von 1. Johannes 4, 7–12) lässt längst aufgegebene Ziele wieder erreichbar erscheinen, löst den Vorsatz aus, sein Wissen dort einzusetzen, wo es ihm auch von den äußeren Bedingungen her möglich ist – beim Übersetzen theologischer Texte und Predigten. Die Übernahme der Rolle eines Theologen ist Herrn S. F. von den realen Gegebenheiten her verwehrt. Die Rolle eines Übersetzers aber wird ihm aller Voraussicht nach möglich sein, zumal er seine Arbeit selbständig einteilen kann, angepasst an seine jeweilige Belastbarkeit.

Die transzendente Rolle des Verzeihenden und Liebenden wirkt sich nicht nur auf der sozialen, sondern auch auf der psychischen Ebene verändernd aus. Hader und Verbitterung weichen größerer Gelassenheit und innerer Ruhe – Veränderungen, die im Umgang mit den Mitmenschen unmittelbar zum Tragen kommen. Herr S. F. erlebt sich nicht länger als Opfer, *re*agiert nicht mehr nur im Zorn, ergreift vielmehr selbst die Initiative, geht freundlich auf andere zu, kann seine Beziehungen somit von sich aus konstruktiv beeinflussen. Wie das Beispiel zeigt, stellt die Wiederbelebung transzendenter Rollen eine wesentliche Möglichkeit dar, die Persönlichkeitsentwicklung eines Menschen zu fördern, sein Selbstwertgefühl zu steigern – auch dann, wenn viele Rollen auf anderen Ebenen verloren sind. Die Verzweiflung des Patienten weicht dem Vertrauen in die allumfassende Liebe Gottes, die unabhängig ist von menschlichen Normen und Wertungen: „Nun sehe ich mich wieder im großen Zusammenhang – in Gottes Plan." Dieses Vertrauen aktiviert eine weitere transzendente Rolle – die Rolle des Entsagenden, die ihn sein Schicksal nicht mehr nur erleiden, sondern annehmen und gestalten lässt: „Das ist mein Kreuz, das ich tragen muss, dass ich allein bin, keine Liebe habe. Aber ich, ich kann doch die anderen lieben! Wenn ich gegen mein Kreuz ankämpfe, daran rüttle, bin ich mit meinen Händen gebunden. Wenn ich es annehme, bin ich frei, zu wirken."

8.2.3.2 Wertediagramm

Moreno (1978, S. 108) zufolge ist der Mensch nicht nur ein soziales oder individuelles, sondern auch „ein kosmisches Wesen", geprägt von dem Bedürfnis, „einem unsichtbaren Wertsystem zu genügen". Untersuchungen zum Konzept des Lebenssinns weisen „auf die Bedeutung von Wertvorstellungen" am Lebensende hin (Borasio 2011, S. 89). Die Arbeit mit dem *Wertediagramm* greift diese Bedeutung auf, erleichtert die bewusste Auseinandersetzung mit persönlichen Wertvorstellungen, fördert die Orientierung an diesen Werten auch dann, wenn der körperlich/geistigen Leistungsfähigkeit zunehmend Grenzen gesetzt sind (Frede 2009). Sinngemäß kann diese Arbeit mit folgenden Worten eingeleitet werden:

„Herr L., vielleicht könnten wir einmal eine Bestandsaufnahme von all dem machen, was Ihnen wichtig ist, was Ihnen Halt und Kraft gibt im Leben? Hier ist ein Blatt Papier. Bitte, malen Sie einen Kreis in die Mitte und schreiben Sie Ihren *Vornamen* hinein. Was kommt Ihnen in den Sinn, wenn Sie Ihren Namen sehen? Welche Anliegen und Werte machen Ihre Person aus? Wir sprachen bereits über die Liebe zu Ihrer Frau und Ihren Kindern, auch darüber, wie wichtig es Ihnen ist, niemandem zur Last zu fallen, … Schreiben Sie alles auf, was Ihnen einfällt. Machen Sie um jeden Einfall einen Kreis und verbinden Sie ihn durch einen Strich mit dem Mittelpunkt. (Nachdem der Patient den Stift niedergelegt hat): Schauen Sie sich Ihr Bild einmal an. Vielleicht gibt es etwas, das Ihnen besonders am Herzen liegt? Wenn dieser Wert sprechen könnte, was würde er sagen?"

Die Personifizierung eines bestimmten Wertes unterstützt den Patienten im Prozess neuer Sinn- und Identitätsfindung, erleichtert es ihm, Zielvorstellungen und Erwartungen zu reflektieren, sodass Bereiche, die früher in hohem Maße selbstwertrelevant waren, in ihrer Wichtigkeit zurücktreten zugunsten einer Neuorientierung an Werten und Lebensinhalten, die unabhängig von körperlicher Funktionstüchtigkeit verwirklicht werden können. Einige Patienten sehen einen Sinn in ihrer Rolle als Modell, d.h. darin, anderen (vor allem ihren Kindern) vorzuleben, wie man sich von einer schweren Krankheit „nicht unterkriegen" lässt.[30] Bei vielen Patienten ist es vor allem die Liebe (zum Partner, Kind, Enkel), die ihnen Kraft zum Weiterleben gibt, auch wenn sie für sich selbst vielleicht nicht mehr leben möchten. Tapferkeit, Neugier, Glaube sind weitere Werte, aus denen Menschen einen Sinn für ihr Leben schöpfen können. Mitunter ändert sich durch eine Erkrankung die Art und Weise, *wie* ein bestimmter Wert (Hilfsbereitschaft, Pflichtbewusstsein, usw.) realisiert werden kann, der *Wert als solcher* aber bleibt bestehen. Eben diese Erfahrung vermittelt ein Gefühl persönlicher Kontinuität – auch im Falle schwerer Erkrankung.

Der Rollenwechsel mit verschiedenen Anteilen des Wertediagramms, d.h. die Übernahme der mit dem jeweiligen Wert verbundenen transzendenten Rolle, dient nicht nur der Selbstwertsteigerung und Persönlichkeitsentwicklung, sondern auch der Bewältigung konkreter Herausforderungen. Berichtet der Patient (im gleichen oder einem späteren Gespräch) von einer bestimmten Belastung, kann der Therapeut fragen: „Welcher Wert aus Ihrem Diagramm könnte Ihnen hierbei helfen? Wenn Sie diesem Wert eine Stimme geben, was würde er Ihnen raten?"

Eine Patientin berichtet von belastenden Begegnungen mit einer Krankenschwester. Diese Schwester rede ständig auf sie ein, empfehle ihr verschiedene Bücher, besondere Tees, bestimmte Entspannungsmethoden: „Das ist sicher gut gemeint, auf Dauer aber ist es mir einfach zu anstrengend." Ich werfe einen Blick auf das Wertediagramm der Patientin und frage: „Frau G., wenn Sie bitte einmal auf Ihre Wertvorstellungen hier schauen. Welcher Wert könnte Ihnen in dieser Situation mit der Krankenschwester helfen?" Ohne zu zögern, weist die Patientin auf zwei Aspekte: „Ja! Die *Gelassenheit*, die ist vor allem wichtig. Ich darf das nicht so an mich heranlassen. Die Schwester fühlt sich wahrscheinlich hilflos, weil

30 Welche Vorstellungen wir vom Tod haben sowie die Art, wie wir dem Tod begegnen, ist weitgehend geprägt „vom Beispiel der Eltern": „Das letzte Geschenk, das Eltern ihren Kindern machen können, ist, ihnen zu zeigen, wie man dem Tod mit Gleichmut und Würde entgegentritt" (Yalom 2003, S. 164).

es immer schlechter mit mir geht. Ich muss da gar nicht viel zu sagen, sie einfach reden lassen. Und dann hier den *Mut*, den brauche ich auch. Wenn es mir wirklich zu viel wird, dass ich dann ganz ruhig, aber bestimmt sage: „Schwester, bitte, ich möchte jetzt gerne ruhen!"

Die Arbeit mit dem Wertediagramm ist unabhängig von der Gegenwart eines Therapeuten. Der Patient kann sich jederzeit auch allein damit auseinandersetzen, insbesondere in Krisensituationen, in denen ein bestimmter Wert wie ein Anker wirkt, der im Meer der Unsicherheiten Halt und Orientierung gibt.

8.2.3.3 Rollendiagramm

Setzt sich ein Patient mit seiner Identität auseinander, beispielsweise in Form von Zweifeln („Wer bin ich denn überhaupt noch?") oder wachsender Selbst-Erkenntnis („Bevor man nicht selbst in eine solche Krise gerät, weiß man gar nicht, was so alles in einem steckt!"), schlage ich eine *Bestandsaufnahme* all dessen vor, was seine Persönlichkeit ausmacht:

„Hier habe ich Papier und Farbstifte. Bitte, malen Sie zunächst einen kleinen Kreis in die Mitte des Blattes und schreiben Sie das Wort *Ich* oder Ihren *Vornamen* hinein. Was kommt Ihnen in den Sinn, wenn Sie dieses Wort betrachten? Welche Vorstellungen tauchen in Ihnen auf? Schreiben Sie alle Eigenschaften und Verhaltensweisen auf, in denen Sie sich selbst wiederholt erlebt haben. Machen Sie um jeden Einfall einen Kreis und verbinden Sie ihn durch einen Strich mit dem Mittelpunkt. Jeder Aspekt steht also in einem eigenen Kreis. Vielleicht möchten Sie verschiedene Farben für die einzelnen Einfälle verwenden? Eigenschaften, die Sie als zusammengehörig erleben, können Sie durch eine Linie miteinander verbinden. ... Lassen Sie ohne Wertung alles zu, was Ihnen einfällt. ... Wenn Sie fertig sind, schauen Sie sich Ihr Bild an. ... Vielleicht gibt es eine Eigenschaft, eine Fähigkeit, die Ihnen besonders wichtig ist? Wenn dieser Anteil sprechen könnte, was würde er sagen? ... Wie könnte Ihnen dieser Anteil helfen, mit einer Situation umzugehen, die Sie gerade belastet?"[31]

---

31 Das Muster von Rollenbeziehungen um ein Individuum als Kern wird – in Entsprechung zum *sozialen Atom* – auch *kulturelles Atom* genannt. Das kulturelle Atom beinhaltet alle Rollen, in denen der Einzelne handelt, sowie die entsprechenden Gegenrollen, in denen er die Menschen in seiner Umgebung wahrnimmt: „the pattern of role-relations around an individual as their focus is called his ‚cultural atom'. The use here of the word ‚atom' can be justified if we consider a cultural atom as the smallest functional unit within a cultural pattern. The adjective ‚cultural' can be justified when we consider roles and relationships between roles as the most significant deve-

Die Arbeit mit dem Rollendiagramm hilft dem Patienten, sich selbst vollständiger und differenzierter zu sehen, anschaulich wahrzunehmen, dass er keineswegs nur aus seiner Krankheit besteht. Dadurch, dass die verschiedenen Rollen schriftlich festgehalten werden, dient das Diagramm auch als Gedächtnisstütze und Orientierungshilfe. Von vielen Patienten weiß ich, dass sie ihr Rollendiagramm an eine Zimmerwand gehängt oder auf ihren Nachttisch gelegt haben – als Erinnerung an das, was ihre Identität ausmacht. Zur Verdeutlichung ein Beispiel:

Peter O., achtzehn Jahre alt, wird mir wegen depressiver Verstimmungen überwiesen. Identitäts- und Selbstwerterleben sind deutlich reduziert. Seine Lehre als Elektriker musste er aufgeben, eine Wiederaufnahme ist der Halbseitenlähmung wegen unwahrscheinlich. Herr O. lebt im Haushalt seiner Eltern, mit denen er sich gut versteht. Die Vorstellung aber, seine Eltern nicht nur psychisch, sondern auch finanziell zu belasten, ist „einfach unerträglich" für ihn. Immer wieder tauchen Fragen auf wie: „Wozu das alles? Ich bin ja doch nichts mehr wert!"

In den ersten Gesprächen geht es vor allem darum, Herrn O. dabei zu unterstützen, die krankheitsbedingten Beeinträchtigungen nicht mehr als Versagen und persönliche Wertminderung zu erleben. Von Kindheit an religiös erzogen, spielt der Glaube eine wichtige Rolle in seinem Leben. Als er bei unserer zweiten Begegnung erneut die Sinn- und Wertlosigkeit seines Daseins betont, schlage ich einen Dialog mit Gott vor (vgl. 7.2.5), bei dem es ihm gelingt, die bislang gültige Gleichung „Je größer der berufliche Aufstieg eines Menschen, umso größer sein Wert" zu hinterfragen und sich in der Rolle Gottes auf andere Werte aufmerksam zu machen, die vor seinen (Gottes) Augen wichtiger sind als beruflicher Erfolg: Liebe zu den Eltern, Hilfsbereitschaft, Ehrlichkeit, Tapferkeit, Mut …

Das folgende Gespräch beginnt Herr O. mit den Worten: „Ich habe oft über unser letztes Gespräch nachgedacht. Ich habe viel über mich erfahren. Und ich will das auch! Früher habe ich mir nie Gedanken darüber gemacht, wer ich selbst eigentlich bin. Aber jetzt bin ich neugierig darauf, mich selbst besser kennen zu lernen!" Ich schlage ihm vor, schriftlich festzuhalten, was wir bisher über ihn herausgefunden haben. Er ist sofort einverstanden, und ich erkläre ihm das Vorgehen (wie oben beschrieben). Herr O. nimmt einen grünen Stift und beginnt. Abbildung 8.2.3.3 1 zeigt sein Diagramm.

lopment within any specific culture (regardless of what definition is given to the word ‚culture' by any school of thought)" (Moreno 1974, S. 196). Ich spreche hier nicht vom kulturellen Atom, sondern vom *Rollendiagramm*, da nur die Rollen festgehalten werden, in denen sich der Patient selbst wahrnimmt, nicht auch die Gegenrollen, in denen er seine Bezugspersonen sieht.

Abbildung 8.2.3.3 1

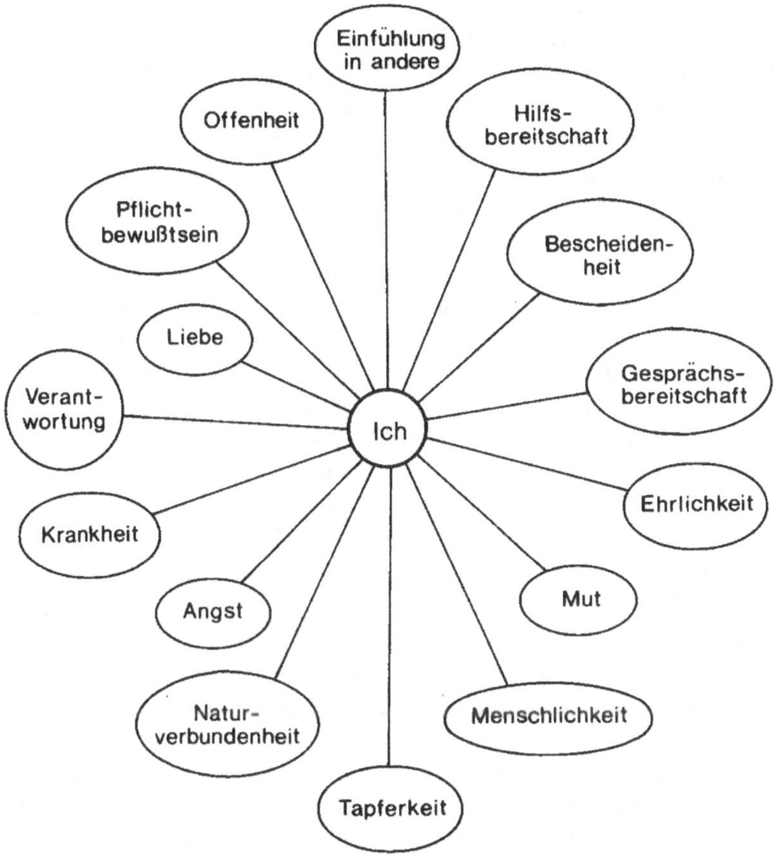

Nach einer Weile schiebt er sein Bild zurück, betrachtet es aufmerksam und meint – wie zu sich selbst: „Der Glaube gehört eigentlich auch noch dazu. Aber ich weiß nicht, wohin ich ihn schreiben soll. (Zwei Sekunden Pause, dann energisch): Also, der steht doch über dem Ganzen! Da ist doch alles mit drin!" Er tauscht seinen grünen gegen einen roten Stift, zieht einen Kreis um das Rollendiagramm und schreibt darunter: „Ich glaube!" Wieder zögert er: „Nein, ich *glaube* nicht – ich *weiß*! Ja, ich *weiß*, dass es Gott gibt!" Er vervollständigt sein Diagramm, indem er „Ich weiß!" hinzufügt. Nach einem erneuten Moment stiller Betrachtung sagt er, fast andächtig: „Das alles bin ich! Das kann ich doch nicht einfach wegwerfen, auslöschen!" Und er beendet sein Bild, indem er entschlossen schreibt: „Ich will!" Abbildung 8.2.3.3 2 stellt sein vollständiges Rollendiagramm dar.

Das verstärkte Bewusstsein für sein Selbst weckt in Herrn O. den Willen, sich für dieses Selbst jetzt auch einzusetzen. Er definiert sich nicht länger nur über die verlorene Rolle des Elektrikers, sondern erkennt, dass seine Person sehr viel mehr umfasst als eine abgebrochene Lehre, dass es etwas gibt, für das zu leben sich lohnt. Sein Rollendiagramm zeigt anschaulich, „dass Abstufungen auf der transzendenten Rollenebene vom Bereich des Ethischen und des Kreativen bis zum Bereich des absolut Religiösen reichen" (Leutz 1974, S. 51). In der religiösen Rolle des Glaubenden (Wissenden!) geht die individuelle Person im Überpersönlichen auf. Diese umfassende Funktion der transzendenten Rolle wird von Herrn O. intuitiv erfasst, wenn er sich dagegen sträubt, diese Rolle als gleichrangig mit den anderen Rollen aufzulisten: „Da ist doch alles mit drin!" Zudem zeigt sich die besondere Bedeutung der transzendenten Rolle darin, dass von ihr der Impuls zum „Ich will!" ausgeht – und damit zur Bejahung der eigenen Existenz.

In weiteren Gesprächen greifen Herr O. und ich wiederholt auf das Diagramm zurück, nutzen es als Basis für die Entwicklung von Verhaltensweisen im Umgang mit seiner Situation. Berichtet Herr O. von einer konkreten Belastung, frage ich ihn: „Welche Eigenschaft aus Ihrem Bild könnte Ihnen helfen? Wenn Sie dieser Eigenschaft eine Stimme geben, was würde sie sagen?" Auf diese Weise wächst das Bewusstsein des Patienten für sein Rollenrepertoire, steigert sich sein Vertrauen zu sich selbst. Im letzten Gespräch beschreibt Herr O. die Bedeutung, die das Rollendiagramm für ihn hat: „Ich habe gesehen, dass ich *doch* jemand bin, dass ich *doch* keine Null bin. Das habe ich mir vorher nie so klargemacht. Auch zwischen unseren Gesprächen habe ich mir das Bild oft angeschaut. Und dann kam mir plötzlich die Idee, dass man sich das eigene Ich eigentlich wie eine Kugel vorstellen müsste, die sich dreht. Und alles, was ich aufgeschrieben habe, ist drin in dieser Kugel. Alles ist wichtig – alles ist immer da, nur der Blick fällt jeweils auf etwas anderes, je nachdem, in welcher Stellung der Drehung man die Kugel gerade betrachtet."

Abbildung 8.2.3.3 2

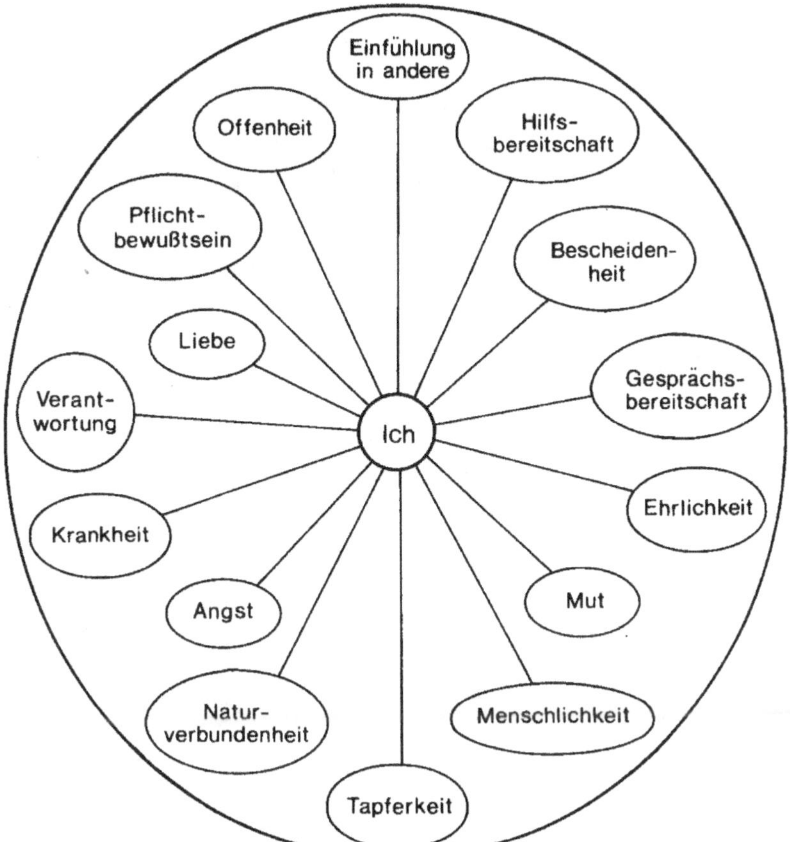

Ich glaube!
Ich weiß!
Ich will!

9 Psychodrama-Therapie und der Therapeut

Frage: Welches ist das wertvollste Instrument des Therapeuten? Antwort (und um die kommt keiner herum): sein eigenes Selbst.

(Yalom 2002, S. 55)

Oft bin ich gefragt worden: „Ist es nicht sehr belastend, mit schwerkranken Menschen zu arbeiten? Wie hält man diese Arbeit nur aus?" In der Literatur zur Sterbebegleitung werden Autogenes Training, Meditation, und andere Entspannungsübungen als Ausgleich empfohlen. Diese Methoden tun gut, entscheidend ist jedoch, dass man die Grenzen menschlicher Einflussmöglichkeiten anerkennt und die eigene Endlichkeit akzeptiert. Ohne diese Akzeptanz kann Sterbebegleitung zur überfordernden Belastung werden. Unabhängig von dieser grundlegenden Einstellung hilft es, Haltungen und Techniken der Psychodrama-Therapie nicht auf den Patienten zu beschränken, sondern gleichermaßen auf sich selbst zu beziehen. Davon soll im Folgenden die Rede sein.

9.1 Vor der Begegnung

Man muss, um zum andern ausgehen zu können, bei sich selbst gewesen sein.

(Martin Buber, in: Juchli 1986, S. 158)

9.1.1 Berücksichtigung des Tele-Prozesses bei der Zuordnung von Patient und Therapeut

Für die therapeutische Philosophie Morenos (2008, S. 54) gleichermaßen zentral wie für seine therapeutische Praxis ist das *Prinzip der Begegnung*: „Begegnung drückt aus, dass sich zwei Personen nicht nur treffen, sondern einander erleben, sich erfassen, jeder mit seinem ganzen Wesen … Sie bewegt sich vom Ich zum Du und vom Du zum Ich. Sie ist ‚Zweifühlung', Tele." *Tele* bezeichnet den bewussten und unbewussten Prozess zwischen zwei (oder mehreren) Interaktionspartnern, der sowohl Anziehung als auch Abstoßung zum Ausdruck bringt, also nicht nur die positiven, sondern auch die negativen Aspekte einer Beziehung umfasst (Stadler & Kern 2010). Die Begriffe ‚positiv' und ‚negativ' sind hier nicht als Urteil im Sinne von ‚gut' oder ‚schlecht' zu verstehen, sondern im Sinne wertungsfreier *Vereinbarkeit* oder *Unvereinbarkeit* verschiedener Wesenszüge von Menschen. Im Aspekt realitätsgerechter Wahrnehmung des anderen in seiner wirklichen Lage unterscheidet sich Tele vom Beziehungsmodus der *Übertragung*, der nicht an der Realität des Interaktionspartners orientiert und deshalb auf Dauer nicht tragfähig ist, weil sie die Individualität des anderen nicht ausreichend berücksichtigt.

Um einen anderen Menschen verstehen zu können, müssen wir auf unsere eigenen Bewertungsmuster zurückgreifen. Das aber heißt: Eine vollkommen objektive Einfühlung gibt es nicht, da „immer eine Menge eigenes Material in die Wahrnehmung des Partners" einfließt (Bauer 2005, S. 100). Ein gewisses Maß an Projektion ist unvermeidbar. Dennoch sollte ihr Einfluss nicht *über*schätzt werden. Vorlieben oder Abneigungen in allen Beziehungen, auch in Patient-Therapeut-Beziehungen, beruhen nicht *nur* auf Projektion, vielmehr auch auf bestimmten Realitäten im Leben eines Menschen, denen bestimmte Realitäten im Leben des anderen Menschen entsprechen (Moreno 1945). Wenn dem Therapeuten die Begleitung bei einem bestimmten Patienten leichter fällt als bei einem anderen, muss das nicht (oder nicht nur) an Übertragungs- und Gegenübertragungsprozessen liegen. Es gibt bestimmte Tele-Begrenzungen, die dafür verantwortlich sind, dass nicht jeder Therapeut jedem Patienten gleichermaßen gerecht werden kann:

> „The tele-relationship is able to clarify that part in the psychiatrist which is mysterious. A psychiatrist may be relatively free from transference but he is never free from the tele process. It may be that he is naturally attracted or naturally repelled or indifferent towards certain patients because of their actual individual attributes, and the same is true of the patients. It may therefore be because of the tele factor that he is successful with some patients and unsuccessful with others" (Moreno 1945, S. 53).

Eine ausreichende Berücksichtigung der Realbeziehung zwischen Patient und Therapeut ist notwendige Voraussetzung hilfreicher Sterbebegleitung. Was bedeutet diese Überlegung konkret? Sie bedeutet zunächst und vor allem, dass die Therapiegespräche *freiwillig* sind. Der Patient sollte selbst bestimmen können, „von wem er geholfen haben will … je nach seinen Gefühlen hinsichtlich der Frage, in wen er das meiste Vertrauen im Hinblick auf die Hilfe setzt" (Sporken 1978, S. 35).

„Das ist doch selbstverständlich", mögen wir sagen. Doch so selbstverständlich der Aspekt der Freiwilligkeit in der Theorie auch ist, so wenig selbstverständlich ist er in der Praxis. In stationären Einrichtungen werden die Patienten meist vom behandelnden Arzt an den Stationspsychologen überwiesen. Oft jedoch gibt es nur *einen* Psychologen, sodass Patienten nicht einmal entscheiden können, ob sie lieber mit einem Mann oder mit einer Frau reden möchten. Dennoch sollte der Patient *wählen* können, sollte ihm nicht sogleich eine Therapie, sondern lediglich ein Treffen zum gegenseitigen Kennenlernen angeboten werden – mit der Möglichkeit anschließender Entscheidung zu weiteren Gesprächen. Sinngemäß könnte ein solches Angebot etwa so formuliert werden:

> „Wir sind heute zusammen, damit Sie mich ein wenig kennen lernen und besser entscheiden können, ob Sie mein Angebot zu Gesprächen annehmen möchten oder nicht. Denn mit Gesprächen ist das so eine Sache. Man kann sie nicht einfach verordnen wie zum Beispiel Massage oder Krankengymnastik. Gespräche sind eine sehr persönliche Angelegenheit. Ich weiß nicht, wie Sie selbst darüber denken. Vielleicht sind Sie es nicht gewohnt, über sich zu sprechen. Vielleicht haben Sie kein Bedürfnis danach. Vielleicht aber würden Sie gerne einmal reden – über das, was Sie im Moment beschäftigt. Jeder Mensch ist anders. Nur Sie selbst können deshalb sagen, was mein Angebot für Sie bedeutet. Wenn Sie sich nicht sofort festlegen mögen, könnte ich in einigen Tagen nochmals auf Sie zukommen."

Stimmt der Patient weiteren Begegnungen zu, wird der organisatorische Ablauf geklärt: erster Termin, Ort, Häufigkeit und Dauer der Gespräche. Häufigkeit und Dauer sollten sich nach der Belastbarkeit des Patienten richten, auch nach seinem Redebedürfnis (das nicht bei jeder Begegnung gleich sein muss). Bei großer körperlicher Schwäche sind kurze, dafür häufigere Gespräche günstiger als längere Gespräche in größeren Abständen. Ich habe mich gewöhnlich ein- bis dreimal wöchentlich für jeweils 20–60 Minuten mit meinen Patienten getroffen.

> In einigen Fällen stellt sich heraus, dass ein Patient unter ganz konkreten Problemen leidet, zum Beispiel finanzieller oder versicherungsrechtlicher Art. Eine Überweisung an den Sozialberater (ergänzend oder statt therapeutischer Gespräche) kann hier hilfreicher sein als noch so viele Verbalisierungen. Manche Patienten sprechen über seelisch-geistige Belange lieber mit einer Krankenschwester, dem Seelsorger, einem Hospizhelfer oder einem der behandelnden Ärzte als mit dem Stationspsychologen. Fragen offizieller Zuständigkeit sollten gegen Ende eines Lebens keine Rolle mehr spielen.

Nicht allein die Freiwilligkeit des Patienten, auch die *Freiwilligkeit des Therapeuten* ist entscheidend dafür, dass aus dem Zusammentreffen von Therapeut und Patient eine wirkliche Begegnung werden kann! Weder der Patient noch der Therapeut sollten „durch eine äußere Macht in die Situation gedrängt" werden, vielmehr da sein, „weil sie da sein wollen" (Moreno 2008, S. 54). Wie wichtig das Kriterium der *Freiwilligkeit* für das Gelingen einer therapeutischen Beziehung ist, zeigen inzwischen auch neurowissenschaftliche Untersuchungen. So, wie die Einstellungen des Patienten beim Therapeuten eine Resonanz hervorrufen, so führen auch die Einstellungen des Therapeuten zu einer Resonanz beim Patienten: „Dies schließt nicht aus, dass eine solche Resonanz *in einem zweiten Schritt* eine ablehnende Gegenreaktion des Patienten auslöst – zum Beispiel, wenn er sich nicht angenommen fühlt" (Bauer 2005, S. 131). Ein Therapeut mag sich nach außen hin noch so sehr um professionelle Freundlichkeit bemühen, der Patient wird eine ablehnende Haltung ‚spüren' und darauf reagieren, selbst dann, wenn er das, worauf er reagiert, nicht *bewusst* wahrnimmt (vgl. 5.2). Emotionale Zuwendung ist keine Haltung, zu der sich ein Therapeut zwingen oder überreden könnte. Wirksam ist sie ohnehin lediglich dann, wenn sie *aufrichtig* ist, weshalb sich der Therapeut auf eine länger währende Begleitung nur einlassen sollte, wenn er „Ja!" dazu sagen kann. Denn Sterbebegleitung hört meist erst mit dem Tod des Betroffenen auf, kann nicht mittendrin abgebrochen werden. Sich die Grenzen persönlicher Zuwendung und Kraft *rechtzeitig* einzugestehen, ist kein Versagen. Zum einen zeigen Untersuchungsergebnisse, dass die dauerhafte Missachtung der eigenen Befindlichkeit und „die Vernachlässigung der eigenen Bedürfnisse der beste Weg in die Unfähigkeit zu helfen ist" (Borasio 2011, S. 139). Zum anderen sollte der Patient die Chance zu einer Begleitung haben, die sowohl seiner eigenen als auch der Person des Begleiters gerecht wird.

9.1.2 Selbstauseinandersetzung

Sterbebegleitung, die nicht zur Belastung werden soll, erfordert, dass sich der Therapeut seiner eigenen Möglichkeiten an Zeit und Kraft ebenso bewusst ist wie der Begrenztheit seiner Belastbarkeit. In der Begegnung mit Schwerstkranken und Sterbenden ist man wiederholt Situationen ausgesetzt, für die man keine Lösung machen, die man einfach nur aushalten kann. Dieses Aushalten konfrontiert mit eigener Ohnmacht und Hilflosigkeit, mit eigenen Ängsten angesichts von Krankheit, Schmerzen und Tod. Literatur zur Sterbebegleitung kann dem Therapeuten eine gewisse Orientierung für den Umgang mit Erfahrungen dieser Art geben. Doch besteht „die wichtigste *Voraussetzung* für eine gute Begleitung" in der „Bereitschaft, sich zunächst mit der eigenen Sterblichkeit auseinanderzusetzen" (Specht-Tomann & Tropper 2003, S 36.). Beispielsweise könnte der Therapeut sich fragen – allein oder im Rahmen einer Supervision:

- Wie gehe ich mit Situationen um, die ich nur begrenzt oder gar nicht beeinflussen kann?
- Welche Gedanken und Gefühle löst die Vorstellung eigener schwerer Erkrankung bei mir aus?
- Wie würde ich reagieren, wenn ich mich nicht mehr selbständig versorgen könnte, auf die Hilfe anderer angewiesen wäre?
- Wie sehen meine eigenen Ängste und Unsicherheiten im Zusammenhang mit Kranksein und Sterben aus? Was konkret macht mir Angst?
- Welches Verhalten wünschte ich mir von meinen Angehörigen und Freunden, Ärzten und Pflegenden?
- Welchen Sinn könnte das Leben für mich bei schwerer Krankheit haben?
- Was möchte ich noch klären, erledigen, aussprechen, wenn ich um mein baldiges Sterben wüsste?
- Wie gehe ich mit dem Leid in meinem eigenen Leben um?
- Was hilft mir bei der Auseinandersetzung mit Belastungen, die durch die Begegnung mit bestimmten Patienten bei mir ausgelöst werden?
- Gibt es etwas, das ich von schwerkranken und sterbenden Patienten gelernt habe?

Man muss auf diese Fragen keine fertigen Antworten haben. Zumal sich die Antworten ändern, je nach konkretem Lebenshintergrund. Entscheidend ist die *Bereitschaft*, sich überhaupt mit Fragen dieser Art zu befassen. Eine ständige Beschäftigung mit Krankheit und Tod ist ebenso wenig hilfreich wie ein Ausklammern dieser Themen. Hier das rechte Maß zu finden, ist nicht immer leicht. Warum sollten sich Menschen, die mit Schwerstkranken und Sterbenden arbeiten, mit ihrer persönlichen Einstellung gegenüber Krankheit, Schmerzen und Tod auseinanderzusetzen? Aus folgendem Grund: Wir können die eine oder andere Technik, die eine oder andere Redewendung lernen – aus einem Buch, durch Beobachtung anderer Therapeuten. Es ist jedoch unser *Welt- und Menschenbild*, das darüber entscheidet, *wie* wir diese Techniken und Redewendungen einsetzen: „Nicht das viele Wissen, nicht die auswendig gelernten Lehrsätze, nicht die vielen gelesenen Ratgeber und Lehrbücher, sondern die Vorstellungen, die inneren Überzeugungen, die Welt- und Menschenbilder, mit denen wir herumlaufen, bestimmen unser Denken und Handeln. Sie versuchen wir zu verwirklichen, ihnen folgen wir, und an ihnen hängen wir wie in selbstgeschmiedeten Ketten“ (Hüther 2011, S. 69). Der Schwerpunkt in Weiterbildungskursen liegt meist auf den Techniken, weniger auf Welt- und Menschenbildern. Man erhält also Handwerkszeug und Material, kaum aber Informationen darüber, welche Häuser man mit diesen Mitteln bauen könnte …

Viele der Fragen, die schwerkranke Menschen sich stellen, sind Fragen, die den Therapeuten gleichermaßen betreffen. Angesichts solcher Fragen auf standardisierte Übungen oder Redewendungen auszuweichen, kann auf Dauer nicht funktionieren. Weil der Patient spürt, dass etwas fehlt, das Entscheidende: die ganz persönlichen Vorstellungen, Überzeugungen und Zweifel, die seinen Therapeuten ausmachen. Es geht nicht darum, dass der Patient die Vorstellungen des Therapeuten übernimmt, vielmehr darum, dass er einen *Partner* hat, während er sich mit den dunklen Bereichen des Lebens befasst. Mit einem Menschen zur Seite, der ein ebenso Suchender ist wie er selbst, ist der Patient zwar nach wie vor krank, aber nicht mehr so schrecklich allein.

9.1.3 Erwärmung

Sterbebegleitung erfordert, das eigene Vorgehen flexibel an die jeweilige Bedürfnislage des Patienten anzupassen, in jeder Situation neu herauszufinden, was er gerade jetzt am meisten braucht (vgl. 5.3). Das heißt, ein hohes Maß an Spontaneität wird verlangt. Spontaneität wird als *Vorbereitung* oder *Erwärmung* für adäquates Handeln definiert, als Bereitschaft, so zu handeln, wie die Situation es erfordert (vgl. 2.2). Zur Verdeutlichung der Bedeutung vorbereitender Erwärmung verwendet Moreno (1945, 2008) das Bild des Sportlers. Im Sport ist eine ausreichende Erwärmung der Muskulatur Voraussetzung dafür, dass der Sportler die seinen Fähigkeiten entsprechende Höchstleistung bringen kann. Diese Beobachtung aus dem Bereich körperlicher Aktivität lässt sich auf Aktivitäten jeglicher Art übertragen. Ist jemand nicht ausreichend für eine bestimmte Handlung erwärmt, fällt es ihm schwerer, den Anforderungen des Augenblicks entsprechend zu reagieren. Erwärmung geschieht beispielsweise durch Bewegung und bestimmte Körperhaltungen, Vorstellungsbilder und Assoziationen, Selbstgespräche und Rollenwechsel. Als Störfaktoren im Erwärmungsprozess gelten das Bemühen um Perfektion und das Nachahmen vorgeprägter Muster. Wenn auf die Bedeutung ausreichender Erwärmung für den therapeutischen Prozess verwiesen wird, ist damit nicht nur die Erwärmung des Patienten gemeint, sondern ebenso die Erwärmung des Therapeuten! Dieser muss für seinen Patienten ‚erwärmt' sein, soll die Interaktion mit ihm nicht in professioneller Routine erstarren.

Welche Konsequenzen ergeben sich daraus für die Begleitung schwerkranker und sterbender Menschen? Begleitung beginnt nicht erst im Moment des unmittelbaren Kontakts, sondern schon früher: Wenn der Therapeut an den Patienten denkt und sich an bestimmte Worte oder Gesten erinnert, wenn er sich vorstellt, in welcher Verfassung er ihn das letzte Mal verlassen hat, ... Es gibt viele Möglichkeiten, wie sich ein Therapeut auf einen Patienten vorbereiten kann. Hier einige Beispiele:

- Soweit es von den äußeren Gegebenheiten her möglich ist, sollte der Therapeut vor jedem Gespräch ein paar Minuten *freie Zeit* einplanen, in denen er sich zunächst einige Notizen vom vorausgegangenen Gespräch macht.
- Anschließend überdenkt er kurz seine *eigene* Situation, malt sich gedanklich aus, wie er das, was ihn privat beschäftigt, ‚*zur Seite stellt*' – etwa so, als stellte er für eine Weile einen Koffer ab, den er trägt. Er weiß, dass er diesen ‚Koffer' später wieder aufnehmen muss, lässt ihn jedoch einen Moment lang los, um die Hände frei zu haben für den Patienten.[32] Nicht nur private Belastungen sollten zur Seite gestellt werden, auch eigene Vollkommenheitsansprüche und Selbstermahnungen wie „Du musst gleich das und das beachten! Du solltest daran denken, dass ...!" Erst, wenn man die Illusion loslassen kann, ein Experte in Sachen Sterbebegleitung zu sein, ist man wirklich offen für den *Patienten*, für *seine* Sicht der Dinge und für *seine* Möglichkeiten, sich mit seiner Situation auseinanderzusetzen!
- Kennt der Therapeut den Patienten, erinnert er sich an die letzte Begegnung mit ihm, überfliegt die Notizen, die er sich darüber gemacht hat, stellt sich sein Gesicht vor, seine Gestalt, auch das Zimmer, in dem er sitzt oder liegt ... Die intensive *Vorstellung der Person und Situation* des Patienten erleichtert es, von eigenen Belastungen und Ansprüchen abzusehen, sich wirklich auf *ihn* einzustellen.
- Als hilfreiche Möglichkeit der Selbsthilfe in der Sterbebegleitung werden insbesondere *Entspannungsübungen* genannt (Tausch 1989). Zur Erwärmung für die Begegnung mit einem Patienten sind längere Entspannungen aus räumlichen und/oder zeitlichen Gründen oft nicht möglich (oder man hat nicht dafür gesorgt, dass sie möglich werden können). Für folgende *Kurz-Entspan-*

32 Dieses Vorstellungsbild entspricht dem von E. T. Gendlin (1981) beschriebenen „Raumschaffen", dem ersten Schritt im Focusing-Prozess.

nung jedoch ist immer Zeit und jeder Raum geeignet: Bevor man das Zimmer des Patienten betritt, atmet man einige Male tief ein und aus. Dabei stellt man sich vor, wie man mit jedem Atemzug Gelassenheit *einatmet* und sie beim Ausatmen durch den Körper hindurchströmen lässt. Auch das Einnehmen einer gelassenen Körperhaltung beeinflusst die eigene Befindlichkeit in Richtung größerer Ruhe. Moreno (1945) zufolge kann man sich für eine bestimmte Rolle dadurch erwärmen, dass man diejenigen Muskeln aktiviert, die bei dieser Rolle besonders beansprucht werden, dadurch also, dass man eine der Rolle entsprechende Körperhaltung einnimmt. Für die Rolle des Gelassenen bedeutet dies: Der Rücken ist aufrecht, die Füße stehen fest auf dem Boden, die Schultern sind leicht nach hinten genommen, die Arme hängen locker neben dem Körper, der Kopf ist aufgerichtet, die Gesichtsmuskulatur gelöst.

Vorbereitungen dieser Art sind keine Zeit-Verschwendung, sondern Zeit-*Gewinn*, da sie dem Therapeuten helfen, sich auf ein Geschehen einzulassen, bei dem die zur Verfügung stehende Zeit begrenzt ist und die Bewältigung anstehender Probleme besonders dringlich erscheint. Je bedrohter die Zeit, je dringlicher das Problem, umso nötiger ist es, Ruhe zu bewahren: „Wenn man nicht mehr viel Zeit hat, darf man auf keinen Fall die Ruhe verlieren. Wir müssen so handeln, als hätten wir noch eine Ewigkeit vor uns“ (Eco 1982, S. 576).

9.2 Während der Begegnung

Behandelt die Menschen so, wie ihr selbst von ihnen behandelt werden wollt – das ist alles, was das Gesetz und die Propheten fordern.

(Matthäus 7, 12)

9.2.1 *Wahrhaftigkeit*

Schwerkranke und Sterbende haben ein feines Gespür für nonverbale Signale anderer Menschen, erfassen intuitiv, wenn Äußerungen eines Therapeuten nicht wahrhaftig sind, seiner inneren Überzeugung nicht entsprechen. *Wahrhaftigkeit* bedeutet, sich der eigenen Einstellungen bewusst zu sein, sie gegebenenfalls auch mitzuteilen, wenn die Situation es erfordert. Dies gilt ganz besonders auch für Gespräche mit einem Patienten über die Schwere seiner Erkrankung. Gelegentlich wird behauptet, dass Patienten über ihre Ängste und Sorgen im Zusammenhang mit ihrer Krankheit gar nicht sprechen möchten. Diesem Schweigen mag im Einzelfall ein wirkliches Bedürfnis des Patienten zugrunde liegen, oft jedoch beruht es auf der realitätsgerechten Erkenntnis, dass der *Gesprächspartner* vor einem solchen Gespräch Angst hat und der dunklen Seite des Lebens lieber ausweichen möchte (vgl. 7.1.3). Damit der Therapeut seinem Patienten nicht als Abwehr, Widerstand o. ä. auslegt, was auf einer adäquaten Wahrnehmung *seiner* (des Therapeuten) Befindlichkeit beruht, sollte er persönliche Betroffenheiten nicht verdrängen, sie vielmehr eingestehen. Wahrhaftigkeit ist allerdings kein Freibrief dafür, einem Patienten alles zu sagen, was einem durch den Kopf geht. Ein solches Verhalten wäre nicht ‚wahrhaftig', sondern ichbezogen. Wahrhaftigkeit bedarf immer auch der *Einfühlung* in den Patienten, orientiert an folgenden Fragen:

- Was ist diesem Menschen in diesem konkreten Augenblick zu ertragen möglich?
- Könnte das, was ich sagen möchte, dem Leben und Sterben des Patienten in irgendeiner Weise dienlich sein?

Herr L., zum zweiten Mal an einem Hirntumor operiert, fragt in unserem ersten Gespräch: „Wissen Sie, meine Frau und ich haben geplant, eine Mittelmeerreise zu machen, wenn wir in zwei Jahren unseren fünfundzwanzigsten Hochzeitstag feiern – so als Ersatz für die Flitterwochen, die wir uns damals nicht leisten konnten. Ich habe mir überlegt, dass wir diese Reise doch genauso gut jetzt schon machen könnten, wenn ich entlassen werde. Was halten Sie wohl davon?" Zunächst bin ich versucht, auf den externalen Inhalt der Frage einzugehen („Wohin soll die Reise gehen? Was sagt Ihre Frau dazu?"). Dann erinnere ich mich an das, was mir der Stationsarzt zwei Tage zuvor während einer Teambesprechung erklärt hat: Der Tumor des Patienten sei höchst aggressiv und werde vermutlich bald wieder wachsen. Der Patient sei aufgeklärt worden, habe aber nicht weiter über seine Krankheit sprechen wollen. – Jetzt atme ich erst einmal durch, dann sage ich: „Herr L., es fällt mir schwer, Sie das zu fragen, aber könnte es vielleicht sein, dass Sie die Reise jetzt machen wollen, weil Sie befürchten, in zwei Jahren könnte es zu spät sein?" Herr L. seufzt erleichtert und nickt. Es scheint, als ob eine Last von ihm abfiele – die Last, das Wissen um die Begrenztheit seines Lebens allein tragen zu müssen. Während der restlichen Stunde und in zwei weiteren Gesprächen reden wir darüber, was die Krankheit für ihn bedeutet, was er noch erledigen, klären, unternehmen möchte.

Konfrontationen mit der Begrenztheit des Lebens und damit verbundenen Ängsten sind anstrengend, können nicht grenzenlos ertragen werden. In der Sterbebegleitung wird deshalb wiederholt geraten, „mit den eigenen Kräften sehr sorgsam hauszuhalten" (Specht-Tomann & Tropper 2003, S. 44). Meine Erfahrung: Man hat nicht jeden Tag die gleiche Kraft. Je nach persönlicher Situation fällt es mal schwerer, mal leichter, sich in das Leid eines Menschen einzufühlen. Das hat nichts mit therapeutischer Kompetenz oder Inkompetenz zu tun, liegt vielmehr in der Natur des Menschen. Wichtig ist nur, sich die eigene Befindlichkeit einzugestehen und über der Sorge für den Patienten nicht die Sorge für sich selbst zu vergessen. Weil sich das rächen könnte – in Form von Erschöpfung, Reizbarkeit, Niedergeschlagenheit, … Auch ginge die Freude an der Arbeit verloren. Die aber ist wichtig – als Gegengewicht gegenüber den traurigen Seiten der Sterbebegleitung.

9.2.2 Übernahme der Rolle des Lernenden

Einfühlung in einen anderen Menschen setzt voraus, dass im Beobachter vergleichbare Erfahrungen aktiviert werden. Die meisten Therapeuten sind selbst noch nicht schwer krank gewesen, sodass ihnen persönliche Erfahrungsgrundlagen fehlen. Dennoch ist Einfühlung in schwerkranke Patienten innerhalb gewisser Grenzen möglich (vgl. 7.1.1). Denn wir lernen nicht nur durch eigene Erlebnisse, sondern auch dadurch, dass wir andere Menschen bei diesen Erlebnissen *beobachten*, dass „wir (mit-)erleben, dass sich jemand anders in einer entsprechenden Situation befindet" (Bauer 2005, S. 89). Therapeuten, die weder über persönliche Krankheitserfahrungen noch über Erfahrungen mit schwerkranken Menschen verfügen, können zunächst auf nur wenig ‚Material' zurückgreifen, um das Erleben ihrer Patienten zu erfassen. Man muss sich das wiederholt bewusst machen (v. a. als ‚Anfänger'), um lähmendem Leistungsdruck und belastender Versagensangst entgegenzuwirken.

Doch auch für Therapeuten mit langjähriger Erfahrung in der Sterbebegleitung gilt: „All notions of being an authority, and of knowing more than the patient does about the problems concerned must be abandoned – for the simple reason that they are not true" (Feigenberg 1975, S. 91). Berichtet ein Patient von Erfahrungen, über die der Therapeut nicht verfügt, die ihm auch von Gesprächen mit anderen Patienten her unvertraut sind, sollte er die Rolle einnehmen, die ihm die gegebene Situation selbst nahe legt: die Rolle des *Lernenden*. Die Verkörperung dieser Rolle befreit vom Druck überfordernder Allmachtsvorstellungen, macht gelassener und (wieder) offen für das, was der Patient vor allem braucht: Nähe, Zuwendung, Wertschätzung und die Bereitschaft, dazubleiben, auch dann, wenn es nichts mehr zu tun gibt. Da jede Rolle eine bestimmte Gegenrolle aktiviert, legt die Rolle des Lernenden dem Patienten die Rolle des Lehrenden nahe. Auf die Bedeutung dieser Rolle für den Patienten wurde bereits hingewiesen (vgl. 5.2, 8.2.1.1): Hier erfährt er unmittelbar, dass in der Auseinandersetzung mit schwerer Krankheit und bevorstehendem Sterben *er* der Experte ist, der anderen helfen kann, indem er sie an seinen Erfahrungen teilhaben lässt.

9.2.3 Rollentausch mit dem Patienten

Echte Begegnung findet erst dann statt, wenn der Therapeut die eingeschränkte Perspektive seines eigenen Ichs aufgeben und *mit* dem Betroffenen fühlen kann. Im Unterschied zum bloßen Nachfühlen, bei dem der Therapeut die Situation des Patienten überwiegend von außen betrachtet, emotional aber auf Distanz bleibt, nimmt er im Mitfühlen die Lage des Patienten nicht nur wahr, sondern vollzieht sie auch gefühlsmäßig nach. Damit erfüllt sich die Voraussetzung jeder echten Hilfeleistung, die nicht an eigenen Vorstellungen oder theoretischen Konzepten orientiert ist, sondern an der Realität des Betroffenen und seiner ganz spezifischen Situation.

Wie kann aus der theoretischen Forderung nach einer solchen Hilfe praktizierte Wirklichkeit werden? Die beste Möglichkeit, einen anderen Menschen in seinem innersten Wesen zu erfassen, besteht darin, mit ihm die Rolle zu tauschen. Häufiger – wenn auch nur innerlich vollzogener – *Rollentausch* fördert das Verständnis des Therapeuten für die Reaktionen des Patienten, erleichtert es ihm, auch die emotionalen Prozesse zu begreifen, die mit seinem Verhalten verbunden sind. Die imaginative Übernahme der Patientenrolle und der damit einhergehende Standortwechsel führen mitunter zu einer veränderten Sichtweise objektiv gleichbleibender Tatbestände, zu einer anderen Einschätzung oder Gewichtung bestimmter Aspekte der gegebenen Fakten. Was in der eigenen Rolle im Vordergrund steht, tritt in den Hintergrund. Was bislang im Hintergrund gewesen ist, wird – mit den Augen des Patienten betrachtet – zum Vordergrund. Dieser Perspektivewechsel erinnert an den Vorgang, der in der Wahrnehmungspsychologie u. a. am Bild des Rubin'schen Pokals verdeutlicht wird. Im übertragenen Sinn: Wenn der Therapeut aus seiner Perspektive nur den Pokal sieht und sein Handeln an dieser Wahrnehmung orientiert, kann er aus der Perspektive des Patienten auch die Profile erkennen und sein Verhalten entsprechend anpassen (vgl. Abb. 9.2.3 1).

Abbildung 9.2.3 1

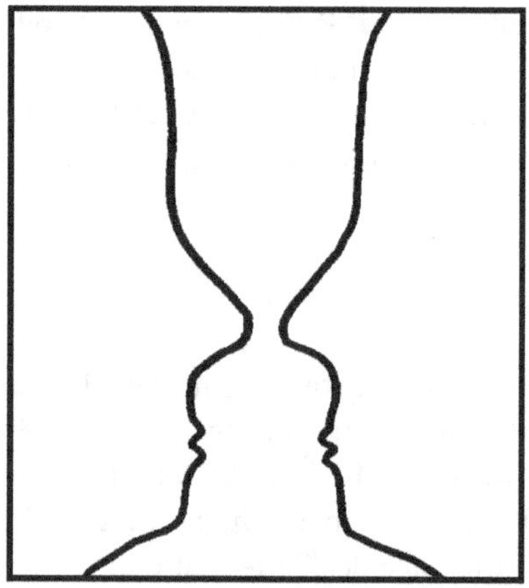

Das ganzheitliche Erfassen der Situation des Patienten erleichtert es, Grundhaltungen wie Wertschätzung und Mitgefühl, zusammengefasst im Begriff *therapeutischer Liebe*, in ein Handeln umzusetzen, das dem Patienten gerecht wird, seinen Möglichkeiten ebenso wie seinen Grenzen (vgl. 5.1).

> Diese Auffassung von *Liebe* (Orientierung an der Person und Situation des anderen) entspricht der Nächstenliebe im Neuen Testament. Der Rollentausch erleichtert ihre Verwirklichung: „Kürzlich sprach ich mit einer Gruppe von Theologen. Sie richteten an mich die Frage, wie sich die christliche These ‚Liebe deinen Nächsten wie dich selbst' von der unsrigen unterscheide. Meine Antwort war: ‚Nun, wir haben keine bemerkenswerten Fortschritte in der Verwirklichung dieses Gebotes gemacht, abgesehen von dem, was der Rollentausch dazu beiträgt!'" (Moreno 1978, S. 106).[33]

33 Der Rollentausch greift auf, was Jesus als entscheidende Regel für den Umgang mit Menschen formuliert hat (Matthäus 7, 12): „Jesus sagt: Ich kann dir eine Regel geben, sie heißt: Wie ihr wollt, dass euch die Leute tun, so sollt auch ihr ihnen tun. Wenn dein Weg hier und jetzt auf einen Notleidenden stößt, wenn ein Mensch in Not hier und jetzt in dein Blickfeld kommt, dann denke von diesem Notleidenden aus, identifiziere dich mit ihm; denke: wenn ich *der* wäre, was würde ich jetzt an Hilfe erwarten, erwarten dürfen? Der Mensch in Not, den du jetzt siehst, dessen Notruf

Häufiger Rollentausch fördert nicht nur die Einfühlung in den Patienten, sie bewahrt auch davor, ihn zu bemitleiden. Im Be-Mitleiden würde er zum Objekt einer Betrachtung, die seine Situation einseitig von außen erfasst. Fast jeder Patient aber wünscht sich: „Ich will nicht bemitleidet werden! Ich will, dass man mich versteht." Verständnis wird gefördert, wenn man die Dinge nicht nur aus der eigenen, sondern wiederholt auch aus der Position des Betroffenen betrachtet! Zur Veranschaulichung ein Beispiel:

Die dreißigjährige Frau D. kommt zum zweiten Heilverfahren in die Klinik (ihre zweite Hirntumoroperation liegt drei Jahre zurück). Ich kenne sie bereits von ihrem ersten Aufenthalt her. Trotz vielfältiger Beeinträchtigungen ihrer körperlichen und geistigen Leistungsfähigkeit (mit der Folge vorzeitiger Berentung) ist es Frau D. gelungen, sich mit ihrer Krankheit zu arrangieren und „das Beste aus dem Ganzen zu machen". Frau D. hat seit vielen Jahren geraucht, auch nach den Operationen nicht damit aufgehört, weshalb ihr der Arzt die Teilnahme an einem Nichtrauchertraining verordnet. Zwei Wochen nach Beginn des Trainings wirkt Frau D. unzufrieden und bedrückt. Zum ersten Mal seit langer Zeit fühle sie sich wieder „so richtig deprimiert", empfinde sie ihr Leben als sinnlos. Plötzlich bricht es aus ihr heraus: „Mein Leben ist doch wirklich gelaufen, kann man abhaken! Auf den Beruf muss ich verzichten, Freunde habe ich kaum noch. Wenn ich an die vielen Treffen nach Dienstschluss mit den Kollegen denke …! Alles vorbei! Und dann mein Aussehen! Mein Gesicht ist schief! Beim Gehen schwanke ich hin und her, wie betrunken. Mit dem Denken ist es auch viel schlechter geworden, vom Gedächtnis mal ganz zu schweigen! (Kleine Pause) Und dann schaffe ich es noch nicht einmal, mit dem Rauchen aufzuhören! Gestern zum Beispiel saß ich im Café. Es war so richtig gemütlich, und ich hatte solch eine Lust auf eine Zigarette! Erst hab ich noch versucht, dagegen anzugehen. Na ja, schließlich habe ich doch zwei Zigaretten geraucht. *Zwei* auch noch! Danach hab ich mich so mies gefühlt – vor lauter schlechtem Gewissen. Der totale Misserfolg! Nach zwei Wochen schon wieder rückfällig geworden! Aber ich konnte einfach nicht darauf verzichten!"

Während ich Frau D. zuhöre, überlege ich zunächst, wie ich sie in ihrem Vorsatz unterstützen könnte, mit dem Rauchen aufzuhören. Dann versuche ich, die Situation mit ihren Augen zu betrachten – und sehe jede Menge Verzichte, auf jeder Ebene – der beruflichen, sozialen und privaten Ebene. Und jetzt wird ihr

jetzt an dein Ohr dringt – versetze dich in seine Lage und dann versuche zu helfen, so wie du selber Hilfe erwarten würdest, wenn du an seiner Stelle wärest. So wirst du ihm zum Nächsten. So erfüllst du das Gebot aller Gebote: Liebe deinen Nächsten wie dich selbst" (Bours 1984, S. 86 f.).

ein weiterer Verzicht abverlangt: der Verzicht auf das Rauchen! Mir fällt ein, was Frau D. einmal in einem früheren Gespräch erwähnt hat: „Ab und zu gehe ich in ein Café, trinke eine Tasse Kaffee und rauche eine Zigarette dabei. Dann geht's mir richtig gut! Ich weiß ja, dass Rauchen nicht gut ist, aber das ist doch fast das Einzige, was mir noch geblieben ist!" Im Rollentausch mit der Patientin empfinde ich Groll und Auflehnung angesichts der Forderung, jetzt auch noch auf das Wenige verzichten zu müssen, „was mir noch geblieben ist", spüre, wie mich dieser weitere Verzicht schmerzhaft an die vielen anderen Verzichte erinnert, und möchte am liebsten schreien: „Ich will nicht immer nur verzichten!"

Indem ich meine Außensicht durch die mögliche Innensicht der Patientin ergänze, vervollständigt sich mein Bild von ihrer gegenwärtigen Situation. Ein Handeln, das lediglich von der Außensicht bestimmt wird, verkennt die Realität der Patientin, macht sie zum passiven Objekt einer Intervention, deren Ziel von außen vorgegeben ist. Wenn ich dagegen von der Perspektive der Patientin ausgehe, bleibt sie Subjekt bei der Überlegung, wie es nun weitergehen soll. Um meine Sicht zu überprüfen, verbalisiere ich das, was ich meine, im Rollentausch verstanden zu haben, durch folgende Doppel-Äußerung: „Aber ich konnte einfach nicht darauf verzichten! Und ich *wollte* auch nicht verzichten!?" Frau D. richtet sich auf und nickt. Im Gegensatz zu ihrer zuvor leidend-gedämpften Sprechweise ruft sie jetzt laut und bestimmt: „Genau! Ich wollte und ich *will* auch nicht mehr verzichten! Das Rauchen gehört doch zu mir dazu! Das soll mir jetzt auch noch weggenommen werden?! Herr N. (Leiter des Nichtrauchertrainings) sagte beim letzten Treffen, wir sollten uns vor Augen halten, was es uns alles bringt, wenn wir mit dem Rauchen aufhören. Aber ich meine, man sollte sich auch vor Augen halten, worauf man alles *verzichten* muss!" Diesen Gedanken aufgreifend, gebe ich Frau D. eine Karteikarte, die ich in zwei Spalten unterteile. Ohne Zögern notiert sie unter die beiden Überschriften:

Was es mir bringt, wenn ich mit dem Rauchen aufhöre:

- Mehr Gesundheit
- Vielleicht werde ich ruhiger?

Worauf ich verzichte, wenn ich mit dem Rauchen aufhöre:

- Gemeinsamkeit mit meinen Freunden („Außer einer Freundin rauchen alle Bekannten, die ich noch habe!")
- Gemütlichkeit
- Genuss

Frau D. betrachtet die Karte und fasst das Ergebnis ihrer Gegenüberstellung mit den Worten zusammen: „Und wenn ich tatsächlich etwas länger leben sollte, wenn ich nicht mehr rauche, – was hab ich denn von diesem Leben, wenn ich auch noch auf das verzichten soll, was mir an Freude geblieben ist? Also, jetzt werde ich wieder rauchen, wenn ich es mir gemütlich mache – und zwar *ohne* schlechtes Gewissen!"

Beim nächsten Gespräch wirkt Frau D. wieder ausgeglichen und zufrieden: „Ich habe Herrn N. gesagt, wie ich das mit dem Rauchen sehe! Dass ich wieder angefangen habe zu rauchen und auch weiter rauchen werde. Die Zigaretten, die ich früher nur so aus Langeweile geraucht habe, die lass ich jetzt weg. Aber wenn ich mit meinen Freunden zusammen bin, wenn ich so richtig gemütlich im Café sitze, dann werde ich rauchen! Das bisschen Leben, das mir geblieben ist, will ich mir so schön wie möglich machen und mich nicht noch quälen mit weiteren Verzichten!"

9.2.4 Wechsel der Rolle, des Ortes und der Zeit

Die im Rollentausch vollzogene Übernahme der Patienten-Perspektive erhöht das Einfühlungsvermögen sowie die „Tele-Empfindlichkeit" des Therapeuten (Moreno 2008, S. 199), kann aber auch zur *Überidentifikation* führen, wenn der Rollentausch nicht bewusst wieder beendet wird. Rollentausch bedeutet, in die Schuhe des anderen zu schlüpfen (und eine Weile in diesen Schuhen zu gehen), sie dann aber wieder aus- und die eigenen Schuhe anzuziehen. Bei einer Überidentifikation wird dieser zweite Schritt versäumt: Der Therapeut lässt sich von der Trauer, Angst und Verzweiflung seines Patienten ‚anstecken'. Mögliche Reaktionen sind das Verwenden angelesener Redewendungen, das Ausweichen auf externale Inhalte oder das vorzeitige Beenden des Gesprächs. Hilfreicher ist es, sich für einen Moment gedanklich aus der Situation herauszunehmen – durch einen imaginativen Wechsel der Rolle, des Ortes und der Zeit (vgl. Frede 2007):

- Der Therapeut stellt sich vor, er sähe die entsprechende Szene in einem Film oder einem Bühnenstück. In der *Rolle des Zuschauers* überlegt er, wie sich die Situation entwickeln könnte.

  Bei großer Unsicherheit kann sich der Therapeut in seiner Phantasie eine Person zu Hilfe rufen, die er sehr schätzt und als kompetent erlebt. Diese Person fragt er um Rat, tauscht die Rolle mit ihr und empfiehlt sich aus dieser Rolle …

- In seiner Vorstellung begibt sich der Therapeut an einen *Ort*, an dem er sich wohlfühlt. Das kann der Lieblingssessel zuhause sein, ein Urlaubsort, ein Waldweg, ein Platz in einem Café, ... Er malt sich aus, wie er sich an diesem Ort fühlt, wie er von diesem Ort aus an die Szene *hier* zurückdenkt, und überlegt, was als Nächstes geschehen könnte.
- Nicht nur der Ort, auch die *Zeit* kann imaginativ verändert werden. Beispielsweise stellt sich der Therapeut vor, viele Jahre älter zu sein und sich an die gegebene Situation *jetzt* zu erinnern. Wie wünschte er sich, gehandelt zu haben?

Mit der Veränderung von Rolle, Ort und Zeit distanziert sich der Therapeut von der Situation. Sein Gesichtsfeld erweitert sich, sodass er unter Umständen Aspekte wahrnimmt, die er zuvor einfach deshalb nicht hat sehen können, weil er zu stark mit dem Patienten identifiziert gewesen ist. Sowohl die eigene als auch die Realität des Patienten können aus dem Abstand heraus klarer und vollständiger erfasst werden, wodurch es leichter fällt, den Anforderungen der Situation gerecht zu werden. Die Erfahrung, wieder ‚in den eigenen Schuhen zu stecken', stärkt das Bewusstsein für die eigene Identität, schafft die Voraussetzung dafür, vorübergehend erneut ‚in die Schuhe des Patienten schlüpfen' zu können.

9.3 Nach der Begegnung

Was uns allen zu wünschen ist, ist ein nüchterner und gelassener Blick auf die eigene Endlichkeit. Dies erfordert eine ruhige und wiederholte Reflexion über unsere Prioritäten, unsere Wertvorstellungen, unsere Überzeugungen und unsere Hoffnungen, ...

(Borasio 2011, S. 97)

Unsicherheit über das eigene Verhalten, Hilflosigkeit und Zweifel können nicht nur in der unmittelbaren Begegnung mit dem Patienten auftreten, sondern auch *nach* dem Gespräch. Supervision ist hilfreich, doch die Möglichkeit dazu nicht immer gegeben oder nicht dann, wenn man sie dringend benötigt. Ohnmacht und Versagensangst sind *jetzt* da, belasten *jetzt* und lassen sich oft nicht ‚vertrösten' auf den nächsten Supervisionstermin. Eine Möglichkeit zur Selbsthilfe (mit oder ohne Anwesenheit einer Supervisionsgruppe) ist ein *Rollenwechsel mit dem inneren Supervisor* (vgl. 7.2.2). In dieser Rolle betrachtet sich der Therapeut von außen, sieht sich selbst aus einer gewissen Distanz. Aus dem Abstand heraus fällt es meist leichter, eventuell vorhandene Übertragungsreaktionen wahrzunehmen und/oder Alles-ist-machbar-Ansprüche als (Mit-)Ursache für Versagensängste und Schuldgefühle zu erkennen. Dazu folgendes Beispiel:

Frau H., an einem Tumor im motorischen Sprachzentrum erkrankt, kann sich verbal kaum noch verständlich machen. Belastend sind für mich vor allem Momente, in denen sie mir etwas vermitteln möchte, angestrengt nach Worten sucht, resigniert abbricht und mich Hilfe suchend ansieht. Was möchte sie mir sagen? Angestrengt versuche ich, mich in sie hineinzuversetzen, mache verschiedene Wort- und Satz-Angebote, in der Hoffnung, wenigstens das Thema herauszufinden, das sie beschäftigt. Auch das gelingt nicht immer. Ich fühle mich hilflos, traurig, bin ungeduldig mit mir und meiner mangelnden Einfühlungsfähigkeit. Selbst zuhause noch belasten mich Fragen wie: „Was wollte sie mir mitteilen? Wie mag es ihr jetzt gehen? Vielleicht hätte ein anderer ihr besser helfen können als ich?" Ein Rollenwechsel mit meinem inneren Supervisor unterbricht den Teufelskreis unproduktiver Selbstzweifel, verschafft mir innerlich ein wenig Abstand vom Geschehen (vgl. 9.2.4). Als Supervisor sage ich zu mir selbst: „Du möchtest Frau H. von den Folgen ihrer Krankheit befreien. Doch du kannst ihr die Sprache nicht zurückgeben! *Was* du kannst, ist, sie regelmäßig zu besuchen, aufmerksam zu bleiben für das, was sie nichtsprachlich äußert. Du brauchst nicht immer alles zu verstehen – und du weißt, dass Frau H. das auch gar nicht von dir verlangt. Wichtig ist, dass du ihre Sprachlosigkeit *aushältst*!"

Auch ein *innerer Dialog mit dem Patienten* hilft, sich mit eigenen Belastungen in der Beziehung auseinanderzusetzen (vgl. 7.2.8): Der Therapeut stellt sich vor, der Patient säße vor ihm auf einem Stuhl, und er (der Therapeut) könnte ihm sagen, was ihn beschäftigt, was er beim letzten Gespräch gedacht und gefühlt, aber nicht auszusprechen gewagt hat. Auch könnte er den Patienten fragen, wie er ihm helfen, was er für ihn tun könnte. Dann tauscht er imaginativ die Rolle mit ihm und antwortet aus *dieser* Rolle. Ein solcher Rollentausch lässt sich auch schriftlich durchführen (zu Hause, im Büro, im Café, …): Abwechselnd wird notiert, was man als Therapeut, was als Patient sagen würde.

Der Rollentausch mit dem Patienten ist nicht nur Voraussetzung hilfreicher Interventionen, er fördert zudem die Selbstwahrnehmung des Therapeuten. Das heißt: Sich selbst mit den Augen des Patienten zu sehen, kann mitunter zu einer veränderten Einschätzung der eigenen Person und der therapeutischen Beziehung führen. Auch hierzu ein Beispiel:

Seit drei Gesprächen spricht Frau L. vor allem darüber, wie wenig sie bisher vom Leben gehabt habe: „Und jetzt auch noch diese Krankheit! Ich bin ein richtiger Pechvogel! Bei anderen läuft immer alles glatt, na ja: fast alles. Ich aber muss mit mehreren Schicksalsschlägen gleichzeitig fertig werden!" Die Klagen der Patientin machen mich hilflos. Gerne möchte ich ihr irgendetwas Tröstliches sagen, doch mir fällt nichts ein angesichts der tatsächlich erdrückenden Last an Entbehrungen, Verlusten und Kränkungen (körperlicher und seelischer Art), die sie seit ihrer Kindheit hat (er)tragen müssen. Im Rollentausch mit Frau L. spreche ich aus, was ich in der eigenen Rolle bisher nicht so deutlich gesehen habe: „*Lassen* Sie mir doch meine Klagen! Es *ist* doch auch traurig! Lange habe ich meinen Kummer geschluckt, um die anderen mit meinem Elend nicht zu belasten. Jetzt tut es mir einfach gut, offen zu sagen, wie es mir ergangen ist und wie es mir geht! Bitte, verlangen Sie nicht, dass ich Ihnen zuliebe damit aufhöre, vielleicht um Ihnen das Gefühl zu geben, eine gute Therapeutin zu sein, die meine Depression geheilt hat. Es geht eben nicht so schnell bei mir!" Die im Rollentausch formulierte mögliche Sicht der Patientin lässt mich bei unserem nächsten Treffen gelassener sein, da ich ihre Klagen nicht mehr als Beweis für meine therapeutische Unfähigkeit interpretiere. Später betont die Patientin, wie wichtig es für sie gewesen sei, dass sie sich mir gegenüber nicht habe „zusammennehmen" müssen: „Dass Sie mein Jammern ausgehalten haben – ohne all die klugen Sprüche, die ich sonst so oft höre! Dass Sie mich einfach *ertragen* haben, das war die größte Hilfe!"

Zusammengefasst: Die Einfühlung in das Denken und Fühlen schwerkranker Menschen ist begrenzt, dies umso mehr, je näher der Todeszeitpunkt rückt. Die Grenzen der Einfühlung sind keine Frage fehlender Kompetenz, liegen vielmehr darin begründet, dass dem Gesunden bestimmte Erlebnis- und Erfahrungsgrundlagen des Sterbenden fehlen. Häufiger noch als in konventioneller Therapie gilt es bei der Sterbebegleitung, bewusst und wiederholt die *Rolle des Lernenden* einzunehmen (vgl. 9.2.2). Weil das die Rolle ist, die einem das Sterben (das eigene wie das eines anderen Menschen) ohnehin zuweist. Wer hier an der Rolle des Experten festhält, wird sich bald überfordert, bedroht und ohnmächtig fühlen. Wer die Rolle des Lernenden fraglos übernimmt, kann die Begegnung mit Schwerstkranken und Sterbenden im Sinne des *Memento Mori* verstehen und nutzen. Denn letztlich bedeutet *Sterbebegleitung* vor allem eins: dazu bereit zu sein, im Sterbenden auch sich selbst zu sehen, den, der man zu einem späteren Zeitpunkt selbst sein wird, ein Mensch, der stirbt. Die Erinnerung an die eigene Vergänglichkeit muss nicht bedrohlich, kann vielmehr Ausgangspunkt für die akzeptierte Erkenntnis sein, dass der Tod das Einzige ist, was uns in unserem Leben gewiss ist. Weshalb wir uns nicht vor ihm fürchten, hin und wieder aber an ihn denken sollten, „damit wir weise werden" (Psalm 90, 12).

Literatur

Alterhoff, G.: Grundlagen klientenzentrierter Beratung. Stuttgart: Kohlhammer, 1983.

Ariès, Ph.: Geschichte des Todes. München/Wien: Hanser, 1980.

Bauer, J.: Warum ich fühle, was du fühlst. Intuitive Kommunikation und das Geheimnis der Spiegelneurone. Hamburg: Hoffmann & Campe, 2005.

Bender, W. & Stadler, Ch.: Psychodrama-Therapie. Grundlagen, Methodik und Anwendungsgebiete. Stuttgart: Schattauer, 2012.

Borasio, G. D.: Über das Sterben. Was wir wissen. Was wir können. Wie wir uns darauf einstellen. München: Beck, 2011.

Bours, J.: Da fragte Jesus ihn. Schritte geistlicher Einübung in die Jesusnachfolge. 2. Aufl. Freiburg: Herder, 1984.

Buer, F.: Morenos therapeutische Philosophie und die psychodramatische Ethik. In: J. Fürst, K. Ottomeyer, H. Pruckner (Hrsg.): Psychodrama-Therapie. Ein Handbuch. Wien: Facultas Universitätsverlag, 2004, S. 30–58.

Burmeister, J.: Psychodrama in der Psychotherapie. In: F. v. Ameln, R. Gerstmann, J. Kramer (Hrsg.): Psychodrama. 2., überarb. u. erw. Aufl. Heidelberg: Springer, 2009, S. 361–398.

Caspari, C.: Ein „Vorfall" passiert – und dann …? Eine Nachuntersuchung von BandscheibenvorfallpatientInnen. In: A. Hermann, I. Schürmann, M. Zaumseil (Hrsg.): Chronische Krankheit als Aufgabe. Betroffene, Angehörige und Behandler zwischen Resignation und Aufbruch. Tübingen: dgvt-Verlag, 2000, S. 133–155.

Condrau, G.: Der Mensch und sein Tod. certa moriendi condicio. 2., überarb. Aufl. Zürich: Kreuz, 1991.

Cousins, N.: Der Arzt in uns selbst. Anatomie einer Krankheit aus der Sicht des Betroffenen. Reinbek: Rowohlt, 1981.

Damasio, A. R.: Der Spinoza-Effekt. Wie Gefühle unser Leben bestimmen. München: List, 2003.

Dethlefsen, Th. & Dahlke, R.: Krankheit als Weg. Deutung und Be-deutung der Krankheitsbilder. Zürich: ex libris, 1988.

Dickens, Ch.: Geschichte aus zwei Städten. Frankfurt: Insel, 1987.

Diggelmann, W. M.: Schatten. Tagebuch einer Krankheit. Frankfurt: Fischer, 1981.

Dossey, L.: Die Medizin von Raum und Zeit. Ein Gesundheitsmodell. Reinbek: Rowohlt, 1987.

Dostojewskij, F. M.: Die Brüder Karamasow. 5. Aufl. München: Deutscher Taschenbuch Verlag, 1983.

Dubiel, H.: Tief im Hirn. München: Kunstmann, 2006.

Eco, U.: Im Namen der Rose. 2. Aufl. München/Wien: Hanser, 1982.

Ehrenreich, B.: Smile or die. Wie die Ideologie des Positiven Denkens die Welt verdummt. München: Kunstmann, 2010.

Feigenberg, L.: Care and understanding of the dying: a patientcentered approach. Omega, 1975, Vol. 6, 2, S. 81–94.

Frank, J. D.: Die Heiler. Über psychotherapeutische Wirkungsweisen vom Schamanismus bis zu den modernen Therapien. München: Deutscher Taschenbuch Verlag, 1985.

Frank, A.: Mit dem Willen des Körpers. Krankheit als existenzielle Erfahrung. München: Heyne, 1993.

Frankl, V. E.: … trotzdem Ja zum Leben sagen. Ein Psychologe erlebt das Konzentrationslager. München: Deutscher Taschenbuch Verlag, 1982.

Frede, U.: Förderung von Hoffnung durch Psychodrama-Therapie. In: G. Huppmann & B. Lipps (Hrsg.): Prolegomena einer Medizinischen Psychologie der Hoffnung. Würzburg: Königshausen & Neumann, 2006, S. 333–351.

Frede, U.: Herausforderung Schmerz. Psychologische Begleitung von Schmerzpatienten. Lengerich: Pabst Science Publishers, 2007.

Frede, U.: Die Bedeutung des Psychodramas in der Begegnung mit alten Menschen. Zeitschrift für Psychodrama und Soziometrie. Verlag für Sozialwissenschaften, 2009, 1, S. 25–39.

Frede, U. & Frede, H.-J.: Krankheitsverarbeitung von Hirntumorpatienten auf dem Hintergrund des Hilflosigkeitskonzeptes. In: R. S. Jäger & K. Bauer (Hrsg.): Psychosoziale Nachsorge von Krebskranken. 1. Frankfurter Treffen „Psychosoziale Nachsorge von Krebskranken". 2. Aufl. Deutsches Institut für Internationale Pädagogische Forschung. Frankfurt, 1985, S. 87–108.

Frede, U. & Frede, H.-J.: Anwendung des Hilflosigkeitskonzeptes im Umgang mit Hirntumorpatienten. In: G. Ziegler, R. S. Jäger, I. Schüle (Hrsg.): Krankheitsverarbeitung bei Tumorpatienten. 2., durchges. Aufl. Stuttgart: Enke, 1990, S. 99–132.

French, M.: Meine Zeit in der Hölle. Eine Erinnerung. München: Knaus, 1999.

Geisler, F.: Judentum und Psychodrama. In: F. Buer (Hrsg.): Morenos therapeutische Philosophie. Die Grundideen von Psychodrama und Soziometrie. Opladen: Leske & Budrich, 1989, S. 45–68.

Gendlin, E. T.: Focusing. Technik der Selbsthilfe bei der Lösung persönlicher Probleme. Salzburg: Otto Müller, 1981.

Gesang, B.: Eine Illusion von Freiheit. In: Süddeutsche Zeitung, 2005, 19, S. 10.

Glier, B. & Erim, Y.: Schmerz bei Migranten aus der Türkei. In: B. Kröner-Herwig, J. Frettlöh, R. Klinger, P. Nilges (Hrsg.): Schmerzpsychotherapie. Grundlagen, Diagnostik, Krankheitsbilder, Behandlung. 6., aktual. u. überarb. Aufl. Berlin/Heidelberg/New York/Tokio: Springer, 2011, S. 243–258.

Grawe, K.: Neuropsychotherapie. Göttingen: Hogrefe, 2004.

Grönemeyer, D.: Mensch bleiben. High-Tech und Herz – eine liebevolle Medizin ist keine Utopie. 2. Aufl. Freiburg: Herder, 2003.

Haase, U.: Über das Kranksein hinausgehen. Krankheitsverarbeitung und persönliche Entwicklung. Beispiel Neurodermitis. In: A. Hermann, I. Schürmann, M. Zaumseil (Hrsg.): Chronische Krankheit als Aufgabe. Betroffene, Angehörige und Behandler zwischen Resignation und Aufbruch. Tübingen: dgvt-Verlag, 2000, S. 103–131.

Hammerman, I. & Nieraad, J.: Ich wollte, dass du lebst. Eine Liebe im Schatten des Todes. Berlin: Aufbau-Verlag, 2005.

Härtling, P.: Das war der Hirbel. Wie der Hirbel ins Heim kam, warum er anders ist als andere und ob ihm zu helfen ist. Weinheim: Beltz & Gelberg, 1996.

Haun, R.: Der befreite Patient. Wie wir Selbsthilfe lernen können. Eine Alternative zum Medizin-Konsum. München: Kösel, 1982.

Heinl, H.: Und wieder blühen die Rosen. Mein Leben nach dem Schlaganfall. München: Kösel, 2001.

Herbert, S.: Überleben Glücksache. Was Sie als Krebspatient in unserem Gesundheitswesen erwartet. Frankfurt: Fischer, 2005.

Hochreiter, K.: Rollentheorie nach J. L. Moreno. In: J. Fürst, K. Ottomeyer, H. Pruckner (Hrsg.): Psychodrama-Therapie. Ein Handbuch. Wien: Facultas Universitätsverlag, 2004, S. 128–146.

Hovland, C. I., Janis, I. L., Kelley, H. H.: Communication and persuasion. Psychological studies of opinion change. New Haven: Yale University Press, 1953.

Hüther, G.: Was wir sind und was wir sein könnten. Ein neurobiologischer Mutmacher. 3. Aufl. Frankfurt: Fischer, 2011.

Jakubowski, M.: www.tabuthema-sterben.de. 2003.

Juchli, L.: Heilen durch Wiederentdecken der Ganzheit. Stuttgart: Kreuz, 1985.

Juchli, L.: Pflegen – Begleiten – Leben. Kranke und Behinderte daheim. Ein ABC für alle Betroffenen. Basel: Friedrich Reinhardt, 1986.

Jung, C. G.: Psychologie und Religion. Olten: Walter, 1982.

Kant, I.: Grundlegung zur Metaphysik der Sitten. Hrsg. v. A. Heine. Essen: Phaidon, o. J.

Kellermann, P. F.: Übertragung, Gegenübertragung und Tele – eine Studie der therapeutischen Beziehung in Psychoanalyse und Psychodrama. In: G. A. Leutz & K. Oberborbeck (Hrsg.): Psychodrama. Göttingen: Vandenhoeck & Ruprecht, 1980, S. 188–205.

Kluge, F.: Etymologisches Wörterbuch der deutschen Sprache. Bearb. v. E. Seebold. 23., erw. Aufl. Berlin/New York: de Gruyter, 1999.

Kluun: Mitten ins Gesicht. Frankfurt: Fischer, 2005.

Kner, A.: Wir heißen euch hoffen. Ulm: Süddeutsche Verlagsgesellschaft, 1979.

Kopp, Sh. B.: Triffst du Buddha unterwegs … Psychotherapie und Selbsterfahrung. Hamburg: Fischer, 1979.

Krüger, R. T.: Das Herz des Psychodramas. Die Grundlagen der störungsspezifischen Psychodramatherapie. Unveröff. Manuskript 2009.

Kübler-Ross, E.: Interviews mit Sterbenden. 7. Aufl. Gütersloh: Siebenstern, 1978a.

Kübler-Ross, E. (Hrsg.): Reif werden zum Tode. 4. Aufl. Stuttgart: Kreuz, 1978b.

Lammers, K.: Allgemeine Techniken im Psychodrama. In: J. Fürst, K. Ottomeyer, H. Pruckner (Hrsg.): Psychodrama-Therapie. Ein Handbuch. Wien: Facultas Universitätsverlag, 2004, S. 222–243.

LeShan, L.: Psychotherapie gegen den Krebs. Über die Bedeutung emotionaler Faktoren bei der Entstehung und Heilung von Krebs. Stuttgart: Klett-Cotta, 1982.

Leutz, G. A.: Psychodrama. Theorie und Praxis. Das klassische Psychodrama nach J. L. Moreno. Berlin/Heidelberg/New York: Springer, 1974.

Leutz, G. A.: Das Psychodramatisch-Kollegiale Bündnis. In: G. A. Leutz & K. Oberborbeck (Hrsg.): Psychodrama. Göttingen: Vandenhoeck & Ruprecht, 1980, S. 178–187.

Leutz, G. A.: Das Psychodramatisch-Kollegiale Bündnis – mit dem Therapeuten im Patienten. Schleswig-Holsteinisches Ärzteblatt, 1981, 10.

Leutz, G. A.: Entsprechungen zwischen der Spontaneitätstheorie der kindlichen Entwicklung und Prozess und Ziel der Psychodramatherapie. Psychother. med. Psychol., 1982, 32, S. 173–177.

Leutz, G. A.: Das Psychodrama nach J. L. Moreno. In: W. Toman & R. Egg (Hrsg.): Psychotherapie. Ein Handbuch. Bd. I. Stuttgart: Kohlhammer, 1985.

Leutz, G. A.: Hoffen und Handeln im Psychodrama. In: G. Huppmann & B. Lipps (Hrsg.): Prolegomena einer Medizinischen Psychologie der Hoffnung. Würzburg: Königshausen & Neumann, 2006, S. 319–332.

Maio, G.: Verstehen nach Schemata und Vorgaben? Zu den ethischen Grenzen einer Industrialisierung der Psychotherapie. Psychotherapeutenjournal, 2011, 2, S. 132–138.

May, R.: Freiheit und Schicksal. Anatomie eines Widerspruchs. Frankfurt: Fischer, 1985.

Meyers, D. G.: Sage mir, in welcher Gruppe du bist. Psychologie Heute, 1980, 12.

Moreno, J. L. (anonym): Einladung zu einer Begegnung. Flugbericht I, Wien/Leipzig, 1914.

Moreno, J. L.: Die Gottheit als Komödiant. Der neue Daimon, 1919, 3/4, S. 48–63.

Moreno, J. L.: Rede über die Begegnung. Berlin-Potsdam: Gustav Kiepenheuer, 1923.

Moreno, J. L.: Psychodrama and the psychopathology of inter-personal relations. Psychodrama Monographs, 16, Beacon: Beacon House, 1945.

Moreno, J. L.: Psychodramatic production techniques. Gp., 1952, 4, S. 243–273.

Moreno, J. L. (Ed.): The sociometry reader. Glencoe: The Free Press, 1960.

Moreno, J. L.: Psychodrama. Vol. I. 3. Aufl. Beacon: Beacon House, 1964.

Moreno, J. L.: Who shall survive? A new approach to the problem of human interrelations. Washington, D.C.: Nervous and Mental Disease Publishing Company, 1934. Deutsche Ausgabe: Die Grundlagen der Soziometrie. Wege zur Neuordnung der Gesellschaft. 2. Aufl. Köln/Opladen: Westdeutscher Verlag, 1967.

Moreno, J. L.: Psychodrama. Vol. III. Beacon: Beacon House, 1969.

Moreno, J. L.: Das Stegreiftheater. 1. Aufl. Berlin-Potsdam: Gustav Kiepenheuer, 1923, 2. Aufl. Beacon: Beacon House, 1970.

Moreno, J. L.: The religion of God-Father. In: P. E. Johnson (Ed.): Healer of the mind. New York: Abington Press, 1972, S. 197–215.

Moreno, J. L.: The creativity theory of personality. Spontaneity, creativity and human potentialities. In: I. A. Greenberg (Ed.): Psychodrama. Theory and therapy. New York: Behavioral Publications, 1974.

Moreno, J. L.: Mental catharsis and the psychodrama. In: I. A. Greenberg (Ed.): Psychodrama. Theory and therapy. New York: Behavioral Publications, 1974.

Moreno, J. L.: Die Psychiatrie des Zwanzigsten Jahrhunderts als Funktion der Universalia Zeit, Raum, Realität und Kosmos. In: H. Petzold (Hrsg.): Angewandtes Psychodrama in Therapie, Pädagogik und Theater. Paderborn: Junfermann, 1978, S. 101–112.

Moreno, J. L.: Soziometrie als experimentelle Methode. Ausgewählte Werke Bd. 1. H. Petzold (Hrsg.). Paderborn: Junfermann, 1981.

Moreno, J. L.: Gruppenpsychotherapie und Psychodrama. Einleitung in die Theorie und Praxis. 6., unveränderte Aufl. Stuttgart: Thieme, 2008.

Moreno, J. L. & Moreno, F. B.: The spontaneity theory of child development. Sociometry, 1944, 7, S. 89–128.

Muschg, A.: Das Licht und der Schlüssel. Erziehungsroman eines Vampirs. Frankfurt: Suhrkamp, 1984.

Noll, P.: Diktate über Sterben und Tod. Zürich: Pendo, 1984.
Nuland, Sh. B.: Wie wir sterben. Ein Ende in Würde? München: Kindler, 1994.
Petermann, F.: Weiterentwicklung des Konzeptes „erlernte Hilflosigkeit" in Theorie, Forschung und Anwendung. In: M. E. P. Seligman: Erlernte Hilflosigkeit. 2. Aufl. München/Wien/Baltimore: Urban & Schwarzenberg, 1983.
Petzold, H.: Psychodrama-Therapie. Theorie, Methoden, Anwendung in der Arbeit mit alten Menschen. Paderborn: Junfermann, 1979.
Petzold, H.: Integrative Therapie – der Gestaltansatz in der Begleitung und psychotherapeutischen Betreuung sterbender Menschen. In: I. Spiegel-Rösing & H. Petzold (Hrsg.): Die Begleitung Sterbender. Theorie und Praxis der Thanatotherapie. Paderborn: Junfermann, 1984, S. 431–500.
Pruckner, H.: Arbeit mit intermediären und intraintermediären Objekten. In: J. Fürst, K. Ottomeyer, H. Pruckner (Hrsg.): Psychodrama-Therapie. Ein Handbuch. Wien: Facultas Universitätsverlag, 2004, S. 266–278.
Pschyrembel: Klinisches Wörterbuch. 258. Aufl. Berlin/New York: de Gruyter, 1998.
Raudszus-Nothdurfter, I.: Buchbesprechung: R.M. Dunkel: Das Kreuz mit dem Kreuz. Rückenschmerzen psychosomatisch verstehen und behandeln. In: Entspannungsverfahren, 2005, 22, S. 96–97.
Rest, F.: Den Sterbenden beistehen. Ein Wegweiser für die Lebenden. Heidelberg: Quelle & Meyer, 1981.
Richter, D.: Das Land, wo man nicht stirbt. Märchen vom Leben und vom Tod. Frankfurt: Fischer, 1982.
Rilke, R. M.: Die Aufzeichnungen des Malte Laurids Brigge. Frankfurt: Insel Taschenbuch, 1982.
Sacks, O.: Der Tag, an dem mein Bein fortging. Hamburg: Rowohlt, 1993.
Saint-Exupéry, A. de: Der kleine Prinz. Düsseldorf: Karl Rauch, 1963.
Schacht, M.: Morenos Philosophie und Mystik. In: F. Buer (Hrsg.): Morenos therapeutische Philosophie. Die Grundlagen von Psychodrama und Soziometrie. Opladen: Leske & Budrich, 1989, S. 199–217.
Schacht, M.: Entwicklungstheoretische Skizzen. In: J. Fürst, K. Ottomeyer, H. Pruckner (Hrsg.): Psychodrama-Therapie. Ein Handbuch. Wien: Facultas Universitätsverlag, 2004, S. 114–127.
Schacht, M.: Das Ziel ist im Weg. Störungsverständnis und Therapieprozess im Psychodrama. Wiesbaden: Verlag für Sozialwissenschaften, 2010.
Schadek, S.: Ich bin eine Insel. Gefangen im eigenen Körper. 2. Aufl. Reinbek: Rowohlt, 2009.
Schäfer, K.: Trösten – aber wie? Ein Leitfaden zur Begleitung von Trauernden und Kranken. Regensburg: Friedrich Pustet, 2009.
Schlingensief, Ch.: So schön wie hier kanns im Himmel gar nicht sein. 2. Aufl. Köln: Kiepenheuer & Witsch, 2009.
Schmid, W.: Schönes Leben? Einführung in die Lebenskunst. Frankfurt: Suhrkamp, 2005.
Schneyder, W.: Krebs. Eine Nacherzählung. 4. Aufl. München: LangenMüller, 2008.
Schoenberner, F.: Ausflüge aus der Unbeweglichkeit. München: Kreißelmeier, 1966.
Schützenberger, A. A.: Den Lebenswillen stärken – den Krebs besiegen. Ein neuer Weg ganzheitlicher Krebsbehandlung. München: Kösel, 1989.

Schwarzer, R.: Stress, Angst und Hilflosigkeit. Stuttgart: Kohlhammer, 1981.

Seligman, M. E. P.: Erlernte Hilflosigkeit. 2. Aufl. München/Wien/Baltimore: Urban & Schwarzenberg, 1983.

Servan-Schreiber, D.: Die neue Medizin der Emotionen. Stress, Angst, Depression. Gesund werden ohne Medikamente. München: Kunstmann, 2004.

Shneidman, E. S.: Formen des Sterbens und Thanato-Therapie. In: I. Spiegel-Rösing, H. Petzold (Hrsg.): Die Begleitung Sterbender. Theorie und Praxis der Thanatotherapie. Paderborn: Junfermann, 1984, S. 237–258.

Siegel, B.: Prognose Hoffnung. Heilerfolge aus der Praxis eines mutigen Arztes. Bindlach: Gondrom, 1996.

Spaink, K.: Krankheit als Schuld? Die Fallen der Psychosomatik. Hamburg: Rowohlt, 1994.

Specht-Tomann, M. & Tropper, D.: Bis zuletzt an deiner Seite. Begleitung und Pflege schwer kranker und sterbender Menschen. Stuttgart: Kreuz, 2003.

Specht-Tomann, M. & Tropper, D.: Die Zeit des Abschieds. Sterbe- und Trauerbegleitung. Aus der Hospizbewegung. 2. Aufl. Krummwisch: Königsfurt Verlag, 2005.

Sporken, P.: Umgang mit Sterbenden. Medizinische, pflegerische, pastorale und ethische Aspekte der Sterbehilfe. Düsseldorf: Patmos, 1978.

Sporken, P. (Hrsg.): Was Sterbende brauchen. Freiburg: Herder, 1982.

Stadler, Ch. & Kern, S.: Psychodrama. Eine Einführung. Wiesbaden: Verlag für Sozialwissenschaften, 2010.

Student, J.-Ch.: Bedingungen für ein menschenwürdiges Sterben – Die zehn Grundprinzipien der Hospiz-Bewegung. MMG, 1987, 12, S. 232–240.

Susewind, A.: Erinnern und Vermissen. Das unvollständige Leben und die Psychotherapie. In: R. Schäfer & G. Schuhmann (Hrsg.): „Soll das alles gewesen sein?" Lebensbilanzierung im Angesicht des Todes. Würzburg: Königshausen & Neumann, 2007.

Tausch, R. & Tausch, A.-M.: Sanftes Sterben. Was der Tod für das Leben bedeutet. Reinbek: Rowohlt, 1985.

Tausch, R.: Wie können wir angstfreier mit Sterben und Tod umgehen? In: H. Beutel & D. Tausch (Hrsg.): Sterben – eine Zeit des Lebens. Ein Handbuch der Hospizbewegung. Stuttgart: Quell, 1989.

Thorbrietz, P.: Leben bis zum Schluss. Abschiednehmen und würdevolles Sterben – eine persönliche Streitschrift. 3. Aufl. München: Zabert Sandmann, 2007.

Tomaschek-Habrina, L.: Die Begegnung mit dem Augenblick. Jakob Levy Morenos Theater- und Therapiekonzept im Lichte der jüdischen Tradition. Marburg: Tectum, 2004.

Truax, Ch. B. & Carkhuff, R. R.: Toward effective counseling and psychotherapy. Training and practice. Chicago: Aldine Publishing Company, 1967.

Wander, M.: Leben wär' eine prima Alternative. Tagebuchaufzeichnungen und Briefe. Darmstadt: Luchterhand, 1981.

Wawersich, H.: „Wie soll ich das nur aushalten?" Pflegen: Palliativ, 2009, 1, S. 34–37.

Wilber, K.: Einfach „Das". Tagebuch eines ereignisreichen Jahres. 3. Aufl. Frankfurt: Fischer, 2006.

Wittkowski, J.: Tod und Sterben. Ergebnisse der Thanatopsychologie. Heidelberg: Quelle & Meyer, 1978.

Yalom, I. D.: Die Reise mit Paula. 3. Aufl. München: btb, 2000.

Yalom, I. D.: Die Liebe und ihr Henker. München: btb, 2001.

Yalom, I. D.: Der Panama-Hut oder Was einen guten Therapeuten ausmacht. 8. Aufl. München: btb, 2002.

Yalom, I. D.: Was Hemingway von Freud hätte lernen können. Das große Yalom-Lesebuch. 2. Aufl. München: btb, 2003.

Yalom, I. D.: In die Sonne schauen. Wie man die Angst vor dem Tod überwindet. München: btb, 2008.

Zaumseil, M.: Ein neues Verständnis von chronischer Krankheit? Einleitung. In: A. Hermann, I. Schürmann, M. Zaumseil (Hrsg.): Chronische Krankheit als Aufgabe. Betroffene, Angehörige und Behandler zwischen Resignation und Aufbruch. Tübingen: dgvt-Verlag, 2000, S. 7–20.

Zeintlinger, K. E.: Analyse, Präzisierung und Reformulierung der Aussagen zur psychodramatischen Therapie nach J. L. Moreno. Dissertation an der Universität Salzburg. Salzburg, 1981.

Ziegler, G.: Zusammenhänge zwischen Coping und Krankheitsverlauf. In: G. Ziegler, R. S. Jäger, I. Schüle (Hrsg.): Krankheitsverarbeitung bei Tumorpatienten. 2., durchges. Aufl. Stuttgart: Enke, 1990, S. 25–41.

Zweig, St.: Ungeduld des Herzens. Frankfurt: Fischer, 1981.

www.ingramcontent.com/pod-product-compliance
Lightning Source LLC
La Vergne TN
LVHW010050061026
849532LV00003BA/735
* 9 7 8 3 5 3 1 1 8 6 4 4 3 *